Jane Dye

AROMATHERAPIE
FÜR MUTTER UND KIND

AT Verlag

Aus dem Englischen übersetzt
von Karl Friedrich Hörner

Die Originalausgabe
erschien 1992 unter dem Titel
«Aromatherapy for Women and Children»
bei C. W. Daniel Company Ltd, Saffron Walden.

© 1995
AT Verlag Aarau/Schweiz
Illustrationen: Helen Pinkus-Rymann, Zürich
Lektorat: Franziska Meister
Satz, Lithos und Druck: Grafische Betriebe
Aargauer Tagblatt AG, Aarau
Bindearbeiten: Buchbinderei Schumacher AG, Schmitten
Printed in Switzerland

ISBN 3-85502-522-3

Inhalt

Einführung 7

Teil 1

Was ist Aromatherapie? 13

Wie funktioniert Aromatherapie? 20

Was sind ätherische Öle? 25

Anwendungsmethoden 33

Kontraindikationen, Giftigkeit, Dosierung 40

Schwangerschaft 44

Teil 2

Ätherische Öle von A bis Z 59

Teil 3

Symptome von A bis Z 93

Öle und ihre Eigenschaften 224

Bibliographie und Literaturempfehlungen 227

Einführung

Nachdem ich mich lange mit therapeutischer Massage und Sportverletzungen beschäftigt und die zahllosen Vorzüge und vielen heilenden Eigenschaften von Massage und richtigen Übungen sowie die Bedeutung einer ausgeglichenen Ernährung und Lebensweise kennengelernt hatte, erfuhr ich von der Aromatherapie und der Verwendung ätherischer Öle. Mit Begeisterung, Staunen und Faszination lernte ich hier etwas kennen, das mir in jeder Hinsicht sinnvoll erschien.

Die ganzheitliche Aromatherapie ist eine natürliche Heilmethode. Mit Wissen, Verständnis und Achtung angewendet, kann sie dazu beitragen, Gesundheit und Wohlbefinden auf zuverlässige, ungiftige und nicht suchtbildende Weise wiederherzustellen und zu erhalten. Sie ist eine höchst erfolgreiche Therapie für alle stressbedingten Störungen und bewirkt darüber hinaus eine Stärkung unserer natürlichen Immunität und unserer Abwehrkräfte zur Bekämpfung aller möglichen Leiden von Warzen bis zur Bronchitis. Nicht zuletzt aber ist die Aromatherapie ein herrliches Erlebnis.

Es ist die Aufgabe aller Naturheilmethoden, die natürlichen Kräfte in uns zu aktivieren, die Abhängigkeit von chemischen Medikamenten mit ihren eventuell unerwünschten Nebenwirkungen nach Möglichkeit zu vermindern und eine natürliche und wirksame Reaktion anzuregen, ohne das Gleichgewicht unseres Organismus weiter zu beeinträchtigen. Dies ist besonders wichtig bei der Behandlung von Kindern und schwangeren Frauen, deren physisches und psychisches Wohlbefinden immer auch das ungeborene Kind beeinflusst.

Von den zahlreichen Kontaktbehandlungen ist die Massage die am weitesten verbreitete; die meisten von uns sprechen auf Berührung stark an, weil der Mensch im Grunde ein Berührungswesen ist. Manche bevorzugen andere, verwandte Therapien wie zum Beispiel Homöopathie oder Akupunktur, die beide eine wirkungsvolle Ergänzung der Aromatherapie sein können.

Eine Aromatherapie-Massage ist der effektivste Einsatz ätherischer Öle, da das Massieren die Muskeln tonisieren und entspannen, die Durchblutung verbessern und den Lymphfluss anregen, die Verdauungs- und anderen körperlichen Funktionen unterstützen und die Ausscheidung von Schlakkenstoffen beschleunigen kann. Das Massieren entspricht einem natürlichen Behandlungsimpuls in uns allen, denn wann immer wir Schmerzen oder Unbehagen fühlen, beginnen wir unwillkürlich, den schmerzenden Bereich zu reiben oder einfach zu halten; dieser spontanste und natürlichste aller Impulse ist häufig auch der heilsamste. Denken Sie nur an die heilende Kraft einer Umarmung...

Dieses Buch ist nicht als Ersatz professioneller Ausführungen gedacht, sondern als ein allgemein gehaltener Leitfaden zur Hilfe bei gewöhnlichen Leiden, die die ganzheitliche Aromatherapie wirksam behandeln kann. Falls Sie unsicher sind, ob ihren Symptomen nicht eine ernsthaftere Erkrankung zugrunde liegt, so suchen Sie den Rat eines Spezialisten und die Behandlung durch Ihren Arzt oder qualifizierten Aromatherapeuten. Dieses Buch wurde speziell im Hinblick auf die Behandlung von Frauen und Kindern geschrieben, von den zahllosen therapeutischen Wirkungen, aber auch von dem reinen Vergnügen an der Behandlung selbst können allerdings auch Männer profitieren. Die Behandlungshinweise gelten, wenn nicht ausdrücklich anders angegeben, für beide Geschlechter gleichermassen.

Die Phase der Schwangerschaft sollten Sie für sich und Ihr Baby zu einer ganz besonderen Zeit der Geborgenheit machen. Wir alle brauchen an vielen Punkten unseres Weges etwas Fürsorge und heilende Betreuung – sei es eine Umarmung, einen Urlaub oder die Behandlung von Beschwerden durch schulmedizinische oder diese ergänzende alternative Heilmethoden. Beide haben ihre Berechtigung und ihren Sinn, und beide können und sollten einander unterstützen und ergänzen, aber nie gegeneinander ausgespielt werden.

Immer mehr schulmedizinische Praktiker nehmen die Vorzüge der alternativen Medizin wahr und erkennen, dass es sich dabei absolut nicht um Quacksalberei ohne wissenschaftliche Grundlage handelt. So sollte auch die alternative Medizin sich als ergänzende Disziplin verstehen und sich dem gemeinsamem Wunsch anschliessen, die Selbstheilungskräfte des Patienten zu mobilisieren und seinen Glauben an sich selbst zu stärken, um zu seiner

Genesung beizutragen und sein Gespür für die eigene Verantwortung und Beteiligung zu fördern.

Zahlreiche Versuche wurden in der Aromatherapie bereits durchgeführt und auch Berichte veröffentlicht über die wissenschaftliche Gültigkeit dieses bisher vernachlässigten Therapiebereichs; achten Sie deshalb auf laufende Ergänzung Ihrer Kenntnisse über diese Heilmethode und die Anwendung ätherischer Öle.

Die Aromatherapie kann uns zu innerer und äusserer Freude verhelfen, und Mutter Natur hat uns das kostbare Geschenk gemacht, in manche ihrer Geheimnisse eindringen zu dürfen – deshalb lassen Sie uns einiges von ihrem heilenden Zauber und ihrer Kraft wiederentdecken.

Teil 1

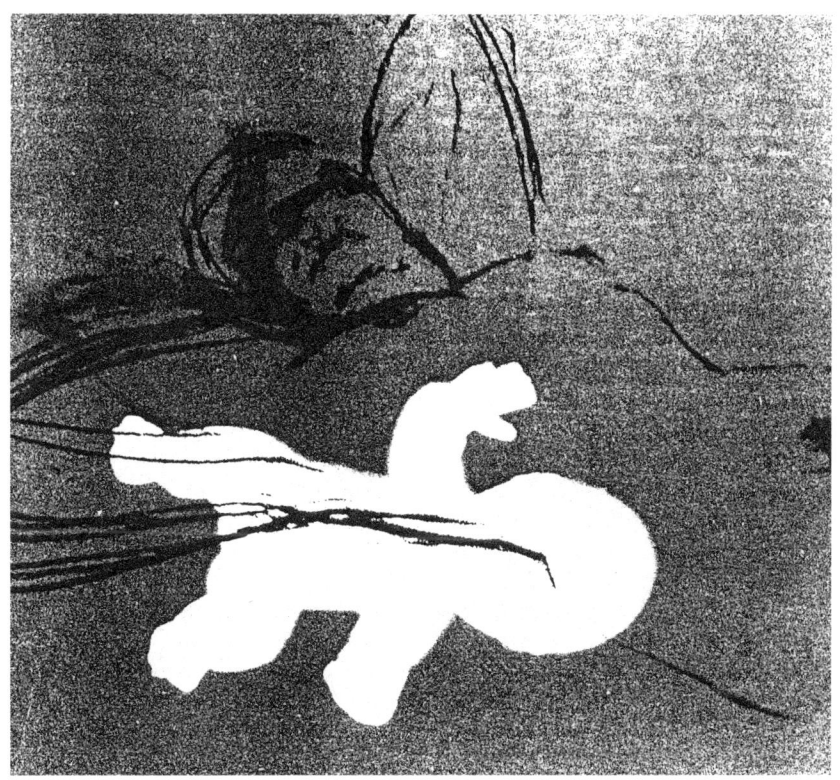

*Wir müssen unseren gewohnten Umgang mit unseren Erlebnissen ändern.
Denn unsere Probleme liegen nicht in dem, was wir erleben,
sondern in unserer Einstellung dazu.*

Akong Rimpoche

Kapitel 1

Was ist Aromatherapie?

Die ganzheitliche Aromatherapie ist eine natürliche Heilmethode und Heilkunst. Sie verwendet ätherische Öle, die aus aromatischen pflanzlichen Stoffen extrahiert wurden, um damit das Gemüt, den Körper und den Geist zu behandeln. Da es sich dabei in erster Linie um eine Therapie mit Körperkontakt handelt, vereint die Aromatherapie die tiefgreifenden physiologischen Wirkungen der Massage mit den psychologischen Einflüssen ätherischer Öle auf Gemüt und Gefühl zu einer starken Verbindung. So gesehen, ist sie wohl der angenehmste Weg zu Gesundheit und Wohlbefinden, den es gibt: Es riecht gut, ist therapeutisch vernünftig und fühlt sich einfach herrlich an.

Der Reiz dieser Art von Behandlung ist über ihren heilsamen Einfluss auf Gemüt, Körper und Geist hinaus das weite Spektrum von Wirkprinzipien und die vielen Anwendungsmöglichkeiten, die sie bietet. Die Behandlung mit ätherischen Ölen kann durch Inhalieren, Bäder, Kompressen oder Cremes erfolgen, doch der tiefgreifendste Einfluss wird erzielt, wenn man die Öle durch Massage über die Haut einwirken lässt. Die ätherischen Öle sind hochkonzentriert und werden deshalb vor dem Gebrauch verdünnt. Die Aufnahme der Öle durch die Haut in den Kreislauf braucht etwa eine halbe Stunde. Sie geschieht nicht sofort wie bei der Inhalation, entfaltet aber auf diesem Wege ihre stärkste Wirkung, da das Öl mehrere Stunden im Organismus bleibt, bevor es über Lungen, Haut und Harn ausgeschieden wird.

Mit rechtem Verständnis, Kenntnis und Sorgfalt angewendet, kann die Aromatherapie für zahllose Erkrankungen eine berechtigte Alternative oder Ergänzung zur schulmedizinischen Behandlung sein, da die ätherischen Öle den ganzen Menschen behandeln und nicht nur ein spezifisches Symptom. Unter bestimmten Umständen – zum Beispiel bei der Behandlung von Krebspatienten – ist die Massage jedoch nur unter sorgfältiger ärztlicher Überwachung und Anleitung zu empfehlen. Sind diese gegeben, so kann die Aromatherapie mit guten Ergebnissen auch bei Krebspatienten zur Stressverminderung und zur Unterstützung der Pflege in privaten und öffentlichen Kliniken eingesetzt werden (The International Journal of Aromatherapy, vol. 1/4 und vol. 2/1, Frühjahr 1989). Aufgrund ihrer raschen Flüchtigkeit können ätherische Öle besonders in Krankenhäusern von Nutzen sein, um die Ausbreitung von Ansteckungen durch Tröpfcheninfektion mit Bakterien, die gegen Antibiotika, Antiseptika und Desinfektionsmittel resistent sind, zu verhindern. Viele Kliniken sind zur Brutstätte von Bakterien geworden, die «gelernt» haben, im Antibiotika-erfüllten Milieu zu leben. Für die Fernsehsendung «Horizon» wurde 1987 eine Untersuchung in einer Klinik in Melbourne durchgeführt, die ergab, dass die Patienten aufgrund genau dieser Problematik nur unbefriedigend auf die verabreichten Antibiotika ansprechen. In englischen Krankenhäusern wird Aromatherapie regelmässig eingesetzt, und im John Radcliffe- sowie im Churchill-Hospital in Oxford werden ätherische Öle vor und nach Operationen anstelle von Beruhigungsmitteln verwendet, um den Patienten die Verarbeitung des chirurgischen Eingriffes zu erleichtern.

Die Firma Commonwealth Industrial Gases, sie gehört zur BOC-Gruppe, und eine grosse australische Firma verwenden Bactigas, eine Mischung von Teebaum-Öl und Kohlendioxid, das sie als feinen Nebel über die Klimaanlagen verbreiten, um ihren Mitarbeitern das Arbeitsklima zu verbessern. Die pilz- und bakterienfeindlichen Eigenschaften des Teebaums wirken gegen Schimmel, Moder und Pilze, die in der warmen, feuchten Atmosphäre der Klimaanlage sonst gedeihen. Die Massnahme führte zu einem Rückgang der Atemwegsinfektionen, der Keimbelastung in den lebensmittelverarbeitenden Abteilungen und der Arbeitsausfälle durch Krankmeldungen in der Belegschaft. Ein Direktor der CIG berichtet: «Wir beobachteten einen deutlichen Rückgang von Krankmeldungen wegen Erkrankungen wie Grippe und Erkältung. Bactigas hat dazu beigetragen, uns gesündere Arbeitsplätze zu verschaffen.» (International Journal of Aromatherapy, vol. 3/3, Herbst 1991; Susan Drury, Die Geheimnisse des Teebaums, Aitrang 1991.)

Es gibt eine grosse Zahl von Beschwerden, die wir effektiv mit den natürlichsten aller Mittel behandeln können, die uns auf dieser Erde gegeben sind: Mit den ungefährlichen Waffen, die uns die Natur in den Pflanzen und Kräutern geschenkt hat. Die Aromatherapie ist ein besonders gutes

Mittel, das unseren Organismus nicht belastet, sondern in Harmonie mit unseren Stärken und Schwächen wirkt und Entspannung und Gesundheit fördert. Die ständig zunehmenden Anzeichen allergischer Reaktionen, die schädlichen Nebenwirkungen und Abhängigkeit von chemischen Medikamenten sind besonders bei schwangeren Frauen und Kindern zu berücksichtigen. Es besteht kein Zweifel daran, dass die Zeit der Schwangerschaft und Entbindung erfüllende Höhepunkte bescheren kann, aber sie kann auch zu den schlimmsten Tiefen und den anstrengendsten Erfahrungen im Leben einer Frau führen. Diese verlangen nach einer Behandlung, die mit gewissen Leiden fertigzuwerden hilft, mit Beschwerden und der unvermeidlichen Müdigkeit, die die Schwangerschaft mitbringen kann; dabei ist es noch entscheidender als sonst, optimale Gesundheit und Wohlbefinden auf sichere, nicht-toxische und nicht suchtbildende Weise zu erreichen. Schwanger zu sein und das Wunder des eigenen Kindes zu erleben, das in einem wächst, ist vielleicht die kostbarste Zeit im Leben einer Frau – gewiss aber die Zeit, in der stabile Gesundheit und Wohlbefinden von überragender Bedeutung sind. Wir alle sind für unsere Gesundheit letztlich selbst verantwortlich, während der Schwangerschaft oder Elternschaft sogar noch für die eines anderen. Die Fürsorge, die Sie geben, kann nie wichtiger sein als gerade zu Beginn des Lebens, wenn Sie und Ihr ungeborenes Baby ein gemeinsames Bedürfnis nach guter Gesundheit haben.

«Aromatherapie», «Behandlung mit ätherischen Ölen», «Osmotherapie», «Aromakologie» – das sind nur einige von zahlreichen, heute gebräuchlichen Begriffen, die die Anwendung ätherischer Öle für therapeutische Zwecke bezeichnen, obwohl die heilenden Eigenschaften von Pflanzen und Kräutern schon seit Tausenden von Jahren bekannt sind und einen ganz besonderen Platz im Leben der Menschen eingenommen haben.

Die Verwendung von Kräutern und Pflanzen ist die älteste Methode zur Behandlung von Krankheit und Schmerz, und die vielen Sagen, medizinalen und magischen Eigenschaften rund um das Pflanzenleben sind schon in den ältesten Aufzeichnungen der Geschichte überliefert. Vor mehr als fünftausend Jahren verzeichneten ägyptische Papyri die Verwendung und Anwendung aromatischer Substanzen; damals wurde noch kaum unterschieden zwischen Parfüm, Arznei und religiösem Ritual. In jener Zeit hatten die Produkte meist unterschiedliche Wirkungen und Zwecke, im Gegensatz zu heute, wo chemische Medikamente meist nur eine spezifische Wirkung haben. Nach den infundierten Ölen, die im antiken Ägypten gebraucht wurden, kamen die destillierten ätherischen Öle im Persien des 10. Jahrhunderts auf. Frühere Aufzeichnungen über ätherische Öle und ihre Destillation gibt es nicht, obwohl in Pakistan ein Terrakotta-Destillierapparat gefunden wurde, der nach der Radiokarbonmethode auf ein Alter von mehr als fünftausend Jahren datiert wurde.

René Gattefossé, ein französischer Chemiker und Forscher auf dem Gebiet der medizinischen Anwendung ätherischer Öle, prägte als erster den Begriff «Aromatherapie». Im Jahre 1928 veröffentlichte er zu dem Thema ein Buch (dt. Ausgabe: «Gattefossés Aromatherapie», Aarau: AT Verlag 1994), das ein sehr grosses Interesse an den ätherischen Ölen weckte und ihre medizinale Verwendung besonders in Frankreich und Italien anregte. Professor Paolo Rovesti, der Direktor des Istituto Derivati Vegetali in Mailand, führte die Untersuchung der Wirkung ätherischer Öle zur Linderung von Angst und Depressionszuständen fort. Dr. Jean Valnet, ein französischer Arzt und Militärchirurg, trug jedoch am meisten zur wissenschaftlichen Erarbeitung der Aromatherapie bei. Er setzte während des Zweiten Weltkrieges häufig ätherische Öle zur Behandlung von Verbrennungen und Wunden ein, und sein Buch über die Praxis der Aromatherapie (dt. Ausgabe: «Aromatherapie». München: Heyne 1986) ist unverzichtbare Lektüre.

Die österreichische Biochemikerin Marguerite Maury wurde inspiriert von dem Buch «Les Grandes Possibilités par les Matières Odoriferantes», das sie von einem Dr. Chabene erhalten hatte, der später Professor Gattefossé unterrichtete. Nach ihrem Umzug nach Frankreich verbrachte Madame Maury einen grossen Teil ihres Lebens mit der Erforschung und dem Nachweis der Wirkungen ätherischer Öle auf das Nervensystem sowie ihrer verjüngenden Eigenschaften und ihrer Einflüsse auf das ganzheitliche Wohlbefinden. Ferner entwickelte sie die Theorie der individuellen Rezeptur und den ganzheitlichen Zugang zur Therapie. Sie war nach Dr. Valnet und dem Zweiten Weltkrieg in Frankreich die treibende – wenn nicht sogar die einzige – Kraft beim Aufbau des guten Rufes der Aromatherapie. In Britannien begegnete man alternativen Behandlungsmethoden immer noch mit Argwohn. Marguerite Maury widmete sich völlig ihrem Werk und gewann Anerkennung für diese Hingabe, als sie in den Jahren 1962 und 1967 zwei internationale Auszeichnungen für ihre rastlose Forschung und Arbeit in der Kosmetikwissenschaft und mit ätherischen Ölen erhielt. Im Jahre 1968 starb sie an einem Schlaganfall im Alter von dreiundsiebzig Jahren. Sie arbeitete bis zu ihrem Tode, an ihrem letzten Manuskript noch im Krankenbett. Danièle Ryman, eine Schülerin von Madame Maury, führte ihr Werk nach mehr als zwanzig Jahren fort und spielte eine grössere Rolle in ihrem herrlichen, ganz besonderen Buch «Heilen mit Aroma-Ölen».

Robert Tisserand schrieb 1977 die erste allgemeine Einführung in die Aromatherapie in englischer Sprache – ebenfalls ein Buch, das unter der Belastung durch Familienleben und Babys geschrieben wurde! Er selbst und sein «Aromatherapie-Heilbuch» waren es, die zu einer Zeit, als das Interesse an Naturheilmethoden sich schnell entwickelte, zahllosen englisch sprechenden Menschen die Tür öffneten zu einer der faszinierendsten und am meisten vernachlässigten Therapien. Im Jahre 1974 gründete er die erste englische Firma für ätherische Öle und verkaufte direkt an die Endverbraucher; inzwischen hat die Nachfrage über alle Erwartungen hinaus zugenommen. Im Jahre 1987 gründeten Tisserand und ich das Tisserand Aromatherapy Institute, um eine umfassende und qualifizierte Ausbildung in der Aromatherapie einzuführen und eine Anlaufstelle für interessierte Praktiker zu bieten. Seit 1988 veröffentlichen wir das «International Journal of Aromatherapy» (IJA), um das Bewusstsein für die derzeitige professionelle Forschung zu fördern und der öffentlichen Nachfrage gerecht zu werden.

Viele heilende Eigenschaften der Pflanzen werden heute auch von führenden Autoritäten akzeptiert, doch es ist noch nicht allzu lange her, dass die heilsamen Vorzüge der Pflanzen das Wissen von Kräuterkundigen waren, die nach einem Zusammenprall mit der «Obrigkeit» nicht selten auf dem Scheiterhaufen endeten. Inzwischen haben sich die Dinge leicht gebessert. Gleichwohl muss daran erinnert werden, dass – obwohl Kräuter- und Pflanzenheilkunde sich und ihre Kenntnisse über die Jahrtausende hinweg weiterentwickelt haben – das Gros der medizinischen und wissenschaftlichen Meinungen immer noch dazu neigt, die künstlich hergestellte Uniformität von Präparaten zu favorisieren. Manche glauben vermutlich immer noch an den Scheiterhaufen...

Es liegt noch ein weiter Weg vor uns, um die vielen noch unbekannten Mysterien des Pflanzenlebens aufzudecken. Wir fangen erst an, die Wichtigkeit der vielen Heilpflanzen kennenzulernen, die im Zuge der systematischen Zerstörung unserer Umwelt dabei sind, ausgerottet zu werden, wie wir auch erst anfangen, uns selbst und unsere Welt kennenzulernen. Im Jahre 1974 erklärte die Weltgesundheitsorganisation: Wenn die Dritte Welt bis zum Jahr 2000 eine angemessene gesundheitliche Versorgung erreichen wolle, müsse sie ihre kräuterheilkundlichen Traditionen aufspüren und die altüberlieferten Heilmethoden pflegen und entwickeln, anstatt sich auf die teuren westlichen Medikamente und Chemikalien zu verlassen. Nun erscheinen die pflanzlichen Wurzeln der modernen Medizin in einem neuen Licht, besonders dem vormals stoisch-skeptischen medizinischen Establishment. In Frankreich, Grossbritannien, Deutschland und den Vereinigten Staaten produziert eine Reihe pharmazeutischer Unternehmen pflanzliche Heilmittel oder Kombinationspräparate, und in medizinischen Fachzeitschriften werden Arbeiten über den therapeutischen Nutzen von Kräutern und Pflanzen veröffentlicht.

Glücklicherweise werden die Aromatherapie und ihre überaus zahlreichen und mannigfaltigen therapeutischen Vorzüge heute von wissenschaftlicher und kultureller Seite viel gründlicher erforscht. Der wissenschaftliche Aspekt der Aromatherapie kann und sollte nicht vernachlässigt werden, aber obwohl die Untersuchungen zunehmen, verhindert der Mangel an Geldmitteln, dass der klinische Wert der Kunst so bald «bewiesen» werden kann, wie es möglich wäre. Doch die Situation verbessert sich allmählich mit dem zunehmenden Interesse von Wissenschaftlern aus vielen Disziplinen – darunter Biochemiker, Ärzte, Biologen, Chemiker, Psychiater, Soziologen und insbesondere die Parfümindustrie. Sie alle erkennen die Bedeutung und Wirkung des Geruchs und seines Einflusses – und nicht zuletzt auch die therapeutischen Vorzüge der ganzheitlichen Aromatherapie. Dass immer mehr Menschen in unterschiedlichen Berufen auf die therapeutischen Qualitäten ätherischer Öle aufmerksam werden, unterstreicht das Bedürfnis nach weiteren wissenschaftlichen Erkenntnissen, die die Therapie als gültig und wirksam anerkennen. Der finanzielle Aspekt der Forschung spielt immer eine grössere Rolle – aber auch der Profit, den die Produktion einbringt.

Doch der Mangel an technischen Laborergebnissen tut dem Erfolg der Aromatherapie keinen Abbruch. Die zahllosen Fallstudien – sie verzeichnen das Verschwinden von Symptomen, zunehmende Immunität, Gesundheit und Vitalität sowie die Wiederherstellung und Förderung des Gleichgewichts zwischen Körper und Gemüt – geben ein deutliches Zeugnis davon, dass der Einsatz von ätherischen Ölen mehr als berechtigt ist.

Obwohl viele Leiden auch vom Laien effektiv behandelt werden können und es viele Kurse, Wochenendseminare und Bücher über Aromatherapie für den Hausgebrauch gibt, ist der persönliche Rat von einem qualifizierten und anerkannten Praktiker immer zu empfehlen. Man sollte nicht vergessen, dass jede Diagnose umfassendes medizinisches Wissen voraussetzt, und jeglicher Zweifel in bezug auf die Schwere eines Leidens sollte von einem Spezialisten abgeklärt werden. Die Aromatherapie kann die Schulmedizin und die meisten alternativen Heilmethoden sinnvoll ergänzen. Doch bei der Kombination von Behandlungen ist die umfassende Beratung mit dem Mitbehandler wesentliche Voraussetzung, um den maximalen Heilerfolg beim Patienten zu erzielen. Die vorher, gleichzeitig oder danach erfolgende Aromatherapie-Behandlung kann beispielsweise durch die beim Patienten herbeigeführte Entspannung einer osteopathischen Behandlung sinnvoll nützen, besonders bei einer Manipulation, wie sie in der Osteopathie so oft erforderlich ist.

Die meisten von uns haben das Glück, in einer Gesellschaft zu leben, in der wir die Freiheit der Wahl haben; und die Verdienste sowohl der Schulmedizin als auch die der ergänzenden Medizin haben ihren Stellenwert. Welches Prinzip Sie auch befürworten und für oder gegen welches Lager Sie eingestellt sind – der grosse Fortschritt allein im letzten Jahrhundert hat uns vor Krankheit und Leiden geschützt und zweifellos die Leben vieler gerettet. Heute lächeln wir über die Schriften aus vergangenen Jahrhunderten ebenso, wie wir zweifellos auch unsere Nachkommen im nächsten Jahrhundert (wenn nicht schon früher!) zum Schmunzeln bringen werden. Wissen ist etwas Relatives, und man sollte sich immer davor hüten, angesichts des Wissens der eigenen Zeit übertrieben optimistisch und stolz zu sein und dabei die Offenheit für neue und weitere Entwicklungen zu verlieren. Es gibt viel zu lernen, und es ist immer noch ein langer Weg, die vielen unbekannten Geheimnisse der «reinen» ätherischen Öle und der ganzheitlichen Aromatherapie aufzudecken – und die vielen Geheimnisse, die die Natur zu unserem Nutzen birgt.

Kapitel 2

Wie funktioniert Aromatherapie?

Obwohl es viele Behandlungs- und Anwendungsmethoden gibt, werden die ätherischen Öle vor allem zur Massage verwendet, indem man sie einem Massageöl hinzugibt und direkt auf die Haut aufträgt. Die Aromatherapie hat eine psychotherapeutische Wirkung, bereits das Schnuppern der Öle spricht die Psyche an. Es beeinflusst direkt unsere Stimmung und unsere Gefühle und bewirkt eine Reaktion in unserem Zentralnervensystem und Gehirn.

Bei der Massage werden die Öle über das ebenfalls ölige Medium Talg durch die Haut aufgenommen, gehen in die Blutbahn ein und werden über den Kreislauf zu allen Teilen des Körpers transportiert. Die Öle können den Organismus – je nach dem allgemeinen Gesundheitszustand und der Verfassung des Patienten – mehrere Stunden, Tage oder Wochen lang beeinflussen, obwohl sie etwa dreissig Minuten benötigen, um ganz in den Organismus aufgenommen zu werden, bevor sie über Lungen, Haut und Harn nach einigen Stunden ausgeschieden werden. Es gibt zahlreiche wissenschaftliche Belege für die Vorzüge und Wirkung von Berührungen sowie den tiefgreifenden Einfluss, den Gerüche auf unser Gemüt und unsere Gefühle haben. Berührung und Geruch sind die Sinnessphären, die unseren «Nahbereich» bilden – nicht unbedingt in sexueller, aber gewiss in sinnlicher Hinsicht –, und die Aromatherapie verbindet die therapeutischen Vorzüge beider Aspekte auf effektive Weise und erreicht eine tiefe Aufnahme im ganzen Körper.

Gerüche regen die Nervenzellen an und schicken elektrische Impulse durch den Riechnerv in das limbische System des Gehirns. Die Rezeptorzellen, die die Sinnesreize empfangen, kleiden den oberen Teil des Nasentrakts aus, sie sind gleichzeitig Nerven- und Gehirnzellen. Nach ihrer Lebensdauer von durchschnittlich einem Monat werden sie durch neue Zellen ersetzt; diese Austauschfrequenz gilt für keine anderen Gehirnzellen. Die beteiligten Gene sorgen dafür, dass Hunderte von Rezeptormolekülen in diesen Zellen warten und bereit sind, jeden vorüberziehenden Geruch aufzufangen. Seit der erst kürzlich erfolgten Entdeckung dieser Gene geht man davon aus, dass das Geruchsaufnahmesystem eines der verfeinertsten Rezeptorsysteme im Organismus ist. Das limbische System ist ein komplexer Teil des Gehirns, der zu den Instinkten wie dem der Selbsterhaltung – einschliesslich Fortpflanzung und Brutpflege –, zu Stimmungsausdruck und Erinnerung beiträgt. Man bezeichnet das limbische System auch als das emotionelle Zentrum des Gehirns.

Heute weiss man, dass der Geruch eine weitreichende Wirkung sowohl auf das Kurz- als auch auf das Langzeitgedächtnis und die Gefühle hat und uns selbst dann beeinflusst, wenn wir uns dieser Wirkung gar nicht unbedingt bewusst sind. Die wichtigsten Gerüche sind wohl jene, die die Natur für uns vorgesehen hat; sie werden von den Talgdrüsen abgesondert, die sich an Körperstellen wie den Achselhöhlen, Leisten und Brüsten konzentrieren. (Jeder unangenehm empfundene Geruch kommt übrigens vom Kontakt mit Bakterien.) Diese nach aussen abgegebenen Wirkstoffe beeinflussen als sogenannter pheromonaler Effekt die Reaktion eines Babys bei der Identifizierung der Mutter. Jennifer Cernoch und Richard Porter stellten 1985 an der Vanderbilt University in Nashville fest, dass gestillte Babys ihre Mutter leichter am Geruch erkennen als flaschenernährte Kinder (New Scientist vom 25.8.90, S.45). Die Reaktion auf Gerüche kann sich mit direkten Assoziationen guter oder schlechter Erlebnisse verknüpfen. Fast jeder kann sich an eine Situation erinnern, in der ihm ein Geruch eine Assoziation in den Sinn gerufen oder eine sehr alte Erinnerung in ihm geweckt hat – Kerzenduft etwa erinnert an Weihnachten, ein spezielles Parfüm vielleicht an einen ganz speziellen Menschen...

Vita Sackville West schreibt über den besonders einprägsamen und herrlichen Duft der Rosen in ihrem «Garden Book»: «Manche Autoren würden es nostalgisch nennen, bei ihrem Duft an alles das zu denken, was es für ein Kind bedeutete, die Nase in das Innere einer Rosenblüte zu stecken, oder für den Jugendlichen, die Poesie zu entdecken, oder später, das erste Verliebtsein.»

Dieser Einfluss von Gerüchen auf die Erinnerung kann bei einer Durchleuchtung des Gehirns nicht direkt sichtbar gemacht werden, aber es ist möglich, die Veränderungen zu zeigen, die im Gehirn beim Ansprechen auf einen Duftreiz stattfinden. Die Geruchsforschungsgruppe der Warwick University hat ein bemerkenswertes Video produziert, das die Reaktion des Gehirns auf einen Geruch zeigt und die gleichermassen starke Reaktion des Zentralnervensystems unmittelbar nach Wahrnehmen eines Geruchs.

Die Reaktion auf Gerüche ist während der Schwangerschaft besonders stark; von manchen Gerüchen können Sie nicht genug bekommen, andere hingegen wirken abstossend und lösen physiologische Reaktionen wie Übelkeit oder Brechreiz aus. Das entspricht der Reaktion auf den Geruch einer Substanz, gegen die man allergisch ist. Ich habe eine Allergie gegen Kaffee, und ich muss die Gegend um den Kaffeeladen meiden, in dem die Bohnen geröstet werden, sonst wird mir speiübel – was die Freunde, denen das Geschäft gehört, natürlich nicht als Kompliment empfinden. Kaffee ist ein gutes Beispiel für die Tatsache, dass das Schmecken zu etwa achtzig Prozent aus Riechen besteht; deshalb verlangte die alte Gastronomie-Weisheit, «das Brutzeln, nicht das Steak» zu verkaufen. Die Zunge nimmt nur salzig, süss, sauer und bitter wahr; Feinheiten eines Geschmacks werden über den Geruchssinn vermittelt. Ist die Nase (zum Beispiel durch einen Schnupfen) verstopft, kann der Kaviar ebenso gut auch kalter Reispudding sein.

Unter der Voraussetzung, dass bestimmte Sicherheitsvorkehrungen beachtet werden, sprechen Kinder sehr gut auf Aromatherapie an; zudem ist ihre Reaktion frei von vorgefassten Meinungen oder Erwartungen. Babys sprechen besonders gut auf Massage und liebevolle Berührung an – wie überhaupt das Kind in jedem von uns. Im West London Hospital wird die Babymassage mit grossem Erfolg durchgeführt, und in Islington wird die Aromatherapie und Massage in Gruppen praktiziert, um Babys mit Ekzemen, Verstopfung, unregelmässigem Schlaf zu helfen. Die Kommunikation beginnt mit dem Elementarsten: der Berührung und dem Geruch der Mutter bei unserer Geburt. Wenn wir älter werden, wird der körperliche Kontakt weniger, während die Kommunikation durch Handeln und Sprechen zunimmt – aber auch die Spannungen und Belastungen des täglichen Lebens. Wenn diese Spannungen und Belastungen zu stark werden, kommt es zu einem Ungleichgewicht, die Immunität wird geschwächt und die Gesundheit beeinträchtigt. An diesem Punkt kommt die Aromatherapie ins

Spiel. Jedes Individuum ist einzigartig und zeigt spezifische, ausschliessliche Symptome und Ursachen für eine geschwächte Gesundheit. Weil die Aromatherapie psychotherapeutischer Natur ist und sowohl körperlich als auch auf die Psyche wirkt, ist sie höchst vielseitig und zur Behandlung aller Arten von Erkrankungen geeignet. Durch ihre Wirkung auf die Nebennieren und das Nervensystem kann die Aromatherapie auch zur Steigerung der Immunität beitragen, und da ätherische Öle antiseptische und antibakterielle Eigenschaften besitzen, wirken sie gegen Infektionen. Werden ihre Moleküle mit einem Spray oder Zerstäuber in die Luft verteilt, sind sie ein gutes Mittel gegen Tröpfcheninfektion durch Bakterien. Die Aromatherapie ist besonders hilfreich gegen gewöhnliche Erkrankungen in der Kindheit und während der Schwangerschaft, wenn der Einsatz von Antibiotika nicht zu empfehlen ist.

Forscher der chemischen Fakultät der Warwick University glauben, der Schlüssel zur Antwort auf die Wirksamkeit chemischer Tranquilizer liege in dem «Tranquilizer der Natur», nämlich einem Steroidmolekül, das im menschlichen Schweiss gefunden und Osmon-1 genannt wurde; seine chemische Zusammensetzung ähnelt den Komponenten von Sandelholzöl und verschiedenen animalischen Moschusduftstoffen. Dr. George Dodd und Dr. Jenkins leiten gemeinsam die Geruchsforschungsgruppe von Warwick; ihre Firma, die Osmotherapy Ltd. im Science Park der University (Coventry, CV4 7AL), stellt das kommerzielle Produkt «Relax» her und vertreibt es auf dem Postwege.

Es gibt drei Grundformen der Aromatherapie: die klinische, die ästhetische und die ganzheitliche. Die *klinische Aromatherapie* wird in Frankreich schon seit vielen Jahren praktiziert. Französische Ärzte verschreiben ätherische Öle (gewöhnlich zur Einnahme) gegen zahllose Infektionen und Erkrankungen. Die klinische Aromatherapie wird nur von Personen mit einem umfassenden medizinischen Wissen praktiziert, die von ihnen verordneten Öle sind von höchster Qualität.

Die *ästhetische Aromatherapie* wird normalerweise als Ergänzung einer Schönheits- und Entspannungsbehandlung durchgeführt, verwendet Grund- oder kommerziell hergestellte Ölmischungen und arbeitet auf einer eher oberflächlichen Einflussebene. Das Gefühl von Luxus und Entspannung ist gewiss wertvoll, auch wenn es gewöhnlich von Personen vermittelt wird, die keine professionelle, medizinische Ausbildung haben und keine Krankheiten behandeln. Ihre Einweisung in den Gebrauch von ätherischen Ölen hat gewöhnlich nur wenige Tage gedauert.

Die *ganzheitliche Aromatherapie* bringt die Verbindung zum vollständigen Behandlungsvorgang und wird von professionell ausgebildeten Aromatherapeuten ausgeübt. Zur Behandlung gehört eine sorgfältige Beurteilung des Individuums, um subtile Schwächen zu erkennen und sowie körperliche und emotionelle Symptome einzuschätzen. Die Behandlung erfolgt also erst nach einer gründlichen Betrachtung der Lebensweise, der Ernährung und Diät, der körperlichen Bewegung und der allgemeinen äusseren und emotionellen Umstände. Eine über den allgemeinen gesundheitlichen Eindruck hinausgehende, spezifische Diagnose sollte für die Anwendung der Aromatherapie im Hausgebrauch grundsätzlich nur von einem professionellen Behandler erstellt werden.

Die ganzheitliche Aromatherapie verbindet die beiden elementarsten und ursprünglichsten Sinne, Berührung und Geruch, in einer therapeutisch wohltuenden Behandlung; die ätherischen Öle haben einen tiefgreifenden und weitreichenden Einfluss. Nur wenn unsere lebenswichtigen Organe, unser Nervensystem und unser Kreislauf entspannt und nicht belastet sind, können wir uns in Körper, Gemüt und Denken wohl fühlen. Der Einfluss der Aromatherapie auf Gemüt und körperliche Funktionen ist weithin anerkannt.

«Nehmen Sie sich Zeit und geniessen Sie den Duft der Rosen.» Dabei werden Sie sich wohl fühlen, da in Ihnen etwas geschieht. Die Aromatherapie ist eine einfache Praxis, sie ist natürlich, unkompliziert und wirkt herrlich.

«Alles im Leben sollte so einfach wie möglich gemacht werden, aber nicht einfacher.»

Einstein

Kapitel 3

Was sind ätherische Öle?

Ätherische Öle werden aus aromatischen pflanzlichen Rohstoffen gewonnen. Das Pflanzenmaterial wird geerntet, wenn sein Ölgehalt den Höhepunkt erreicht hat. Rosen- und Lavendelöl zum Beispiel werden immer im August destilliert, wenn die maximale Menge ätherischen Öls in der Pflanze enthalten ist. Je nachdem, welcher Teil der Pflanze das ätherische Öl birgt, werden die Essenzen durch Dampfdestillation, Kaltpressung, Lösungsmittelextraktion, Mazeration oder Enfleurage gewonnen, wobei die Qualität der Öle und der Extraktion von Land zu Land verschieden ist. Ätherische Öle kommen aus vielen Teilen der Welt, und da die Pflanzen unter unterschiedlichen Bedingungen angebaut werden (z. B. biologisch oder anders), können Qualität und Preis der Öle beträchtlich schwanken.

Lange Zeit galt der Süden Frankreichs mit seinen schier endlosen Feldern duftender Pflanzen als das Zentrum der Essenzenindustrie, doch in jüngeren Jahren sind die Franzosen – wie die Parfümindustrie überhaupt – immer mehr zu synthetischen Substanzen übergegangen, und viel weniger Aromatika werden heute noch so natürlich produziert wie dereinst. Jetzt kultivieren auch etliche Länder der Dritten Welt erfolgreich ätherisches Öl liefernde Pflanzen und fangen an, die Produktion ätherischer Öle zu dominieren. Ferne Länder wie Südamerika, Australien, Ägypten, Türkei und Bulgarien, afrikanische Staaten einschliesslich Madagaskar und Komoren-Inseln werden rasch zu den Hauptlieferanten ätherischer Öle. Wo Bauern noch traditionelle Extraktionsmethoden verwenden, sieht man grosse Destillierapparate am Rande der Felder, wo es praktischer ist, empfindliche Blüten unmittelbar nach der Ernte zu destillieren, da sie auf dem Transport sonst ihre Frische verlieren würden. Sowohl bäuerliche als auch Fabrikmethoden haben ihre Bedeutung; die Extraktion in der Fabrik ist weitaus genauer zu kontrollieren, doch in vielen Fällen wäre es unpraktisch, Fabriken in die Nähe der Anbauflächen zu bauen.

Die Aromatherapie ist bereits zu einem grossen Geschäft geworden, und die pflanzlichen Rohstoffe werden in immer grösserem Masse kultiviert, um der ständig wachsenden Nachfrage nach ätherischen Ölen gerecht zu werden. Zahlreiche synthetische Kopien ätherischer Essenzen sind im Handel und im Einsatz; zwangsläufig gibt es viel Debattieren über die Bezeichnung «reines» ätherisches Öl – bei den Herstellern der «exakten chemischen Kopie» bis hin zu den Landwirten, die die Öle «aus rein biologischem Anbau» liefern. Es gibt zahlreiche Anbieter ätherischer Öle – reiner, chemischer und vermischter – unterschiedlichster Grade und Qualität. Die Nachfrage nimmt weiter zu, da sich immer mehr Menschen in der Therapie ausbilden lassen wollen und immer mehr ätherische Öle für den Hausgebrauch gekauft werden. Mit der steigenden Nachfrage wächst auch die Notwendigkeit besserer Qualitätskontrollen, übersichtlicher Vermarktung und professioneller Ausbildung.

Die Produktions- und Transportkosten bestimmen gemeinsam mit den Grundkalkulationen von Angebot und Nachfrage den Preis ätherischer Öle. Wenn ein Öl schwer zu gewinnen ist, verteuert sich natürlich die Herstellung. Jasmin zum Beispiel kann den hohen Temperaturen der Dampfdestillation nicht standhalten, deshalb wird die Lösungsmittelextraktion bei geringerer Temperatur gebraucht, die zu einem sogenannten «absoluten Öl» führt, das wesentlich teurer ist als ein durch gewöhnliche Dampfdestillation gewonnenes ätherisches Öl. Darüber hinaus ergibt der Jasmin erwiesenermassen eine konzentriertere Essenz, wenn er in der Nacht gepflückt wird, während derer die Pflanze den höchsten Gehalt an ätherischen Ölen hat. (Die meisten von uns waren schon entzückt über den nächtlichen Duft des Jasmins und erinnern sich gerne an mondbeschienene Nächte unterm Jasmin... Sie etwa nicht? Dann sollten Sie das unbedingt nachholen!)

Aus der gleichen Pflanze kann man sowohl absolutes als auch ätherisches Öl gewinnen, wie zum Beispiel Rose-Absolue und ätherisches Rosenöl. Zur Extraktion eines absoluten Öls wird die Pflanze mehrere Wochen lang in Alkohol gelegt (eingeweicht oder getränkt); während dieser Zeit spalten sich die Wachse und Terpene ab. Wenn man es dann durch Zentrifugieren filtert, werden die zurückbleibenden festen Teile zum Ausgangsmaterial für die Destillation. Diese kann nun bei einer geringeren Temperatur als der der normalen Dampfdestillation durchgeführt werden und ergibt das sogenannte absolute Öl oder Absolue auf der Oberfläche des Lösungsmittels. Bei der normalen Destillation wird Pflanzenmaterial in Destillierapparaten verdampft, ätherisches Öl steigt in winzigen Perlen empor, kühlt im höchsten Teil des Apparates ab, tropft durch einen Trichter in ein Auffanggefäss und bildet dort einen Film auf der Oberfläche des gesammelten, ebenfalls kondensierten Wasserdampfes. Das Wasser wird gewöhnlich fortgeschüttet, da es nicht den Duft der Pflanze enthält – mit Ausnahme von Rosen- und Neroliwasser (Orangenblüte). Die meisten Eaux de Toilette enthalten etwa zehn bis fünfzehn Prozent aromatisches Wasser. Kölnisch Wasser wird im allgemeinen aus Zitrusölen hergestellt, da diese durch einfaches Auspressen sehr kostengünstig zu extrahieren sind; sowohl das Fruchtfleisch als auch die Schale geben ätherisches Öl ab. In vielen Parfümen (wenn auch gewöhnlich in den kostspieligeren) ist Jasmin-Absolue enthalten, ein in der Herstellung teures Öl.

Ätherische Öle lassen sich aus jedem Teil der Pflanze extrahieren:

Blüten: Neroli, Rose, Lavendel, Ylang-Ylang, Kamille, Jasmin (absolue)

Blätter: Basilikum, Salbei, Rosmarin, Thymian, Muskatellersalbei

Früchte: Bergamotte, Grapefruit, Orange, Zitrone, Limone

Nüsse und Beeren: Wacholder, Zypresse, Muskat, Bittermandel

Samen: Kümmel, Sellerie, Koriander

Gräser: Lemongrass, Ingwergras, Palmarosa

Wurzeln: Ingwer, Kalmus, Vetiver

Holz: Sandelholz, Zedernholz, Rosenholz

Rinde: Zimt

Harze: Weihrauch (Das ätherische Öl eines Harzes wird gewonnen, indem man die Rinde am Stamm oder an den Ästen einschneidet; das Harz tropft heraus und wird gesammelt, pulverisiert und auf normale Weise destilliert.)

Aus unterschiedlichen Teilen der gleichen Pflanze kann man unterschiedliche ätherische Öle gewinnen. Das Öl aus dem Zimtblatt und das aus der

Zimtrinde sind völlig verschieden, auch in ihren therapeutischen Eigenschaften. Gleiches gilt für die ätherischen Öle von Orangenbäumen – das *Orange* aus der Frucht, *Neroli* aus der Blüte und *Petitgrain* aus den Blättern und Zweigen. Die meisten Essenzen sind klar und farblos, doch im Zweifelsfall sollten Sie immer vorsichtig sein. Das aufgrund seines hohen Azulengehalts so herrlich blaue Öl der Echten Kamille wird Ihnen nicht mehr so herrlich vorkommen, wenn es kostbares Leinen befleckt!

Es gibt etwa zweihundert für den Handel produzierte ätherische Öle und darüber hinaus noch mehr als fünfhundert nicht kommerziell hergestellte Öle. Etwa zweihundert von diesen Ölen sind in der heutigen Aromatherapiepraxis bekannt, obwohl immer mehr weitere erforscht und zugänglich werden; viele davon sind Varianten bereits existierender Öle. Der Gehalt an ätherischem Öl schwankt von Pflanze zu Pflanze. Im Durchschnitt beträgt er etwa 1–2%, obwohl es auch nur 0,01% sein kann wie im Falle der Rose, oder sogar 20% wie in manchen Harzen. Ätherische Öle sind überaus flüchtige Substanzen und verdunsten unterschiedlich rasch. Eukalyptusöl verdunstet sehr schnell im Vergleich etwa zu Sandelholzöl; deshalb wird bei einer Mischung dieser beiden Substanzen der erste Eindruck der Geruch von Eukalyptus sein, später dominiert dann Sandelholz. Diese Verdunstungsrate lässt sich klassifizieren, deshalb spricht man bei Ölen von einer hohen, mittleren oder niederen Aromanote. Eine hochnotige Essenz wie Eukalyptus verdunstet etwa innerhalb der ersten halben Stunde; eine Mittelnote binnen zwei bis drei Stunden und eine niedere binnen sechs bis zwölf Stunden.

Der Verdunstungsgrad jedes Öls muss bei der Entscheidung über eine geeignete Mischung berücksichtigt werden, denn ein Gleichgewicht ist notwendig, und es sollen hoch-, mittel- und basisnotige Essenzen aufgenommen werden, die die körperliche ebenso wie die emotionelle Ebene beeinflussen. Zu viele hochnotige Öle (wie die meisten Zitrusöle) wären nicht lange von Bestand, während ausgesprochen basisnotige Öle (zum Beispiel Ylang-Ylang) zu schwer wären.

Wie pflanzliche Arzneien müssen auch die Öle so gemischt werden, dass sie den Bedürfnissen des einzelnen entsprechen. Sie sind keine Symptombehandlungsmittel, denn sie beeinflussen den ganzen Menschen, sowohl auf körperlicher als auch auf emotioneller Ebene, nicht nur sein Leiden und dessen Symptome. Die Aromatherapie ist zur Behandlung jedes Menschen geeignet (wenn auch nicht immer durch Massage – siehe Kontraindikationen). Nicht nur die Kenntnis darüber, wie und auf welchen Ebenen die Öle wirken und wie sie sich gemeinsam in einer Mischung verhalten, sondern auch unser Gespür und unsere Intuition sollten die Behandlung bestimmen. Auch der Wohlgeruch spielt eine wichtige Rolle!

Alle ätherischen Öle sind brennbar, wie das Auspressen einer Orangenschale in eine offene Flamme deutlich zeigt: das Öl entzündet sich. Deshalb sollte man grösste Vorsicht walten lassen beim Einsatz von Brennern oder Öllampen.

Die Lagerfähigkeit von Ölen ist sehr unterschiedlich. Allgemein gilt: Je mehr Zitrusöle enthalten sind, desto kürzer ist die Haltbarkeit, denn Zitrone, Grapefruit und Orange werden rasch schlecht und trüb. Viel hängt natürlich davon ab, wie frisch das Öl beim Kauf war. Da Qualität niemals billig zu haben ist, sollten Sie Ihre Öle immer von einer spezialisierten Quelle und von einem Lieferanten kaufen, der einen grossen Umsatz hat und damit garantiert, dass die Öle niemals in grossen Mengen lange lagern, sondern so frisch wie möglich sind, wenn Sie sie erwerben. Leider – dies gilt zur Zeit der Niederschrift – sind die Lieferanten noch nicht dazu übergegangen, ihre Öle mit einem Herstellungsdatum auszuzeichnen. Wärme, Licht, Feuchtigkeit und Sauerstoff, der das Öl oxidieren lässt, beeinträchtigen die Qualität ätherischer Öle. Ersparen Sie Ihren Ölen unbedingt Temperaturextreme, und achten Sie darauf, dass die Fläschchen fest verschlossen sind, wenn sie nicht gebraucht werden.

Die Preise ätherischer Öle können ebenfalls stark schwanken. In der Regel bekommen Sie das, wofür Sie bezahlen. Viele Öle werden verdünnt in Trägersubstanzen und als fertige Mischungen verkauft; dies gilt besonders für die teureren Essenzen wie Rose, Jasmin und Neroli. Solche Produkte sollten als Verdünnung deutlich gekennzeichnet sein. Die unverdünnten Essenzen sollten sich im allgemeinen nicht ölig anfühlen; andernfalls wurden sie in einem Trägeröl verdünnt, und Sie erwerben nicht das Konzentrat. Es gibt zahlreiche «Aromen» und «Duftöle» im Handel; aber wir befassen uns hier nicht mit Parfümerie. Für therapeutische Zwecke sollten ausschliesslich natürliche Essenzen Verwendung finden.

Ätherische Öle wirken rasch gegen Bakterien, Pilze, Viren und Mikroorganismen und haben ein breites Wirkungsspektrum. Sie haben eine selektive Wirkung insofern, als sie unser natürliches Immunsystem stimulieren und dabei auf sichere, nicht-suchtbildende Weise und ohne Nebenwirkungen gegen isolierte Bakterien wirken können. Antibiotika haben ohne Zweifel ihren Platz – aber den Nachteil, dass ihre Einnahme zugleich das Abtöten von nützlichen Bakterien bedeutet. Fast unter jeder Antibiotika-Behandlung entwickelt sich eine Candida-Pilzinfektion (Candidose); wenn Sie also empfindlich sind, so setzen Sie Ihren Arzt davon in Kenntnis (siehe Symptome von A bis Z). Ferner sind ätherische Öle hautaktiv dadurch, dass sie leicht absorbiert werden in Haut und Blutkreislauf, wo sie ihre spezielle Wirkung entfalten können. Sie sind zytophylaktisch (zellregenerierend), besonders die Öle Lavendel, Neroli, Bergamotte und Kamille. Sie alle haben eine psychotherapeutische Wirkung.

Ätherische Öle sind extrem subtil und zugleich hochwirksam. In der Aromatherapie gilt nicht, dass Sie mit einer grösseren Menge auch eine grössere Wirkung erzielen; dies zeigt sich gerade am synergistischen Effekt der Öle. Jedes in einer Mischung verwendete Öl sollte nicht nur in Harmonie mit dem Patienten wirken, sondern sich auch mit den anderen Ölen vertragen. Manche Öle wirken in der Kombination stärker, als wenn man sie einzeln einsetzt – doch verwechseln Sie dies nie mit der Vorstellung, dass mehr zugleich besser sei. Die Hinzufügung einer kleinen Menge eines bestimmten Öls zu einer Mischung kann deren ganzen Einfluss verändern. Ätherische Öle wirken regulierend, stimulierend, sedierend, euphorisierend und können bei einem ganzen Spektrum von Beschwerden, von Gallensteinen bis zu Trauer, helfen. Wenn Sie Öle verwenden, dann denken Sie an eine «ganzheitliche Aromatherapie», da Probleme in dem einen Bereich zweifellos mit anderen Faktoren verbunden sind. Alles hängt zusammen, und negative Gefühle oder Denkweisen führen gewöhnlich zu körperlichen Störungen. Die ganzheitliche Behandlung wendet sich an alle Aspekte des inneren und äusseren Wohlbefindens auf allen Ebenen.

Ätherische Öle sind hochkonzentriert und sollten vom Laien nicht direkt auf der Haut verwendet werden; die Ausnahmen sind in ganz speziellen Fällen Teebaum und Lavendel. Das Basis- oder Trägeröl, mit dem Sie Ihre Mischungen herstellen, sollte nicht zu aromatisch sein, und es sollte nicht die therapeutische Wirkung des Aromas der ätherischen Öle stören. Verwenden Sie Pflanzen-, Nuss- oder Samenöle, da sie leicht in der Haut absorbiert werden; achten Sie auf Kaltpressungen und vermeiden Sie damit jegliche zusätzlichen chemischen Prozesse. Die gebräuchlichsten Trägeröle sind:

Avocado: Avocadoöl ist schwer und grün und enthält die Vitamine A und E. Obwohl das Vitamin E hier als Antioxidans wirkt und dazu beiträgt, die Haltbarkeit Ihres ätherischen Öls zu bewahren, ist der Vitamin-E-Gehalt doch nicht so hoch wie beim Weizenkeimöl. Avocadoöl wird oft als Alternative zum Weizenkeimöl eingesetzt, da Personen mit Weizenallergien manchmal unangenehm auf Weizenkeimöl reagieren. Aufgrund seiner Schwere wird es gewöhnlich in einer 10prozentigen Verdünnung als Zusatz zum Trägeröl gebraucht.

Jojoba: Jojoba ist ein wachsiges Öl, das bereits bei niederen Temperaturen fest wird. Es durchdringt die Haut gut und wird aus einer Bohne gewonnen, die in den öden Wüstengebieten Nordamerikas wächst. Man verwendet es als Ersatz für Walfischtran. Jojoba ist bekannt für seine wohltuende Wirkung auf der Haut und wurde von Indianern wegen seiner mannigfaltigen Vorzüge viel verwendet. Wie Avocadoöl kann auch Jojoba in einer 10prozentigen Verdünnung als Zusatz zum Basisöl dienen.

Mandel: Mandelöl wird aus der süssen Mandel gewonnen, denn Bittermandelöl ist giftig (Blausäure). Die süsse Mandel ist relativ preisgünstig, sie ist leicht, fast geruchlos und ideal zur Massage.

Pfirsichkern: Pfirsichkernöl ist sehr leicht und ein ideales Trägeröl für Mischungen zur Gesichtsmassage.

Weizenkeim: Weizenkeimöl hat einen hohen Gehalt an Vitamin E und anderen Proteinen, Mineralen und Vitaminen. Es hilft, die Oxidation ätherischer Öle zu verhindern. Verwenden Sie es als 10prozentigen Zusatz zu einem anderen Basisöl.

Vorsicht: Personen mit einer Weizenallergie reagieren möglicherweise empfindlich auf Weizenkeimöl. Machen Sie 24 Stunden vor dem beabsichtigten Gebrauch eine Läppchenprobe, um die Reaktion zu prüfen.

Weitere Basisöle: Aprikosenkernöl, Erdnussöl, Färberdistel, Haselnussöl, Maisöl, Nachtkerzenöl (10prozentige Verdünnung), Olivenöl (10prozentige Verdünnung), Sesamöl (10prozentige Verdünnung), Sojaöl, Sonnenblumenöl und Traubenkernöl.

Obwohl sich die Wirkungen mancher ätherischer Öle unterscheiden, haben sie alle gewisse Ähnlichkeiten. Alle ätherischen Öle sind antiseptisch, antibiotisch, zytophylaktisch, schnellwirkend und psychoaktiv. Die Unterschiede bestehen darin, dass manche in einem bestimmten Fall vorteilhafter sind als andere. Lavendel und Teebaum beispielsweise sind beide hervorragend bei Hautleiden, beide sind heilend und antiseptisch. Bei Verbrennungen jedoch ist Lavendel unübertroffen, und die starken antiseptischen und gegen Pilzbefall wirkenden Eigenschaften des Teebaumöls sind unschlagbar. In Mischungen kommt es zu einer Steigerung der einzelnen Einflüsse, zu einer stärkeren Gesamtwirkung. Viele Öle lassen sich einer der folgenden fünf Gruppen zuteilen:

Regulativa
Bergamotte	Weihrauch	Kamille
Geranie	Rose (absolut)	Rosenholz

Stimulantia
Eukalyptus	Wacholder	Basilikum
Pfefferminze	Rosmarin	Teebaum

Sedativa
Lavendel	Majoran	Sandelholz
Kamille	Neroli (Orangenblüte)	

Euphorika
Muskatellersalbei	Jasmin	Grapefruit
Rose	Ylang-Ylang	

Aphrodisiaka
Jasmin	Ylang-Ylang
Patschuli	Muskatellersalbei

Kapitel 4

Anwendungsmethoden

Obwohl es für ätherische Öle viele Anwendungsformen und Einsatzmöglichkeiten gibt, hat eine Aromatherapie-Behandlung die nachhaltigste Wirkung, wenn sie mit einer Massage verbunden wird, da die Öle auf diesem Wege mehrere Stunden im Organismus bleiben, bis sie über Lungen, Haut und Urin ausgeschieden werden. Die Inhalation der Öle hat zwar eine direktere Wirkung, doch hält diese nicht so lange an wie bei einer Aromatherapie-Massage. Hier jedoch wirkt beides zusammen: Die Lungen können die duftenden Vorzüge der Essenzen direkt aufnehmen, die meisten aber werden durch die Haarfollikel in der Haut absorbiert, wobei der Talg als öliges Medium dient, durch das die ätherischen Öle in den Blutstrom aufgenommen werden, der sie dann durch den ganzen Organismus zirkulieren lässt.

Während der Schwangerschaft ist es wichtiger denn je, die Gesundheit zu erhalten und bewusst auf Entspannung und Ruhezeiten zu achten. Ätherische Öle können auf alle möglichen Weisen dabei helfen, das Gefühl von Ruhe und Frieden zu vertiefen, im Inneren und Äusseren, für Sie selbst und für Ihr Baby. Massagen, aromatische Bäder, Meditation, Atemübungen, Ruhe und Entspannung tragen dazu bei, eine friedliche und harmonische Umgebung für Sie beide zu schaffen. Wenn die Immunität und Abwehr des Körpers schwach ist – dies gilt nicht nur für die Schwangerschaft –, zeigt sich dies in Störungen der Gesundheit. Der Einsatz ätherischer Öle in der Aromatherapie geht weit über die blosse Anwendung bestimmter Öle für bestimmte Probleme hinaus. Zahlreiche verschiedene Anwendungsmethoden beeinflussen den Körper und führen ihn von einem unausgeglichenen Zustand zu Harmonie und Wohlbefinden zurück.

Um Harmonie mit maximaler therapeutischer Wirkung zu verbinden, bedarf es einer gründlichen Kenntnis der Öle mit ihren vielen subtilen, doch kraftvollen Anwendungsmöglichkeiten sowie einiges Wissens über die verschiedenen Systeme im menschlichen Körper – und es soll auch gut duften. Die intuitive Seite der Therapie spielt eine grosse Rolle, besonders bei der Wahl der geeigneten synergistischen Mischung von Ölen zum maximalen Nutzen bei der Behandlung des jeweiligen Zustands. Die Steigerung der Dosis bedeutet nicht zwangsläufig eine Steigerung der Wirkung. Eine synergistische Mischung von zwei oder mehr ätherischen Ölen ist chemisch etwas anderes als die Summe der Eigenschaften der einzelnen ätherischen Öle; stimmen die Mengenverhältnisse, so entfalten sie ihre einzigartigen und wirkkräftigen Eigenschaften. Erliegen Sie niemals dem Irrtum, dass mehr zugleich auch besser sei.

Stellen Sie möglichst keine Diagnose, wenn Sie nicht absolut sicher sind, denn eine akkurate Diagnose setzt umfassendes medizinisches Wissen voraus und sollte deshalb den Spezialisten überlassen bleiben. Gleichwohl kann der Einsatz von Mitteln der angewandten Kinesiologie und der Reflexologie auch in der Vorbereitung einer Aromatherapie-Behandlung eine wichtige Rolle spielen und zur Zusammenstellung der geeigneten Öle beitragen.

Die unten vorgestellten Behandlungsmethoden geben in Beispielen die empfohlene Menge reiner, unverdünnter ätherischer Öle an und können als allgemeine Richtlinie gelten. Wenn eine spezifische Ölmischung notwendig ist, wenden Sie sich an den jeweiligen Eintrag im Teil Symptome von A bis Z. Ätherische Öle sind hochwirksam und hochkonzentriert, und wann immer einmal weniger als ein Tropfen Öl erforderlich ist – zum Beispiel in Mischungen für Babys und Kleinkinder –, verwenden Sie eine Glaspipette, die Sie in jeder Apotheke erwerben können. Gebrauchen Sie für jedes Öl eine eigene Pipette.

Massage

Zur Verwendung bei der Massage werden ätherische Öle mit einem pflanzlichen Träger- oder Basisöl gemischt. Gewöhnlich beträgt der Anteil ätherischen Öls in der Mischung etwa 2–3 Prozent. Geben Sie einen Tropfen ätherisches Öl auf 2 ml Trägeröl; das ergibt im Durchschnitt eine 2½prozentige Mischung.

Als Richtlinie für die verschiedenen Masseinheiten kann Ihnen die folgende Tabelle dienen.

20 Tropfen	=	1 ml ätherisches Öl
5 ml	=	1 Teelöffel
10 ml	=	1 Dessertlöffel
15 ml	=	1 Esslöffel

Für eine 2½prozentige Lösung:	ml	%
ätherisches Öl	1¼ (25 Tropfen)	2½
Trägeröl	48¾	97½
	50-ml-Fläschchen	100%

das heisst 10 Tropfen in 20 ml Trägeröl, 25 Tropfen in 50 ml, 50 Tropfen in 100 ml usw.

Leere Fläschchen können Sie in der Apotheke oder in Laborbedarfsfirmen kaufen, und sobald Trägeröl und ätherisches Öl gemischt sind, wird die Mischung etwa zwei bis drei Monate halten. Vergessen Sie nicht, das Fläschchen mit einem Etikett zu versehen, auf das Sie Datum und Inhalt notiert haben. Alle Ölreste können Sie im Bad verwenden und damit jede Behandlung «krönen».

Kompressen

Die Kompresse kann kalt oder warm sein, je nach Art der erforderlichen Behandlung. Nehmen Sie ein Stück saugfähiges Material, zum Beispiel ein Baumwolltaschentuch, ein Stück sterilisiertes Flanell oder Verbandwatte. Fügen Sie dem nach dem Kochen abgekühlten Wasser oder Kamillen/Pfefferminz-Tee das jeweilige Öl oder die Ölmischung in der genauen Menge hinzu und verteilen Sie das Öl über der Wasseroberfläche (da es sich mit Wasser nicht leicht mischen lässt). Nehmen Sie dann das Tuch und saugen Sie damit das Öl von der Wasseroberfläche auf. Legen Sie es an der betreffenden Stelle auf und lassen Sie die Kompresse mindestens zehn Minuten liegen. Bei Magen- oder Rückenschmerzen, die nach einer warmen Kompresse verlangen, wird eine Wärmflasche auf die Kompresse gelegt, die zusätzliche Linderung verschaffen soll. Für eine kalte Kompresse nehmen Sie eine medizinische Kühlpackung, zerstossenes Eis, oder, wenn es schnell gehen muss, einen Beutel gefrorenes Gemüse – am besten Erbsen, da sie sich der Körperoberfläche gut anpassen.

Lufterfrischer
Alle ätherischen Öle wirken mehr oder weniger antibakteriell. Zur Lufterfrischung nehmen Sie Ihr Lieblingsaroma und geben Sie einige Tropfen davon auf die Heizung, auf den Teppich, vor dem Saugen in den Staubsaugerbeutel oder auf einen Glühbirnenring, der für die Verdampfung ätherischer Öle geeignet ist. Achten Sie darauf, nur farblose Öle zu verwenden, um Flecken auf Stoffen oder Oberflächen zu vermeiden. Zu der Wirkung gegen Bakterien in der Luft kommt noch der aufbauende, erfrischende Einfluss für den Menschen.

Inhalation
Geben Sie auf eine Schale mit heissem Wasser die jeweiligen Essenzen (je zwei bis drei Tropfen), hängen Sie sich ein Handtuch über den Kopf, das gross genug ist, auch die Schüssel zu bedecken, und beugen Sie den Kopf über diese und inhalieren Sie die Dämpfe. Halten Sie die Augen geschlossen, da die Dämpfe sehr stark sein können, und atmen Sie tief durch die Nase.

Sie können auch einen bis zwei Tropfen eines geeigneten Öls auf ein Taschentuch oder Kosmetiktuch geben und daran schnuppern. Das wirkt sofort und besonders unauffällig, wenn Sie Hilfe bei der Fahrprüfung, beim Examen, beim Zahnarzt, beim Einkaufen mit dem Baby oder im Leben allgemein brauchen!

Innere Anwendung
Obwohl ätherische Öle von der Nahrungsmittel-, der pharmazeutischen und der Kosmetikindustrie verwendet werden, sollten sie nicht eingenommen werden – es sei denn unter der genauen Anleitung und Aufsicht eines gründlich ausgebildeten Praktikers. Einige Öle sind sehr giftig, und obwohl sie im Handel nicht allgemein angeboten werden, kann man doch daran gelangen. Eine Liste der riskanten Öle finden Sie im folgenden Kapitel über Kontraindikationen, Giftigkeit und Dosierung.

Gurgeln
Geben Sie zwei bis drei Tropfen Teebaumöl auf ein Glas Wasser, mischen es gründlich und gurgeln Sie ausgiebig.

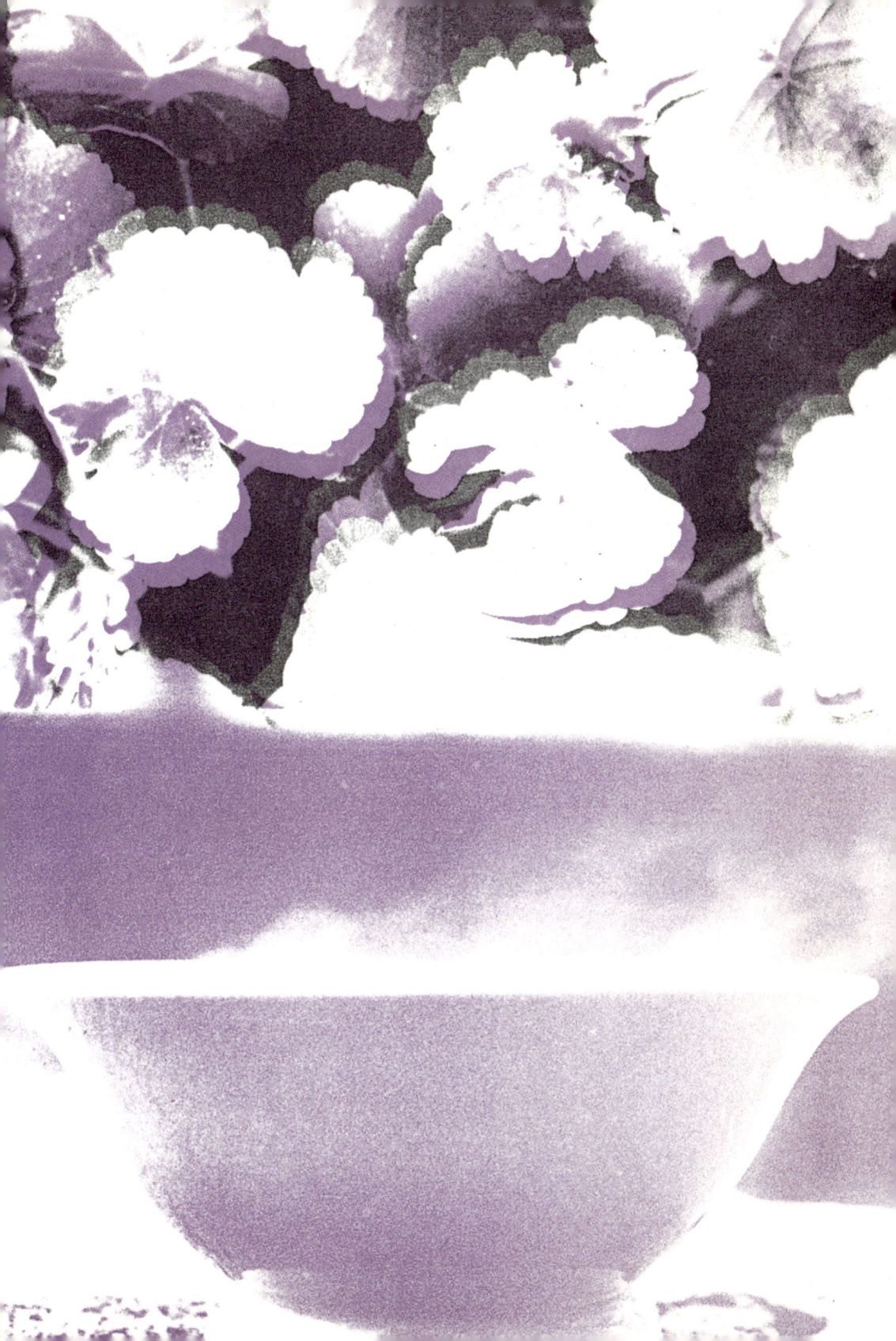

Scheidenspülung
Zur Behandlung von Vaginalerkrankungen konsultieren Sie Ihren Arzt.

Bad
Füllen Sie die Badewanne mit Wasser der erforderlichen Temperatur – ein zu heisses Bad kann schwächen! – und schliessen Sie Tür und Fenster des Badezimmers. Geben Sie die gewünschten Essenzen ins Badewasser und achten Sie darauf, die Öle gründlich unterzumischen – auch um zu gewährleisten, dass kein konzentriertes Öl mit empfindlicher Haut in Berührung kommt, wenn Sie sich in das duftende Wasser setzen...

Verwöhnen Sie sich ruhig. Nehmen Sie den Telefonhörer ab und schalten Sie das Licht aus, zünden Sie eine Kerze an und entspannen Sie sich zu Ihrer Lieblingsmusik. «Saugen» Sie die heilsamen Eigenschaften der Öle in sich auf wie ein Schwamm, so lange Sie mögen – in der Regel mindestens zehn Minuten lang –, und atmen Sie dabei tief. Lassen Sie Ihre Haut umschmeicheln. Sie können beliebig viele Öle verwenden, doch im allgemeinen sollte die Mischung nicht mehr als vier Essenzen umfassen; geben Sie insgesamt höchstens zehn Tropfen auf ein Vollbad.

Verdampfer/Duftlampen
Eine Vielzahl verschiedener Verdampfer ist heute im Handel erhältlich, die alle speziell für die Verwendung mit ätherischen Ölen hergestellt wurden. Die Öle werden erhitzt, und die Dämpfe werden in die Atmosphäre freigesetzt. Ätherische Öle sind entzündlich, die in Verdampfern verarbeiteten Materialien sollten deshalb unbrennbar sein. Duftlampen werden gewöhnlich aus Ton, Metall oder Glas angefertigt, und die Öle werden elektrisch oder von einer Kerzenflamme erhitzt. Wenn Sie einen Glühbirnenring verwenden, geben Sie acht, dass kein Öl auf die Lampe tropft, da es auf die Befestigung gelangen oder sich entzünden kann.

Sie können Ihren Verdampfer auch improvisieren: Geben Sie sechs bis zehn Tropfen des Öls Ihrer Wahl auf eine grosse Schale mit sehr heissem Wasser. Im Zimmer eines Kleinkindes oder Babys sollten Sie dafür sorgen, dass Ihr Sprössling keinesfalls an die Schale gelangen kann, und folgen Sie den Richtlinien bezüglich der Höchstmenge verwendeten Öls.

Salben/Cremes

Cremes können Sie herstellen, indem Sie ätherische Öle zu Vaseline, Kokosnussöl, Bienenwachs und Pflanzenölen oder wasserhaltigen Cremes hinzugeben, die alle bei einem guten Drogisten erhältlich sind.

Für 30 ml benötigen Sie:
7 g rohes Bienenwachs (etwas weniger als 7 ml)
23 ml Pflanzenöl
20–21 Tropfen ätherisches Öl

Geben Sie das geraspelte Bienenwachs und das Öl in eine feuerfeste Schale im Wasserbad über leichter Hitze. Rühren Sie, bis das Wachs geschmolzen ist; die maximale Temperatur sollte 40–45 °C sein. Stellen Sie die Schale nun zum Abkühlen in ein kaltes Wasserbad. Während das Wachs/Öl-Gemisch sich zu verdicken und zu verfestigen beginnt, fügen Sie die ätherischen Öle hinzu, rühren sie gut und giessen Sie alles in Behälter um. So erhalten sie eine etwas festere Creme, die sich verflüssigt, wenn sie mit der Wärme der Haut in Berührung kommt. Lavendel, Bergamotte und Teebaum zu gleichen Anteilen ergeben eine gute, antiseptische Creme.

Nach der gleichen Methode können Sie auch verfahren, ohne Bienenwachs zu verwenden. Erhitzen Sie die Öle behutsam und rühren Sie sie zusammen, bis sie gut gemischt sind. Falls erforderlich, fügen Sie Rosen- oder Orangenblüten-Wasser hinzu (die Hälfte der Menge des Pflanzenöls). Geben Sie das Wasser sehr langsam und in winzigen Mengen bei, während Sie kräftig rühren oder schlagen. Sie können dazu ein Mischgefäss auf einer sehr niedrigen Einstellung verwenden. Rühren Sie das Öl ein, wenn die Creme gut gebunden und abgekühlt ist.

Sowohl Vaseline als auch wasserhaltige Cremes sind mild und empfehlen sich auch wegen der Einfachheit der Zubereitung. Geben Sie das Öl zu einer 3prozentigen Lösung in die Creme (wenn nicht anders angegeben); haben Sie Vaseline in einer Tube erworben, kommt ein Tropfen Öl auf etwa 2,5 cm Creme. Mischen Sie die Zutaten in der Handfläche und tragen Sie die Salbe auf. Vergessen Sie nicht, Ihre Cremes mit einem Etikett zu versehen, auf das Sie Datum und Inhalt notiert haben.

Kapitel 5

Kontraindikationen, Giftigkeit, Dosierung

Die angegebenen Arzneien sind für den Hausgebrauch und basieren auf der Verwendung der gebräuchlichsten ätherischen Öle. In allen Fällen, die Spezialkenntnisse voraussetzen, sollten Sie den professionellen Rat eines vollausgebildeten Aromatherapeuten suchen; wenn Sie unsicher sind, ob Ihren Symptomen nicht ein ernsteres Leiden zugrunde liegt, so ziehen Sie einen medizinischen Praktiker zu Rate.

Behandeln Sie keinen Menschen mit Krebs, Herzerkrankungen oder irgendeinem anderen möglicherweise tödlichen Leiden, es sei denn unter der strikten Anweisung eines umfassend qualifizierten und zugelassenen Aromatherapeuten, der mit dem Arzt des Patienten uneingeschränkt zusammenarbeitet.

Gebrauchen Sie ätherische Öle niemals unverdünnt auf der Haut – ausser Lavendel und Teebaum, und selbst diese Öle nur, wenn es spezifisch angegeben ist.

Führen Sie die Aromatherapie oder Massage niemals im Bereich der Augen durch und keinesfalls, wenn der Patient eine Migräne hat.

Massieren Sie niemals direkt über einer erkrankten Hautpartie, über entzündeten Stichen, Krampfadern, frischen Knochenbrüchen oder Narbengewebe, blauen Flecken, akuten Entzündungen oder wenn der Patient eine fiebrig erhöhte Körpertemperatur hat.

Die therapeutischen Vorzüge einer Aromatherapie-Behandlung sind unbestritten, gleichwohl können die Reaktionen auf die Behandlung sehr unterschiedlich ausfallen. Um ein störendes Ungleichgewicht zu korrigieren, muss eine Veränderung stattfinden, die die Harmonie innerhalb des Organismus neu stabilisiert. Manchmal wird der Patient erst eine Verschlechterung empfinden. Wenn dann die therapeutischen Massnahmen aber verstärkt oder geändert werden, um das Gleichgewicht zu finden, wird er allmählich eine Besserung feststellen. Andere Patienten spüren bereits nach oder sogar schon während der ersten Behandlung eine positive Veränderung, wieder andere erleben Schwankungen ihres Zustandes. Wenn eine kontinuierliche Besserung anfängt abzuflauen, muss die Ölmischung gewechselt werden, um der Veränderung des Zustands gerecht zu werden.

Dosierung

Wenn nicht für bestimmte Fälle im Teil Symptome von A bis Z dieses Buches anderes angegeben ist, folgen Sie den unten angeführten Richtlinien. Wird mehr oder weniger als die durchschnittliche Menge ätherischen Öls empfohlen, so nehmen Sie eine Glaspipette – erhältlich in jeder Apotheke –, mit der Sie etwa ein Viertel eines Tropfens aus einem gewöhnlichen Fläschchen ätherischen Öls nehmen können. Vermeiden Sie, die gleiche Pipette für unterschiedliche Öle zu verwenden. Wenn eine andere Tropfenzahl für eine Ölmischung in Klammern angegeben ist, gilt sie für eine alternative Anwendungsmethode.

Neugeborene: Vermeiden Sie die Behandlung Neugeborener mit ätherischem Öl. Warten Sie, bis Ihr Säugling mindestens eine Woche alt ist. Auch dann dürfen Sie ihm nur Lavendel oder Römische Kamille (höchstens 1 Tropfen von jedem Öl) geben, die auf höchstens ein Viertel der sonst angegebenen Standardmenge verdünnt sein müssen.

Kinder von 3 bis 18 Monaten: Nehmen Sie ein Viertel der angegebenen Standardmengen.

Kinder von 18 Monaten bis 7 Jahren: Nehmen Sie die Hälfte der angegebenen Mengen.

Kinder von 7 bis 14 Jahren: Nehmen Sie die halbe bis ganze Dosis der für eine 2prozentige Lösung angegebenen Mengen (d. h. höchstens 15 Tropfen in 30 ml, 25 Tropfen in 50 ml usw.).

Liste der giftigen ätherischen Öle

Folgende Öle sollten nicht verwendet werden:

Alant	Kostus
Anis	Kümmel
Beifuss	Lorbeer (Pimenta racemosa)
Birkenöl	Ocotea cymbarum
Bittermandel (Blausäure)	Oregano (Wilder Majoran)
Bohnenkraut	Pumilio-Kiefer
Boldoblätter	Sadebaum
Estragon	Salbei
Fenchel	Sassafras
Flohkraut	Senf
Gänsefingerkraut	Stabwurz
Gartenraute	Thuja
Gewürznelken-Blatt	Thymian
Gewürznelken-Knospe	Wermut
Gewürznelken-Stiel	Wintergrün
Heiligenkraut	Wurmsamen
Kalmus	Ysop
Kassia	Zimtrinde

Wenn nicht ausdrücklich anders angegeben, verwenden Sie folgende Öle keinesfalls während der Schwangerschaft – es sei denn unter der genauen Anleitung eines gut qualifizierten professionellen Aromatherapeuten.

Basilikum	Rosmarin
Petersilie	Majoran
Fenchel	Wacholder
Pfefferminze	Muskatellersalbei
Jasmin	Zeder
Rose	Myrrhe
Lemongrass	Zypresse

Meiden Sie Kamille, Lavendel, Geranie und Melisse in den ersten drei Schwangerschaftsmonaten, wenn nicht ausdrücklich anders angegeben.

Ein qualifizierter Aromatherapeut kennt die Kontraindikationen der Massage und des Einsatzes bestimmter ätherischer Öle in bestimmten Situationen; gleichwohl sind eine eventuelle Sensibilisierung der Haut sowie eine mögliche allergische Reaktion nicht ganz auszuschliessen. Wenn auch nur der geringste Zweifel oder Verdacht auf eine mögliche allergische Reaktion besteht, machen Sie 24 Stunden vor der Behandlung eine Läppchenprobe, um eine eventuelle allergische Empfindlichkeit und Reaktion zu testen. Glücklicherweise sind ungünstige Reaktionen auf unverfälschte ätherische Öle selten, doch nicht alle Öle sind «rein». Wenn es zu einer Reaktion kommt, war das Öl meist schon vermischt, zum Beispiel mit Weizenkeimöl oder mit einem synthetischen Zusatz, oder es bestand eine Allergie auf bestimmte parfümierte Toilettenartikel. Kaufen Sie Ihre Öle immer von einem guten Lieferanten.

Kapitel 6

Schwangerschaft

Das «Kinderkriegen» wird Ihr Sprechen und dasjenige Ihres Partners verändern. Sie werden neue Wörter und Begriffe verwenden, wenn Sie versuchen, Ihre Emotionen zu verstehen und zu erklären, wie Sie sich wirklich fühlen, und Sie werden mit der medizinischen Fachsprache konfrontiert werden und neue Begriffe kennenlernen. Wenn Sie je unsicher sind oder sich durch Gehörtes oder Gelesenes verwirrt fühlen, dann bitten Sie Ihren Arzt oder Ihre Hebamme um Erklärung. Im Teil Symptome von A bis Z werden Sie einige der gebräuchlicheren Begriffe erklärt finden.

Was die Zeugung Ihres Babys betrifft, so wissen Sie und Ihr Partner möglicherweise genau, wann sie geschah, und vielleicht fühlen Sie sich von jenem Augenblick an sogar etwas «anders» als vorher. Jene ersten Empfindungen tief in Ihnen sind etwas ganz Einzigartiges und Besonderes. In den Wochen, die darauf folgen, wird sich Ihr Bewusstsein weiten, während Ihr Körper sich verändert, um den Bedürfnissen des kleinen Lebens gerecht zu werden, das in Ihnen nun wächst. Im Laufe der Schwangerschaft wird sich Ihr Körper rascher verändern als jemals sonst in Ihrem Leben. Manche empfinden es als Schock und fühlen sich schrecklich und fett, andere sind fasziniert von den Veränderungen, sie fühlen sich meist herrlich und schön. Welcher Art auch immer Ihre Empfindungen sind, seien Sie ehrlich mit sich selbst, wenn Sie sich elend fühlen – und viele Frauen fühlen sich besonders während der ersten drei Monate in der Tat äusserst miserabel, da sie die gewaltigen hormonellen Veränderungen bewältigen müssen, die nun stattfinden. Nehmen Sie es leicht, es ist eine Zeit des Lernens und des Wachsens!

Wenn Ihre Perioden von durchschnittlicher Länge waren, dann sind Sie von der Zeugung an gerechnet bereits zwei bis drei Wochen schwanger, wenn dann Ihre erste Periode ausbleibt. In medizinischen Begriffen wird der Beginn Ihrer Schwangerschaft auf den ersten Tag Ihrer letzten Periode datiert; deshalb erfahren Sie die Tatsache, dass Sie ein Baby erwarten, vielleicht erst, wenn Sie «offiziell» bereits fünf bis sechs Wochen schwanger sind.

Eine durchschnittliche Schwangerschaft dauert vierzig Wochen und wird in drei sogenannte Trimester (d. h. 3-Monats-Zeiträume) unterteilt. Die Freuden und Sorgen der Schwangerschaft, verbunden mit den emotionellen und körperlichen Veränderungen, erleben viele Frauen zu Beginn eines Trimesters besonders intensiv. Doch jede Frau ist anders, und jede Schwangerschaft ist anders. Vielen erscheinen vierzig Wochen als eine sehr lange Zeit, bei anderen gehen sie nur allzu rasch vorüber. Doch diese Zeit ist notwendig, um die Beziehung zwischen Mutter und Baby aufzubauen – und vierzig Wochen ist nicht viel Zeit, um sich auf die Tatsache vorzubereiten und einzustellen, dass Sie den Rest des Lebens Mutter sein werden. Wenn es nach der Geburt dann schliesslich soweit ist, dass Sie einander von Angesicht zu Angesicht sehen können, haben sich die Strapazen mehr als gelohnt! Die Wirklichkeit Ihrer bevorstehenden Elternrolle wird für Sie während der Schwangerschaft immer klarer, wie auch die Präsenz Ihres Kindes, das in Ihnen wächst, immer deutlicher wird. Von der Vereinigung von Samen- und Eizelle an haben Sie und Ihr Baby eine lebenslange Beziehung. Ob Sie sich glücklich, aufgeregt und «erblühend» fühlen oder vom ersten Augenblick an schlecht, werden diese Wochen erfüllt sein von allen wunderbaren Ereignissen, die mit Ihnen geschehen und Ihnen Zeit geben, Ihr Baby und sich selbst kennenzulernen. Neben den körperlichen und emotionellen Veränderungen, die Sie erleben müssen, hat auch Ihr Baby Zeit, sich zu verändern und zu verwandeln von einer einzelnen Zelle in einen höchst komplexen Organismus aus Millionen von Zellen.

Wenn Sie zum erstenmal ahnen, dass Sie möglicherweise schwanger sind und eine ausbleibende Periode diese Ahnung unterstützt, dann ist ein Schwangerschaftstest zu empfehlen, damit Sie ganz sicher sein können. Je früher Sie wissen, dass ein Baby in Ihnen wächst, desto eher können Sie bewusst alle Risiken vermeiden, nicht nur für Sie, sondern auch für Ihr ungeborenes Kind. Die Risiken und Gefahren für das Baby sind am grössten während des ersten Trimesters, wenn die Organe des Babys gebildet werden. Viele Medikamente können über die Plazenta zu Ihrem Baby gelangen und möglicherweise Anomalien beim Fötus bewirken. Selbst Medikamente, die gegen gewöhnliche Beschwerden wie Kopfschmerzen, Übelkeit oder Schlaflosigkeit ohne Bedenken eingenommen werden, können besonders zu Beginn der Schwangerschaft schädlich sein. Je früher Sie von Ihrer Schwangerschaft wissen, desto früher können Sie beginnen, die Aromatherapie einzusetzen.

Die verschiedenen Hormone, die von den endokrinen Drüsen (dazu gehören bei Frauen die Eierstöcke und die Plazenta) produziert werden, sind für die vielen Veränderungen verantwortlich, die eine Frau im Laufe ihres Lebens erlebt. Auch für die zunehmenden körperlichen und emotionellen Veränderungen, die während der Schwangerschaft und Entbindung eintreten, sind diese Hormone verantwortlich – besonders Östrogen und Progesteron, deren Gehalt im Blut während der Schwangerschaft dramatisch ansteigt und die bei der Anpassung des Körpers an die zahllosen Bedürfnisse von Schwangerschaft und Entbindung eine wichtige Rolle spielen. Prolaktin ist wichtig für den Eisprung und die Milchbildung; Relaxin wird in der Plazenta produziert, damit die Gewebe und Bänder im Körper für die Entbindung weicher und dehnbarer werden. Adrenalin, Noradrenalin und Endorphine sind ebenfalls Teil des autonomen Nervensystems und haben einen wichtigen Einfluss auf Stimmung und Emotionen – und Schmerzen! Das optimale hormonelle Gleichgewicht ist das Ziel, damit Gesundheit und Wohlbefinden erhalten bleiben und ernste emotionelle Schwankungen vermieden werden. Bestimmte ätherische Öle haben einen Einfluss auf diese hormonell bedingten Stimmungsschwankungen, und Öle wie Muskatellersalbei und Geranie (siehe Kontraindikationen) können zudem die Ausschüttung gewisser Hormone anregen oder normalisieren. Die Öle sind fein und subtil und können doch einen tiefgreifenden Einfluss auf Körper und Psyche ausüben.

Durchschnittlich einmal im Monat wird ein reifes Ei oder Ovum von Hormonen stimuliert, die vom vorderen Teil der Hypophyse produziert werden. Es verlässt einen der beiden Eierstöcke und wandert durch die Eileiter zur Gebärmutter hinab. Die Eierstöcke schütten die Hormone Östrogen und Progesteron aus, die darüber hinaus in kleinen Mengen auch von der Nebennierenrinde und der Plazenta produziert werden (bei Männern von den Hoden). Progesteron bereitet Brust und Gebärmutter auf die Schwangerschaft vor und befindet sich nur nach dem Eisprung in der Blutbahn. Östrogen wird während des ganzen Menstruationszyklus ausgeschüttet und bestimmt die sexuelle Entwicklung der Frau. Sowohl natürliches als auch synthetisches Östrogen wird eingesetzt zur Behandlung von Wechseljahrbeschwerden, zur Verhinderung der Milchbildung und zur oralen Empfängnisverhütung («Pille»). Sowohl Östrogen als auch Progesteron sind verantwortlich für den Aufbau der Gebärmutterauskleidung für die Schwangerschaft. Diese Auskleidung wird dicker und mit Blutgefässen gefüllt und so darauf vorbereitet, den Embryo zu empfangen und zu ernähren, falls eine Befruchtung stattfindet. Auch nach Beginn der Schwangerschaft wird Progesteron ausgeschüttet, da es die weitere Freigabe von Eiern aus den Ovarien verhindert.

Falls es nicht zur Befruchtung kommt, hört die Ausschüttung von Östrogen und Progesteron allmählich auf, die verdickte Auskleidung des Uterus wird abgestossen, und die Menstruation tritt ein; dies alles geschieht unter der Kontrolle von Hormonen und dem Hypothalamus. Die Mengen dieser Hormone im Blut, die zuvor mehrere hundertmal grösser waren als bei einer nichtschwangeren Frau, fallen innerhalb von Minuten nach der Entbindung drastisch und sind am zweiten oder dritten Tag sehr niedrig, was dem Körper hilft, so rasch wie möglich in seinen ursprünglichen Zustand zurückzukehren. Zu diesem Zeitpunkt treten gewöhnlich die «Wochenbettdepressionen» auf, und nun ist der Einsatz all jener nützlichen Öle angezeigt, die während der Schwangerschaft gemieden werden mussten.

Die meisten der typischen Schwangerschaftsprobleme sind nicht ernst und können mit natürlichen Mitteln beträchtlich gelindert werden; wenden Sie sich hierzu an den betreffenden Eintrag im Teil Symptome von A bis Z dieses Buches. Wenn Sie sich jedoch unsicher fühlen, dann holen Sie sofort professionellen Rat ein. Versuchen Sie während der Schwangerschaft jeden Untersuchungstermin wahrzunehmen, so dass alle Fragen geklärt und regelmässige Untersuchungen bei Ihnen und Ihrem Baby durchgeführt werden können. Wenden Sie sich bei folgenden Symptomen unverzüglich an Ihren Arzt oder Ihre Hebamme: sehr starke Kopfschmerzen, Schwindel oder Erbrechen, plötzliche oder auffällige Schwellung an Füssen, Knöcheln, Fingern oder Gesicht, erhöhter weisser oder farbloser Ausfluss, jegliche vaginale Blutung, Bauchkrämpfe, jeder Sturz oder Unfall.

Erstes Trimester

1. bis 4. Woche: In den meisten Fällen tritt der Eisprung ungefähr vierzehn Tage vor der Menstruation ein; dies gilt unabhängig von der Länge Ihres Zyklus. Jedes Ei hat nach Verlassen des Eierstocks eine Lebensdauer von rund 24 Stunden. Damit es zu einer Befruchtung kommt, muss der Geschlechtsverkehr deshalb innerhalb dieser 24 Stunden stattfinden. Beim Samenerguss werden etwa drei bis vier Millionen Samenzellen in die Scheide ausgestossen. Jede hat einen Kopf, der das Erbmaterial trägt, und einen langen Schwanz, der es ihr ermöglicht, sich in der flüssigen Umgebung fortzubewegen. Der Schleim im Gebärmutterhals ist zu dieser Zeit dünnflüssiger, was der Samenzelle die Reise erleichtert. Die meisten Samenzellen laufen wieder aus, aber manche schwimmen durch den Gebärmutterhals in die Gebärmutter empor und weiter in den Eileiter; sie werden angezogen von der Eizelle und heften sich an deren Oberfläche. Nur eine Samenzelle wird in das Ei eindringen – ausser im Falle einer Mehrlingsschwangerschaft –, und die Befruchtung findet statt, wenn das Erbmaterial der beiden Zellen sich vermischt. Dann verliert das Ei seine Anziehungskraft und die anderen Samenzellen ihr Ziel. In diesem entscheidenden Augenblick ist die erste Zelle Ihres Babys entstanden.

Das befruchtete Ei bewegt sich dann durch den Eileiter – dabei vermehrt es sich durch Zellteilung rasch von einer einzigen Zelle zu einem kleinen Zellhäufchen –, bis es schliesslich nach etwa vier Tagen die Gebärmutter erreicht. Dieses Zellhäufchen ähnelt von seiner Struktur her inzwischen fast einer Brombeere; es besteht aus zwei Schichten, aus deren äusserer sich die Plazenta bildet, während die innere zum Baby heranwächst.

Das Geschlecht Ihres Kindes wird von zwei der sechsundvierzig Chromosomen bestimmt – dreiundzwanzig von der Mutter und dreiundzwanzig vom Vater. Wenn sich diese sechsundvierzig Chromosomen vereinigt haben, sind alle Charakteristika Ihres Babys für sein ganzes Leben festgelegt. Manche Geburtsfehler oder Anomalien, die erst später im Leben auftauchen, beruhen auf Chromosomenanomalien. Ein Beispiel hierfür ist der Mongolismus (Down-Syndrom). Manche Diagnosen können durch Zelluntersuchungen (Amniozentese) gestellt werden, entweder schon vor der Schwangerschaft oder in einem frühen Stadium derselben (siehe 15. bis 19.

Woche). Paare, in deren Familien Erbkrankheiten aufgetreten sind, können sich ärztlich beraten lassen. Viele Geburtsanomalien sind jedoch durch Virusinfektionen und Drogeneinnahme der Mutter im Frühstadium der Schwangerschaft verursacht. Vor der zwölften Woche ist die Plazenta, die als Schranke zum Schutz des wachsenden Babys dient, noch nicht voll ausgebildet.

Etwa eine Woche nach der Empfängnis (dritte Woche nach der letzten Periode) findet die Einnistung in den Uterus statt, und kleine Zellärmchen der befruchteten Eizelle durchdringen die Uterusblutgefässe, um Ihre Blutbahnen zu erreichen, aus denen sie sich ernähren. Ihr mütterliches Blut bringt alle lebenswichtigen Nährstoffe für Ihr Baby zur Plazenta, die dem Kinde bis zur Geburt helfen wird zu überleben.

Am Ende des ersten Monats und am Ende dieser wundersamen Reise hat sich das Zellhäufchen nun in die Uteruswand eingenistet und beginnt sein Leben als kleiner Embryo. Jetzt fühlen Sie sich möglicherweise anders, vielleicht sind Ihre Brüste empfindlich geworden, Sie haben Abneigungen gegen bestimmte Speisen, Sie spüren Übelkeit und zeigen emotionelle Überreaktionen. Sehr wahrscheinlich fühlen Sie sich ohne ersichtlichen Grund besonders müde und haben vielleicht bereits den Verdacht, schwanger zu sein.

5. bis 8. Woche: Bei Beginn des zweiten Monats zeigt ein Schwangerschaftstest die Anwesenheit des Hormons HCG (Choriongonadotropin) in Ihrem Urin und Blut an. Dieses Hormon wird in der Plazenta produziert. Plazentahormone beginnen jetzt auch Ihr Verdauungssystem zu beeinflussen, was zu Übelkeit und Verstopfung führen kann (siehe die entsprechenden Einträge im Teil Symptome von A bis Z). Eine Verminderung des Appetits kann zu einem Mangel an Energie und zunehmender Übelkeit führen. Versuchen Sie deshalb, gut zu essen und auf regelmässigen Stuhlgang zu achten.

Ihr Baby besitzt in dieser Phase bereits die Anfänge von Nervensystem, Wirbelsäule und Gehirn; das Herz beginnt zu schlagen, und rudimentäre Augen, Ohren, Mund und Gliedmassenknospen erscheinen. Bis zum Ende des zweiten Monats ist es noch nicht grösser als 2–3 Zentimeter, aber seine Knochen beginnen sich zu festigen, und alle seine wichtigen Organe sind an Ort und Stelle, wenn auch noch nicht ganz ausgebildet.

9. bis 14. Woche: Während dieser Wochen, wenn nicht schon früher, werden Sie feststellen, dass Kleidungsstücke allmählich etwas enger scheinen, und Ihre Taille wird vermutlich immer weniger deutlich sein. Jetzt können Brust und Brustwarzen extrem empfindlich werden. Haar und Nägel wachsen rascher als gewöhnlich; Haar und Haut werden oft besser, in manchen Fällen jedoch schlechter. Das wird sich legen, sobald Ihr Hormonspiegel sich eingependelt hat, inzwischen aber sollten Sie darauf achten, gut zu essen und sich viel frische Luft und Ruhe zu gönnen. Denken Sie daran, auch Ihre Zähne nachsehen zu lassen, denn während der Schwangerschaft wird das Zahnfleisch oft schwammiger und neigt mehr zu Infektionen. Vereinbaren Sie einen Termin beim Zahnarzt.

In der 10. Woche ist die Embryo-Phase vorbei, und die menschlichen Züge Ihres Babys sind nun deutlich; die Nieren beginnen sogar schon, Harn zu produzieren. Mit 12 Wochen ist Ihr Baby von Kopf bis Fuss etwa 5½ Zentimeter lang und wiegt weniger als 20 Gramm. Während der 11. bis 14. Woche und der weiteren Ausbildung des Nervensystems werden die Bewegungen aktiver und koordinierter, Schluck- und Atemreflex sind nun vorhanden, und die Bewegungen von Lippen und Kopfdrehung sind Teil des Saugreflexes. Die Plazenta bedeckt jetzt einen Teil des Uterus, der nun aus der Beckenhöhle hervorgetreten und über dem Schambein zu fühlen ist. Ihre anfängliche Übelkeit und das Schwangerschaftserbrechen sollten nun allmählich nachlassen.

Zweites Trimester

15. bis 18. Woche: Obwohl manche Nahrungsmittelgelüste möglicherweise noch bestehen, fühlen Sie sich jetzt wahrscheinlich viel wohler. Das zweite Trimester und die mittlere Phase der Schwangerschaft ist am erfreulichsten. Sie haben sich nun daran gewöhnt, schwanger zu sein, und viel von der früheren Müdigkeit ist verschwunden. Sie fühlen sich vielleicht sogar kreativ und energiegeladen! Wenn Sie Urlaub machen wollen, ist nun die Zeit dazu geeignet; Sie fühlen sich sicher in Ihrer Schwangerschaft, aber noch nicht so unbeweglich, dass es unangenehm oder lästig wäre.

Ihr Baby wächst nun sehr rasch. Sein Herz schlägt kräftig, und der Atemreflex arbeitet zuverlässig, während es Fruchtwasser ein- und ausatmet. Es übt auch Verdauungs- und Ausscheidungsfunktionen durch Schlucken der Flüssigkeit, die es über die Blase wieder abgibt. Es hat jetzt winzige Fingernägel, und die Bewegungen sind besser koordiniert; es kann an seinem kleinen Daumen lutschen und seinen Gesichtsausdruck verändern. Mit 16 Wochen ist das Baby etwa 10 Zentimeter lang und wiegt ungefähr 120 Gramm.

Während des zweiten Trimesters wird vielleicht eine Ultraschall-Untersuchung durchgeführt. Eine Fruchtwasseruntersuchung (Amniozentese) kann nur während des zweiten Trimesters gemacht werden, in der 16. bis 18. Schwangerschaftswoche. Sie wird vorgenommen, um mögliche Anomalien des Fetus festzustellen, falls ein solches Risiko besteht. Durch eine Kanüle wird eine Probe Amnionflüssigkeit aufgezogen und untersucht, die Ergebnisse können nach etwa vier Wochen ausgewertet werden. Dies kann eine äusserst belastende Zeit sein, die Sie sich mit ätherischen Ölen erleichtern können.

Beginnen Sie nun auch, leichte Übungen zu machen, besonders Beckenbodenübungen.

19. bis 22. Woche: In dieser Zeit, eventuell bereits früher, spüren Sie die ersten deutlichen Bewegungen Ihres Babys – normalerweise gerade dann, wenn Sie still und entspannt sind und schlafen gehen wollen! Das Gehör Ihres Kleinen ist nun gut ausgebildet, und jede laute Musik kann es zum Anlass nehmen, in Ihrem Leib zu hüpfen. Es könnte jetzt lernen, Gefallen an Musik zu finden; vergessen Sie keinesfalls, zu ihm zu sprechen. Babys Haut ist jetzt bedeckt von Lanugo, einem feinen, daunenweichen Flaumhaar, und mit Käseschmiere, einer weissen, kremigen Substanz, die die Haut des Babys in der wässrigen Umgebung in der Gebärmutter schützt. Manchmal ist beides bei der Geburt noch vorhanden, verschwindet dann aber bald. In der 20. Woche misst das Baby bereits rund 15 Zentimeter und wiegt rund 300 Gramm.

Gegen Ende dieses Monats kann Ihr höheres Gewicht zu Beschwerden wie Rückenschmerzen, Krämpfen oder Krampfadern führen, achten Sie deshalb gut auf eine richtige Haltung, und ruhen Sie sich aus, soviel Sie können; die Füsse sollten dabei am besten höher liegen als Ihr Herz.

23. bis 26. Woche: Ihr Baby hat nun seinen eigenen Schlafrhythmus entwikkelt, und seine Reflexbewegungen zeigt es deutlich; möglicherweise spüren Sie sogar seinen Schluckauf. Ein nach der 26. Woche geborenes Baby hat gute Überlebenschancen, auch wenn es nicht reif genug sein wird, um ohne Hilfe zu überleben. In der 24. Woche misst das Baby rund 20 Zentimeter und wiegt 640 Gramm. Der zunehmende Druck Ihrer vergrösserten Gebärmutter auf die Blase macht häufigeres Wasserlassen notwendig, und das erhöhte Körpergewicht wird Ihren Nachtschlaf mehr und mehr stören.

Drittes Trimester

27. bis 40. Woche: Im Laufe des siebten Monats öffnen sich die Membranen, die die Augen Ihres Babys bedeckten. Die Färbung ihrer Augen ist erst einige Monate nach der Geburt ganz vollendet, bis dahin sind die Augen fast aller Babys blau.

Ab der 28. Woche kann das Baby ausserhalb des schützenden Mutterleibes am Leben bleiben. Es misst nun rund 23 Zentimeter und wiegt etwa 1 Kilogramm. Obwohl es noch nicht ganz entwickelt ist, hat es mit Hilfe der modernen Versorgungsmöglichkeiten eine gute Überlebenschance. In der 32. Woche misst das Baby ungefähr 26,5 Zentimeter und wiegt nun rund 1,7 kg. Im achten Monat bereiten sich die endokrinen Systeme sowohl in Ihrem Organismus als auch bei Ihrem Baby auf die körperlichen und emotionellen Anstrengungen der Geburt vor. Ihr Baby wird auf Ihre Stimmungen und Emotionen ansprechen durch Vermittlung Ihrer Hormone, die über die Plazenta zu ihr gelangen. Der Druck des Uterus, der nun die Bauchhöhle fast ganz ausfüllt, erschwert Ihnen allmählich die Atmung. Die Übungskontraktionen können schon recht kräftig sein, der Uterus verhärtet und entspannt sich merklich. Solcher Druck kann oft Sodbrennen, Rippenschmerzen und Unbehagen im Beckenbereich verursachen, bis der Kopf des Babys sich ins Becken schiebt und der Druck im Bauchraum damit nachlässt. Welche Seligkeit – Sie sind auf dem Weg! Die letzten Arzttermine in der Schwangerschaft finden nun wöchentlich statt, und in den vorgeburtlichen Übungsstunden in der Gruppe wird es nun recht ernst. Sie lernen nun bereits etwas über die Wehen und wie Sie atmen müssen, um sie zu unterstützen.

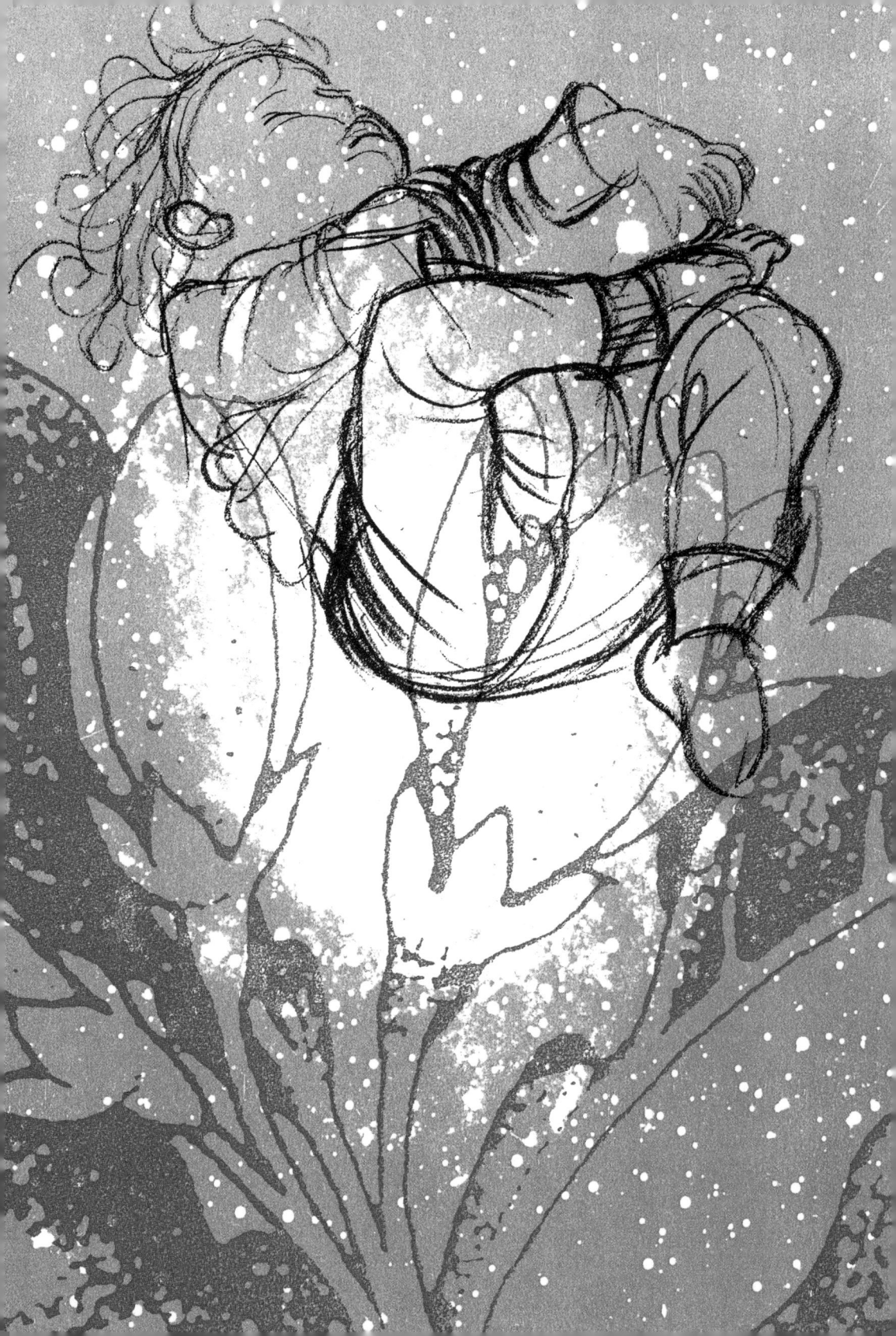

Im Laufe des 9. Monats wird das Bewusstsein des Babys mit zunehmender Organisation der Gehirnaktivität immer klarer. Die Plazenta wächst nicht mehr weiter, erfüllt aber weiterhin ihre Aufgabe. Das Baby könnte nun jederzeit geboren werden; seien Sie also bereit. Denken Sie daran, Ihre Öle (für Sie selbst und für Ihren Partner) fertig gemischt und etikettiert bereitzuhalten; der Koffer für die Klinik muss gepackt sein, und Babys Zimmer und Ausstattung vorbereitet. In der 40. Woche ist Ihr Baby etwa 37 cm lang und wiegt etwa 3¼ kg. (Alle Längen und Gewichte sind Durchschnittswerte; sie werden vom Scheitel bis zum Steiss gemessen, da dieses Mass von einem Ultraschallbild leichter abgenommen werden kann). Von Kopf bis Zehen hat das Baby mittlerweile rund 50 Zentimeter erreicht.

Inzwischen sind Ihre Bänder und Gelenke weicher geworden als Vorbereitung auf die Entbindung. Sie selbst fühlen sich nun vermutlich schon mehr «in Ihrer Mitte» und meditativ. Vielleicht empfinden Sie aber das Gegenteil, der «Brutpflegeinstinkt» nimmt überhand und veranlasst Sie, gründlicher und ausgiebiger aufzuräumen, zu putzen und zu arbeiten als in den vergangenen Monaten. Ich empfehle ersteres! Baby hat sich nun vermutlich beruhigt und bewegt sich viel weniger; Sie selbst sind wohl recht nervös, ungeduldig, aufgeregt oder erleichtert – die Schwangerschaft wurde schliesslich mit der Zeit zu einem vertrauten Zustand...

Gleichgültig, wie oft Sie in Gedanken die verschiedenen Phasen der Entbindung bereits durchgegangen sind, ist jede Wehe etwas höchst Eigenes. Was Sie auch entschieden haben – seien Sie flexibel, um Ihrer selbst, Ihres Partners und des Babys willen. Die Entbindung wird zwangsläufig zu einem völlig anderen Erlebnis als dem, was Sie geplant oder erhofft haben – manchmal besser, manchmal schlimmer. Vergessen Sie nicht, von den ätherischen Ölen Gebrauch zu machen. Sie können und werden enorm helfen, sowohl körperlich als auch emotionell.

Bei der Entbindung unterscheidet man drei Phasen. Ihre Wehen beginnen vielleicht, wenn der Schleimpfropf sich löst, der den Gebärmutterhals verschloss. Dies ist ein erstes Anzeichen der beginnenden Geburt, es kann mit leichten Blutspuren verbunden sein. Sie spüren vielleicht Kontraktionen (die Sie als Schmerzen im Unterleib oder unteren Rücken empfinden) oder das Zerreissen der Fruchtblase mit Abgang des Fruchtwassers (langsam und warm wie eine sanfte Spülung von innen). Rufen Sie Ihre Hebamme oder die Klinik an, wenn Sie unsicher sind; die Wehen können mit jedem dieser drei Zeichen beginnen.

Die erste Phase der Entbindung beginnt, wenn regelmässige Kontraktionen des Uterus einsetzen; sie gehen weiter, bis der bislang geschlossene oder leicht geöffnete Gebärmuttermund reift und sich immer weiter öffnet. Das Ende der ersten Phase ist erreicht, wenn Sie erfahren, dass Sie «ganz geweitet» sind – gewöhnlich etwa zehn Zentimeter und weit genug, dass der Kopf des Kindes hindurchpasst.

Die zweite Phase der Wehen ist gewöhnlich viel kürzer als die erste. Jetzt gilt es, so entspannt wie möglich zu bleiben. Nun verändert sich die Art der Kontraktionen, sie werden länger, kommen häufiger und wirken deutlich austreibend; so helfen sie dem Baby auf seinem Weg durch den Geburtskanal und in Ihre Arme.

In der dritten Phase ist Ihr Baby geboren, und Sie begegnen einander. Die Plazenta löst sich nun von der Uteruswand und wird unter weiteren Kontraktionen ausgestossen (die Sie normalerweise nicht wahrnehmen werden!). Jetzt sind Ihr Baby und Ihre Familie geboren.

Es gibt viele Gründe, Wehen künstlich einzuleiten, sei es im Interesse Ihrer Sicherheit oder der Ihres Babys. Was auch geschieht, vergessen Sie nicht, flexibel zu sein, da keine zwei Geburten völlig gleich sind. Es wäre ein Wunder, wenn die Wehen und die Geburt genau nach Plan verliefen!

Teil 2

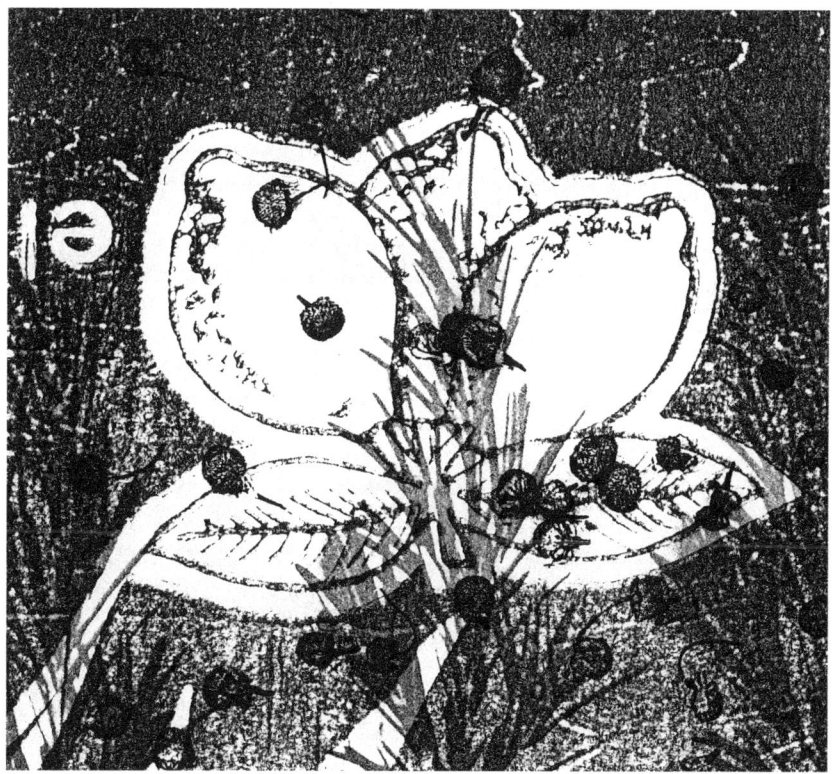

Der Geruch ist natürlich nicht nur biologisch der älteste, sondern auch der beziehungsreichste aller unserer Sinne. Er geht tiefer als bewusstes Denken oder organisiertes Erinnern und hat seinen eigenen Willen, dem die menschliche Vorstellungskraft zu gehorchen gezwungen ist.

Laurens van der Post

Kapitel 7

Ätherische Öle von A bis Z

Arnica (Arnica montana)
Das ätherische Öl der Arnica ist überaus giftig und sollte niemals verwendet werden. Das homöopathische Mittel Arnica hingegen ist von unschätzbarem Wert bei der Behandlung von blauen Flecken und Verstauchungen oder Prellungen – sei es zum inneren Gebrauch oder als Creme.

Basilikum (Ocimum basilicum)
Basilikumöl ist leicht giftig und sollte während der Schwangerschaft oder bei Kindern nicht verwendet werden. Es ist ein allgemein stimulierendes Öl und könnte eine empfindliche Haut reizen, wenn es in zu starker Dosierung verwendet wird. Es wird hier dennoch genannt, weil es bei Müdigkeit und Konzentrationsschwäche ein besonders nützliches Öl ist. Es ist ein aufbauendes Öl, ideal zur Verwendung nach der Schwangerschaft und natürlich auch für den Partner oder jeden sonst.

Alle Liebhaber guten Essens sind mit den gastronomischen Vorzügen frischen Basilikums vertraut. Basilikum hat eine längere Geschichte als die meisten aromatischen Kräuter; es kam aus Indien über den Nahen Osten nach Europa. Die Ägypter gaben ihr Wissen weiter, und Plinius und Dioskurides berichteten schon im ersten nachchristlichen Jahrhundert in ihren Werken vom Basilikum. Es gibt mehr als hundert Arten dieses Krauts; sie werden zum Würzen in der Küche, in der Kräuterheilkunde, in der Aromatherapie und bei magischen und religiösen Riten verwendet. Seit langem schon wird Basilikum in der Volksheilkunde Indiens gebraucht und in der brahmanischen Religion als eine heilige Pflanze geachtet, die ihrem Träger spirituellen und körperlichen Schutz vermittelt. Der Name ist vom griechischen «basilikon» abgeleitet, das heisst «königliches Heilmittel».

Basilikum wird angebaut in Frankreich, den Vereinigten Staaten, Ägypten, Madagaskar und den Seychellen. Das ätherische Öl wird aus den Blättern gewonnen und ist von blassgelber Farbe. Der Geruch ist würzig, leicht pfeffrig, frisch und grün, die Ober- und Mittelnote des Aromas ist kräftig.

Basilikum hat mehr Einfluss auf das Denken als auf die Emotionen. Es ist ein erfrischendes und regenerierendes Öl und ein gutes Anregungsmittel fürs Gehirn. Es hilft bei Verwirrung, Apathie, Niedergeschlagenheit, Gedächtnisschwäche und allgemein mentaler Ermüdung, und da es auch ein spasmolytisches Öl ist, kann Basilikum zur Kräftigung des Nervensystems beitragen und Spannungen im Bereich der Atemwege sowie Verdauungsprobleme lindern. Basilikum ist ein allgemeines Tonikum, kann nervöse Spannung lösen, Flatulenz und Übelkeit lindern und die Verdauung unterstützen. Dr. Valnet empfiehlt das Öl als menstruationsförderndes Mittel und bei Keuchhusten.

Im Europa des Mittelalters wurde Basilikum die Kraft zugeschrieben, die Wehenschmerzen einer Frau zu lindern, wenn diese eine Basilikumwurzel und eine Schwalbenfeder in der Hand hielte... Sprecher in den Fang-Stämmen in Afrika kauen Basilikumblätter, die ihnen Inspiration und Selbstsicherheit geben sollen.

Benzoe (Styrax benzoin)

Der Benzoebaum wird in Thailand, auf Java und Sumatra kultiviert; das Absolue stammt von dem Harz des Baumes. Benzoe gehört zusammen mit Weihrauch und Myrrhe zu den klassischen Ingredienzien von Räucherwerk und wurde in alten Zeiten verbrannt, um böse Geister zu vertreiben. Die «Tinctura Benzoes composita» wird für Inhalationen empfohlen. Benzoe ist von rötlichbrauner Farbe und von starkem Geruch. Es wirkt wärmend, trocknend, lindernd und mischt sich gut mit den meisten Ölen.

Die wärmenden Vorzüge von Benzoe sind besonders hilfreich bei allen «kalten» Leiden, wie zum Beispiel Grippe, Erkältung, Husten und Bronchitis und zur Linderung von Gicht und Polyarthritis. Seine lindernde Wärme ist auch wohltuend in Phasen der Traurigkeit oder Einsamkeit, für solche Fälle verbindet es sich gut mit Neroli oder Rose. Robert Tisserand empfiehlt seinen Gebrauch zur Behandlung von «kalten Affektionen des Urogenitaltraktes, und es mag verwendet werden bei Blasenentzündung, Albuminurie oder jeglichen Leiden, bei dem es eine Infektion oder Ausfluss gibt, wie zum Beispiel Spermatorrhö, Gonorrhö und vielleicht auch Leukorrhö».

Madame Maury schrieb über Benzoe: «Diese Essenz erzeugt eine Art von Euphorie: Sie legt eine Schutzschicht zwischen uns und das äussere Geschehen.» Aufgrund seiner sowohl innerlich als auch äusserlich wärmenden Eigenschaften kann Benzoe auch eine positive, beruhigende und doch auch euphorisierende Wirkung haben.

Bergamotte (Citrus bergamia)

Die Bergamottefrucht stammt von einem Baum, der vor allem in seinem Ursprungsland Italien kultiviert wird. Das Öl wird aus der Rinde gewonnen. Es ist von gelbgrünlicher Farbe und von starkem, süssen Zitrusgeruch. Die Mittel- und die Obernote des Aromas sind kräftig, und das Öl verbindet sich meist bereitwillig mit anderen Ölen. Verglichen mit den meisten übrigen Zitrusölen, hat Bergamotte einen wärmeren, überlegeneren Duft und wird deshalb in der Parfümindustrie viel gebraucht. Aufgrund seiner erfrischenden und zugleich entspannenden Eigenschaften ist es ein klassisches Ingrediens von Eau de Cologne.

Das Bergamotte-Aroma lässt die meisten Menschen lächeln, es gilt als aufbauend und inspirierend und kann in Fällen von Ängstlichkeit, Stress oder Depression wirksam helfen. Es ist besonders gut gegen Hautinfektionen und wie die meisten Zitrusöle auffallend antiseptisch. Bergamotte ist ein sehr vielseitiges ätherisches Öl, verbindet sich mit den meisten Ölen recht gut und wird von der männlichen und weiblichen Nase gleichermassen als angenehm empfunden, da es nicht zu süss ist. Dr. Valnet empfiehlt Bergamotte bei Appetitlosigkeit, Koliken und Darminfektionen.

Obwohl Bergamotte von besonderem Nutzen bei Hautbehandlungen ist, ist es phototoxisch, das heisst es kann unter Einwirkung von starkem UV-Licht (Höhensonne oder Sonnenlicht) Hautreaktionen verursachen, so dass es zu Hautschäden oder einer unregelmässigen Bräunung kommen kann. Verwenden Sie es deshalb nicht, wenn Sie beabsichtigen, danach in die Sonne zu gehen. Dies gilt übrigens auch für Eau de Cologne und manche im Handel angebotenen Parfüms und Toilettenartikel, die Bergamotteöl enthalten. (Earl-Grey-Tee hat ebenfalls einen Zusatz von Bergamotte, der ihm seinen besonderen Duft verleiht. Den Tee können Sie aber in der Sonne wohlgetrost geniessen...)

Eukalyptus (Eucalyptus globulus)
Von den vielen Eukalyptusarten wird hier die für die Produktion von ätherischem Öl am meisten geschätzte genannt. Eukalyptus wächst in Australien, Tasmanien, China, Spanien, Kalifornien und Brasilien. Das Öl wird aus den Blättern des Baumes extrahiert und hat eine klare Farbe. Der Geruch ist frisch und kräftig mit einem sehr starken Aroma auf allen Ebenen. Für eine Mischung mit anderen Ölen wird deshalb immer nur eine geringe Menge benötigt.

Eukalyptus enthält ein sehr stark antiseptisch wirkendes ätherisches Öl. Es ist ein wirkungsvoller Lufterfrischer, gewährleistet eine gesunde Atmosphäre und ist ein ideales Inhalat zur Hilfe bei allen Lungenleiden und Erkältungskrankheiten, wie Grippe, Sinusitis, Heiserkeit, Husten und Bronchitis. Dr. Valnet erwähnt seine Anwendung bei Asthma und Lungenentzündung. Es wirkt wassertreibend und schleimlösend und ist auch gut für Schnitt- und andere Verletzungen geeignet. Aufgrund seiner Fähigkeit, Wasser aufzusaugen, war Eukalyptus als «Fieberbaum» bekannt und wurde normalerweise in sumpfigen Gebieten gepflanzt, den idealen Nährböden für Infektionen und Fieber. Besonders in Verbindung mit Bergamotte ist es ein wirksames Insektenvertreibungsmittel, und obwohl Eukalyptus oft in die Nähe von Häusern gepflanzt wird, vergiftet er doch den Boden in seiner Umgebung und hindert andere Pflanzen am Wachsen.

Eukalyptusarten mit hohem Gehalt an Eucalyptol werden für medizinische Zwecke gebraucht, während andere in der Parfümerie Verwendung finden. Eukalyptus globulus enthält einen hohen Anteil an Eucalyptol (80-85 Prozent). Dr. Jean Valnet gibt uns spezifische Informationen über seine bakteriziden Eigenschaften: «Ein Spray aus einer 2prozentigen Eukalyptusöl-Emulsion tötet 70 Prozent der Staphylokokken in der Umgebung.» (The Practice of Aromatherapy, S. 122) Zu den ernsteren Infektionen durch Staphylokokken gehören Lungenentzündung, Bakteriämie (Bakterien im Blut), Entzündung des Knochenmarks und Enterokolitis (Entzündung des Dickdarms und Dünndarms).

In seinem natürlichen Zustand verwendet, hat Eukalyptusöl mehr Wirkung als Eucalyptol allein, welches extrahiert und in der Pharmazie in Pastillen und als Inhalat zur Linderung von Katarrhen gebraucht wird. Wie Patricia Davis in ihrem Buch sagt, zeigt dies «einmal mehr die Tatsache, dass ätherische Öle in ihrem natürlichen Zustand oft weitaus wirksamer sind als die einzelnen, bei den Chemikern so beliebten chemischen Bestandteile.»

Die antiseptischen und heilenden Eigenschaften dieses Öls sind wohlbekannt, und es lohnt sich bestimmt, an die psychologische Überzeugung «Was kräftig schmeckt oder riecht, muss auch zu etwas gut sein» zu denken, wenn man andere Öle mit Eukalyptus mischt.

Fenchel (Foeniculum vulgare)
Fenchel war schon den Menschen im Altertum bekannt und wurde in römischen, griechischen und ägyptischen Küchen verwendet. Er war ein Hauptbestandteil des zu Shakespeares Zeit beliebten Sherrys, und Dr. Culpeper empfiehlt ihn als Gegenmittel gegen giftige Kräuter und Pilze.

In Europa wird der Fenchel kommerziell angebaut. Das ätherische Öl wird aus den Samen extrahiert, es ist klar und hat einen unverwechselbaren, anisähnlichen Geruch. Aufgrund dieses starken Geruchs und der leichten Giftigkeit eignet sich Fenchel nicht gut für Mischungen und sollte nur in sehr schwacher Verdünnung, während der Schwangerschaft jedoch überhaupt nicht, benutzt werden.

Fenchelöl hat erwiesenermassen eine östrogenartige Wirkung und wird deshalb bei Menstruations- und Wechseljahrbeschwerden sowie zur Steigerung der Milchbildung stillender Mütter angewendet. Interessanterweise war Fenchel übrigens einer der Gerüche, die weder ich noch meine Freundin während der Schwangerschaft oder Stillzeit auch nur hauchweise ertragen konnten – weder das Öl, noch die Zahnpasta oder die Pflanze im Garten, und keine von uns hatte während der Schwangerschaft irgendwelche Probleme oder danach zuwenig Milch. Ich beobachte immer wieder, dass der Geruch des Öls, das man bevorzugt, genau dasjenige ist, das man braucht – und umgekehrt. Es ist zwecklos, eine Mischung herzustellen, die nicht angenehm wirkt, denn sie wird wohl ohne Einfluss auf Gesundheit oder Wohlbefinden des Patienten bleiben.

Fenchel ist gut für alle Verdauungsstörungen, einschliesslich Koliken, Flatulenz, Magenverstimmung und Übelkeit. Als ätherisches Öl passt es sich in seiner Wirkung an und kann sowohl tonuserhöhend als auch spasmolytisch wirken. Dies bedeutet, dass es eine normalisierende Wirkung hat, indem es genau jene Reaktion hervorruft, die die Abweichung korrigiert. Seine Wirkung im Sinne einer Regulierung der Darmtätigkeit und der peristaltischen Bewegungen ist ein Beitrag zur Linderung von Verstopfung und Flatulenz. Die dekongestiven Eigenschaften des Fenchels wurden auch schon als Unterstützung zur Gewichtsreduzierung empfohlen; hier kommt vermutlich die harntreibende Wirkung zum Tragen, eine Hilfe bei Problemen, die mit Flüssigkeitsverhalt einhergehen. Gleichwohl sollte kein Diuretikum ohne Überwachung genommen werden, da ein Missbrauch zu Nierenproblemen führen kann. Fenchelöl kann auch als Ersatz für Pfefferminzöl dienen, da dieses nicht jedermanns Geschmack ist. Die östrogenartige Wirkung des Fenchels beruht auf dem hohen Gehalt an Anethol (50–60 Prozent), einem östrogenähnlichen Pflanzenhormon. Hippokrates und Dioskurides empfahlen Fenchel den Ammen zur Förderung der Milchbildung; Dioskurides empfahl seinen Einsatz auch als Diuretikum für jene, die nur tropfenweise wasserlassen können. Fenchelgewürz wird häufig Kindergetränken gegen Bauchweh zugesetzt und ist oft ein Ingrediens in Zahnpasten und Mundwässern, da es desinfizierend wirkt.

Geranie (Pelargonium graveolens und G. odoratissimum)
Wir alle sind vertraut mit Geranien und ihrem so erfreulichen Beitrag zu jedem Garten oder Blumenkasten – wenn auch wohl weniger mit den zutiefst harmonisierenden Wirkungen ihres ätherischen Öls. Die Geranie wird in Frankreich, Nordafrika, Ägypten, China und Russland angebaut. Das Öl hat einen frischen, sehr grünen, leicht rosigen Duft mit einer starken Ober- und Mittelnote; es verbindet sich gut mit den meisten anderen Ölen.

Im Altertum wurde die Geranie sehr geschätzt zur Heilung von Wunden, Schnittverletzungen, Schürfungen und Knochenbrüchen. Es gibt viele Anwendungsmöglichkeiten, doch die besonderen Eigenschaften des Geranienöls sind seine harmonisierende Qualität und seine ausgleichende Wirkung auf emotionelle Extreme. Dieses stark läuternde Öl kann helfen, nervöse Spannungen zu regulieren und hormonelle Schwankungen auszugleichen, besonders während der Menstruation und der Wechseljahre. Es verhilft der Haut zu einem besseren Tonus und eignet sich aufgrund seiner adstringierenden und antiseptischen Eigenschaften zur Behandlung einiger Hautleiden. Gleichwohl sollte man es in Fällen von Dermatitis besser meiden, da hier schon Überreaktionen festgestellt wurden.

Geranie hat eine Affinität zur Nebennierenrinde, welche die Ausschüttung sowohl männlicher als auch weiblicher Hormone aus anderen Organen bestimmt, und damit beeinflusst sie eine Vielfalt von Zuständen gleichgültig, ob es sich um eine Störung oder eine Schwankung des hormonellen Gleichgewichts handelt. Der Hausgebrauch des Geranienöls sollte während des ersten Trimesters der Schwangerschaft vermieden werden, und während der restlichen Zeit bis zur Entbindung sind allenfalls schwache Verdünnungen zulässig – es sei denn, die Anwendung geschieht unter der Leitung und Überwachung eines professionellen Aromatherapeuten.

Geranie ist ein sehr nützliches Öl zur Regulierung von Störungen des körperlichen, mentalen und emotionellen Gleichgewichts; man sollte es aufgrund seiner subtilen, doch wirkungsvollen Neutralität nicht unterschätzen. Valnet empfiehlt den Einsatz von Geranienöl bei gestauten Brüsten, Sterilität, Schwellung der Beine und Kreuzschmerzen.

Grapefruit (Citrus paradisi)
Die Grapefruit wird vor allem in Israel und den Vereinigten Staaten angebaut. Ihr Öl wird aus der Schale der Frucht gewonnen und ist blassgelb. Es hat einen frischen, scharfen, bitter-süssen Geruch, der auf allen Ebenen kräftig ist.

Grapefruitöl ist erfrischend und aufbauend und wirkt besonders auf Gallenblase, Leber und Nieren. (Das in dem Öl enthaltene Limonen hat erwiesenermassen auch schon kleine Steine zerbrochen.) Es ist reinigend, unterstützt die Verdauung und wirkt als Tonikum. Mit einem Einfluss auf die Ausscheidung von Giften aus dem Organismus kann Grapefruitöl auch beim Drogenentzug helfen. Allgemein sind seine Wirkungen ähnlich denen von Zitronenöl.

Jasmin (Jasminum officinale und J. grandiflorum)
Jasmin wächst als Strauch, und das Absolue wird aus den Blüten gewonnen. Da man zur Herstellung der Essenz sehr grosse Mengen von Blüten braucht, ist das Öl recht teuer. Doch da es so kräftig ist, wird wie beim Rosenöl nur eine winzige Dosis gebraucht. Beim Kauf von Jasminöl sollten Sie das bekommen, was Sie bezahlen; eine billige Alternative ist für den therapeutischen Gebrauch nicht das Richtige.

Jasmin wird in Marokko, Ägypten, Algerien und Frankreich angebaut. Das Öl ist von dunkelgelber bis oranger Farbe. Sein Duft ist tief, warm, blumig und schwer, und auf allen Ebenen kräftig. Dieses Öl ist ideal als Zugabe für Mischungen. Da es so lange haltbar ist, eignet es sich besonders gut zur Verbindung mit Zitrusölen.

Mit seiner warmen, vollen und positiven Qualität gilt Jasmin als Euphorikum, Aphrodisiakum und exzellentes Antidepressivum. Es wird in erster Linie bei emotionellen und stressbedingten Problemen eingesetzt. Aufgrund seines Einflusses auf die Gebärmutter ist Jasmin während der Entbindung von unschätzbarem Wert. Es vermag die Kontraktionen zu stärken und dabei den Schmerz zu lindern, und aufgrund seiner antidepressiven Eigenschaft kann es Ihnen später bei einer eventuellen Wochenbettdepression helfen. Als altbewährtes Aphrodisiakum löst Jasmin Spannungen und Ängste, die Wurzeln von Impotenz und Frigidität. Seine milden und wärmenden Wirkungen haben auf Männer und Frauen einen grossen Einfluss. Auf manche Menschen wirkt Jasmin ausserordentlich stark; achten Sie deshalb auf Ihre eigene Stimmung, bevor Sie es Ihrem Partner geben!

Echte Kamille (Matricaria chamomilla)
Römische Kamille (Anthemis nobilis)
Es gibt mehrere Kamillearten. Zwei von ihnen sind auch in der Aromatherapie in Gebrauch: die Echte (sogenannte Deutsche) und die Römische Kamille. Die Echte Kamille wächst gerne wild, die Römische Kamille ist fast immer von Menschenhand kultiviert. Der Name Matricaria geht auf das lateinische «matrix», das heisst Gebärmutter, zurück und gibt uns damit bereits einen Hinweis auf den Anwendungsbereich dieses Krautes in der Antike. Dioskurides und Galen verordneten es bei Frauenleiden und Fieber, und Kamillentee ist auch heute noch eine Hilfe zur Linderung von Frauenleiden und zur Erleichterung der Entbindung.

Die Echte Kamille ist eine einjährige Pflanze, die in England, Ungarn, Deutschland und Belgien angebaut wird. Das Öl wird aus den Blüten und Samen extrahiert. Es ist aufgrund seines hohen Azulengehaltes herrlich tiefblau; sein Duft ist süss, sanft, von heuähnlichem Aroma und auf allen Ebenen kräftig.

Die Römische Kamille ist eine perennierende Pflanze, die gewöhnlich als duftender Rasen angebaut wird; in England gibt es eine berühmte Kamillenwiese am Buckingham Palast. Das ätherische Öl wird aus den Blüten gewonnen. Es ist blassblau oder blassgelb und von fruchtigerem Aroma als das der Echten Kamille, dabei aber nicht so kräftig.

Die entzündungshemmenden Eigenschaften (gerade bei Hautentzündungen) beider Kamillearten sind unbestritten, und obwohl sie ihre Wirkung mehr im körperlichen als im emotionellen Bereich entfaltet, ist die Kamille lindernd und beruhigend. Zu ihren Anwendungsgebieten gehört die Behandlung von nervösen Verstimmungen, fiebrigen Zuständen, Menstruations- und Wechseljahrbeschwerden, starke oder lange Blutungen, sowie prämenstruelles Syndrom, dumpfen Schmerzen, Krämpfen, Rheuma- und Gichtbeschwerden, Hauteffloreszenzen, Akne und Schorfbildung, Hautentzündung, Ekzemen und Schuppenflechte. Die Römische Kamille ist auch gut für Koliken und Zahnungsprobleme.

Die homöopathische Chamomilla kann man dem Baby in Form von Globuli in den Mund geben, um ihm bei Zahnungsschmerzen zu helfen. Kamille wird schon seit langem geschätzt wegen seiner Hilfe zur Aufhellung blonden Haars, deshalb findet man es auch oft in den heutigen Shampoos. Da Kamille erfahrungsgemäss zur Behandlung von Augenleiden wie Bindehautentzündung geeignet ist, kann ein abgekühlter Kamillen-Teebeutel auf die Augen gelegt, wirksame Linderung herbeiführen. Verwenden Sie jedoch niemals ein ätherisches Öl in oder in der Nähe von Augen.

Beide Kamillearten sind hervorragend zur Behandlung von Kindern geeignet, da sie besonders mild, dabei aber therapeutisch wirksam sind – obwohl die Römische eine niedrigere Aromanote hat als die Echte Kamille. Die beruhigenden Eigenschaften sind ideal für ein mildes Nervensedativum für Kinder, als Fiebermittel und besonders bei Zahnungsproblemen. Kamille ist ein besonders heilwirkendes Öl, da es die Produktion der weissen Blutkörperchen anregt und Entzündungen reduziert. Ein Hauptbestandteil der Kamille ist Azulen, und Dr. Valnet schreibt: «Azulen ist eine fettige Substanz, die in der Essenz von Matricaria chamomilla entdeckt wurde (Chamazulen). Sie besitzt heilende, fieber- und entzündungshemmende Eigenschaften, die vor allem in Deutschland untersucht worden sind, in Frankreich von Caujolle. Zahlreiche Experimente haben ihre bemerkenswerte Wirksamkeit bei der Behandlung von verschiedenen Entzündungen der Haut, Ekzemen, Beingeschwüren, Scheidenjucken, Nesselsucht und auch bei chronischer Gastritis, Kolitis, Zystitis und bestimmten Arten von Asthma gezeigt.

Die bakteriostatische Wirkung des Azulens ist bei einer Konzentration von 1:2000 gegen Staphylococcus aureus, den Streptococcus haemolyticus und besonders die Art Proteus vulgaris festgestellt worden. Infizierte Wunden wurden geheilt mit Konzentrationen von 1:85 000 bis 1:170 000.»

Knoblauch (Allium sativum)

Knoblauch ist als ein Schutz gegen Krankheit bekannt und hat in den Bereichen Magie, Medizin und Religion in den meisten Ländern immer eine Rolle gespielt. Es ist ein sehr bekanntes Allheilmittel.

Der Glauben an die magische Kraft des Knoblauchs reichte bis nach Schweden, wo man dem Vieh Knoblauchzehen um den Hals hängte, um es vor den Trollen zu schützen. Doch die Wissenschaft bestätigt die vielen medizinischen Nutzanwendungen des Knoblauchs, die hauptsächlich auf seiner antiseptischen und keimtötenden Eigenschaft beruhen. Knoblauch, so wird berichtet, hemmt das Wachstum von Krebs, stimuliert das Lymphsystem und heilt Drüsenstörungen. Die beim Bau der Pyramiden beschäftigten Arbeiter erhielten täglich eine Zehe Knoblauch, um Krankheiten vorzubeugen.

Es gibt natürlich ein ätherisches Öl des Knoblauchs, und das hat zweifellos einen äusserst beissenden und abstossenden Geruch und ist stark genug, um einen Raum binnen fünf Sekunden zu evakuieren. Als eines der stärksten antiseptischen Öle hat es natürlich seine Nutzanwendungen, aber da der Geruch so unangenehm ist, sollte man besser einen klugen und grossen Bogen um seinen Einsatz in der Aromatherapie machen, wenn man kein Masochist ist. Die Vorzüge des Knoblauchs stehen ausser Frage, und es gibt viel Literatur und zahlreiche Statistiken, die sie belegen; als ätherisches Öl zum Gebrauch in der Aromatherapie – besonders während der Schwangerschaft und für Kinder und die Familie – ist dieses Zwiebelgewächs jedoch zu meiden. Allerdings empfiehlt Hippokrates «eine Zehe Knoblauch. Reinige sie, entferne die Haut und lege sie in die Vagina ein. Stelle am folgenden Morgen fest, ob der Atem der Frau nach Knoblauch riecht. Tut er es, wird sie empfangen; tut er es nicht, wird sie nicht empfangen.» (Zur Sicherheit: den Knoblauch *nicht* schälen und auf ein Stück Garn aufziehen!)

Lavendel (Lavandula angustifolia und L. officinalis)
Lavendel wird seit Tausenden von Jahren zur Desinfektion, als Karminativum, Sedativum, als Tonikum und als Heilmittel verwendet, bei den Römern als Badezusatz. Lavendel ist ein Kraut, das besonders in Frankreich und auf Tasmanien angebaut wird. Das ätherische Öl wird aus den blühenden Spitzen der Pflanze gewonnen und ist klar oder blassgelb. Der Geruch des Lavendels ist süss, blumig und leicht holzig und von einer guten, mittleren Stärke; es ist ideal für Mischungen mit anderen Ölen.

Lavendel hat viele und verschiedenartige Vorzüge; es ist ein allgemeines Tonikum, wirkt kräftigend auf den Körper und leicht beruhigend auf das Gemüt und die Gefühle. Da Lavendelöl ein Zytophylaktikum ist und die Zellerneuerung anregt, hilft es besonders wohltuend bei Hautkrankheiten, Geschwüren, wunden Stellen und Verletzungen. Es wirkt extrem rasch und stark bei Verbrennungen, deshalb sollte in jeder Küche ein Fläschchen Lavendelöl bereitstehen. Es kann Stiche und Bisse neutralisieren (Bienen, Wespen, Stechmücken und Brennesseln), ihren Schmerz lindern und eine Infektion verhindern. Aufgrund seiner beruhigenden, stillenden, dabei aber sanft stärkenden Eigenschaft ist es ein besonders wertvolles Öl. Lavendel vermag auch Verspannungen zu lösen, die so oft mit schmerzhaften oder spärlichen Perioden einhergehen.

Bis weit zurück in die Geschichte stossen wir auf Hinweise auf die heilenden Wirkungen von Lavendel, so auch im Werk der heiligen Hildegard von Bingen, jener Benediktinerinnen-Äbtissin, die wegen ihrer Visionen und ihrer Bildung berühmt wurde; auch sie schrieb über die Tugenden dieses Öls. Lavendel ist ein regenerierendes Öl mit zahllosen angenehmen Eigenschaften, und es ist zuverlässig und fein in seinem Einfluss auf Gemüt, Körper und Geist. Lavendelöl verleiht dem guten Leinen feinen Duft und hält Motten fern.

Lemongrass (Cymbopogon citratus)
Lemongrass ist, wie der Name verrät, eine Grasart, die in China, Madagaskar, Guatemala, Indien, Westindien und den Vereinigten Staaten angebaut

und vor allem in der Küche Ostasiens gerne verwendet wird. Lemongrassöl hat einen auf allen Ebenen starken, gleichmässigen Duft von öligem, frischem Zitrusaroma und ist von gelblich-bräunlicher Farbe.

Lemongrass ist ein machtvolles Antiseptikum und Bakterizid und bekannt für seine Wirkung bei der Behandlung von Infektionen und Fieber. Es ist ein gutes Nerventonikum und hilft wohl bei stressbedingten Schwächen und zur Besserung des Muskeltonus. Es ist eher stärkend als anregend, und bei allen Muskelschmerzen oder Muskelkater hilft es gut in Verbindung mit Rosmarinöl. Da Lemongrass einen ähnlichen Geruch hat wie die Lippia citriodora (Zitronenverbene), werden diese beiden Öle oft verwechselt. Doch es handelt sich um zwei völlig verschiedene Pflanzen; das Öl der Zitronenverbene wird aus den kaum ölhaltigen, blühenden Stielen der Pflanze extrahiert und ist damit teurer. Das Öl von Lemongrass wird aus den feingehackten Grashalmen gewonnen.

Lemongrassöl kann – wie die meisten scharfen, zitrusduftenden ätherischen Öle – ein guter Lufterfrischer und Geruchsneutralisierer sein und Insekten fernhalten. Zusammen mit Teebaum, Geranie und Lavendel wurde es im Radcliffe-Krankenhaus in Oxford als Ersatz für chemische Desinfektionsmittel und Antiseptika verwendet.

Der chemische Hauptbestandteil von Lemongrassöl ist Zitral, welches – ob isoliert oder synthetisch hergestellt – auf der Haut Reizungen verursachen kann. Lemongrassöl im natürlichen Zustand führt jedoch nicht zu solchen Reaktionen. In Tests zeigte sich, dass andere Bestandteile des Öls die toxischen Wirkungen des enthaltenen Zitrals ausgleichen.

Die Wirksamkeit von Lemongrass zu Stimulierung bei stressbedingten Schwächen hat sich als unterstützend für Milchbildung und Verdauung erwiesen.

Majoran (Origanum marjorana)

Unter den verschiedenen Majoranarten war Origanum marjorana, der süsse Majoran, bei den Griechen als «die Freude der Berge» bekannt. Majoran ist ein Kraut, das bei den Römern als ein Symbol von Frieden und Glück galt. Majoran wird in Europa (vor allem Ungarn und Polen) und Ägypten angebaut. Das Öl wird aus den Blättern der Pflanze extrahiert und ist von blassgelber Farbe; sein Geruch ist würzig und warm, das Aroma schwach.

Majoran ist ein starkes Sedativum, ein Anaphrodisiakum (also das Gegenteil eines Aphrodisiakums, um Missverständnisse auszuschliessen!) und kann den Blutdruck senken. Aus diesem Grund ist sein Gebrauch nicht zu empfehlen bei Depression, bei niederem Blutdruck oder während der Schwangerschaft. Bei Zuständen wie Trauer und Überängstlichkeit kann es gut helfen. Dioskurides sagt, es bekämpfe Übersäuerung und Flatulenz, während Aristoteles berichtet, dass Schildkröten gleich, nachdem sie eine Schlange gefressen haben, Majoran ässen, um dem Tode zu entgehen. Doch das sollten Sie besser nicht selbst ausprobieren!

Das wärmende, entspannende Majoranöl wirkt beruhigend auf müde, verspannte Muskeln und kann den Schmerz bei Rheumatismus und Arthritis lindern. Es ist besonders wohltuend bei jeglichen stressbedingten Zuständen, wie zum Beispiel Menstruations- oder Darmkrämpfe. Die wärmende, beruhigende Eigenschaft des Majorans lindert alle Atemwegsbeschwerden und entspannt sowohl Gemüt als auch Körper. Seine Wirkung im Sinne einer Anhebung der Reizschwelle auf körperlicher wie auf emotioneller Ebene kann kurzfristig von Vorteil sein; der Gebrauch über längere Zeit sollte aber, wie bei allen Ölen, vermieden werden. In der Aromatherapie sind alle Mischungen regelmässig zu wechseln, um mit der Vielfalt von Veränderungen im Innern und den Reaktionen auf die Behandlung Schritt zu halten. Sänger schätzen den Majoran als Mittel zum Schutz ihrer Stimmbänder und zum Erhalt ihrer Stimme und verwenden ihn als Tee, der mit Honig gesüsst wird. Ich denke, das hängt davon ab, wie oft Sie Schlaflieder singen!

Melisse (Melissa officinalis)

Die Melisse ist ein perennierendes, in Südeuropa und Asien heimisches Kraut. Das Öl hat ein delikates, aufbauendes und erfrischendes Aroma, ist klar bis blassgelb und verbindet sich mit den meisten Ölen gut.

Über die therapeutischen Vorzüge der Melisse wurde schon viel berichtet; insbesondere ist die Rede von ihrer positiven Wirkung auf übersensible, melancholische oder solche Menschen, die unter nervösen Störungen oder Angstzuständen leiden. Melissenöl ist eher ein Tonikum als ein Stimulans, zudem wirkt es als Digestivum, Stomachikum und Karminativum. Melissenöl kann die Entspannung und guten Schlaf fördern. Das sehr milde Öl ist gefahrlos auch über einen langen Zeitraum oder bei empfindlichen oder geschwächten Menschen einzusetzen.

Wie die Kamille, wirkt auch Melissenöl sowohl körperlich als auch emotionell beruhigend, und aufgrund seiner sanften, lindernden und beruhigenden Eigenschaften ist es von Nutzen bei Schock oder Kummer. Allergische Reaktionen, Asthma und Atemwegsprobleme lassen sich mit dem Öl erfolgreich behandeln. Es hat einen kühlenden, beruhigenden Einfluss bei Fieber und Asthma und wirkt spasmolytisch auf die Bronchien. Da es Spannung und Stress lindert, ist Melissenöl von besonderem Nutzen zur Regelung schmerzhafter oder unregelmässiger Perioden. Die entspannenden Eigenschaften dieses allgemeinen Tonikums für Gemüt und Emotionen sind sanft, aber nachhaltig; hinzu kommt eine Fähigkeit zur Linderung von Spannungen, die so oft die Ursache von Problemen bei der Menstruation, in den Wechseljahren und von weiblicher Unfruchtbarkeit sind.

Muskatellersalbei (Salvia sclarea)

Der Muskatellersalbei wurde auch als «klares Auge» bezeichnet und im Mittelalter bei Augenleiden eingesetzt. Er ist ein kleines, zweijähriges Kraut und wird in Spanien, Russland und Frankreich angebaut. Das ätherische Öl wird aus den blühenden Spitzen der Pflanze extrahiert. Es ist von blassgelber Farbe und leicht süss. Es hat eine starke mittlere und Basisnote und eignet sich aufgrund seiner langen Haltbarkeit wohl zur Mischung mit anderen Ölen. In Parfüms wird es meist als Fixiermittel verwendet.

Muskatellersalbei ist ein feines und dabei starkwirkendes Öl und wird wegen seiner Vorzüge bei der Behandlung stressbedingter Zustände sehr geschätzt. Er ist ein gutes Antidepressivum und vermittelt ein Wohlgefühl, das schon mit der Wirkung einer Flasche guten Champagners verglichen wurde (obwohl ich hinzufügen muss, dass es diese Wirkung nicht bei jedermann erzielt...). Aufgrund dieses möglichen Effekts ist es nicht zu empfehlen, dass der Patient nach der Behandlung Auto fährt. Muskatellersalbei ist auch ein sanftes Sedativum und beruhigt das Nervensystem. Es wirkt gegen Angstzustände, Stress und nervöse Störungen und kann bei hohem Blutdruck helfen. Als zuweilen hochwirksames Euphorikum wurde es schon mit einem Aphrosidiakum verglichen, denn es hilft auch in Fällen mentaler und sexueller Schwäche. Besonders wohltuend wird es als Hilfe bei der Wochenbettdepression, bei prämenstrueller Spannung und Menstruationsproblemen empfunden. Meiden Sie Muskatellersalbei jedoch während der Schwangerschaft.

Myrrhe (Commiphora myrrha)
Der Myrrhestrauch wächst in Nordafrika und Asien an sehr trockenen Plätzen; das Öl wird aus seinem Harz gewonnen. Seine Farbe ist tief rötlichbraun, der Geruch ist moderig, alt und heilsam. Wie der Weihrauch, wurde auch Myrrhe in alten Zeiten viel in Parfüms, als Räucherwerk und in Arzneien verwendet. Sein Aroma ist nicht besonders lieblich, das Öl kann bei zu niederen Temperaturen klebrig sein, und da es sich nicht gut mischt, ist es für Bäder nicht geeignet.

Myrrhenöl sollte wegen seiner leichten Giftigkeit nur in kleinen Mengen und während der Schwangerschaft überhaupt nicht gebraucht werden; es ist ein gutes Emmenagogum, das heisst es fördert die Menstruation. Doch Myrrhe hat sich bewährt bei der Behandlung von Mundhöhlenproblemen wie Geschwüren und Zahnfleischeiterung und wird deshalb hier aufgenommen. Es findet sich auch in einigen Zahnpasten unserer Zeit. Im alten Ägypten diente Myrrhe bei Mumifizierungen zur Konservierung des Leichnams, und obschon es zwar keine Falten zum Verschwinden bringt, werden die «konservierenden» Qualitäten der Myrrhe in der Kosmetik in Gesichtsmasken und anderen Produkten genutzt. Myrrhe ist gut bei trockener oder rissiger Haut und, wie der Weihrauch, wohltuend bei bronchialen Infektionen, Erkältungen und Heiserkeit.

Myrrhe wirkt antiseptisch, entzündungshemmend und heilend. Myrrhenöl war auch Hauptbestandteil des «Megaleion», einem im antiken Griechenland gebrauchten Parfüm, das man bei sich trug zur Behandlung von Kriegsverwundungen, deren Heilung es beschleunigte. Das Öl hilft gut in Fällen von Auszehrung und Schwächung.

Aufgrund ihrer therapeutischen Vorzüge wird Myrrhe seit Tausenden von Jahren gebraucht, in zahlreichen Schriften erwähnt und hat sich immer wieder bewährt. Myrrhe wirkt gut bei schlecht heilenden Wunden oder Verletzungen, besonders auf nässendem Grund. (Laut klassischer Sage wurde die Mutter von Adonis in eine Myrrhe verwandelt...)

Nachtkerze (Oenothera biennis)
Das Nachtkerzenöl kommt von einer Pflanze, die mit den Weidengewächsen verwandt ist. Es ist zwar von besonderem Wert, aber in der Aromatherapie nicht weit verbreitet; deshalb sei es hier aufgenommen. Nachtkerzenöl ist normalerweise in Form von Kapseln erhältlich und ist unübertroffen in seiner starken Wirkung auf zahllose Zustände und Beschwerden, die gewöhnlich durch Aromatherapie behandelt werden; dies gilt insbesondere für Frauenleiden. Nachtkerzenöl wird empfohlen zur Linderung von vielen Beschwerden, darunter allergisches Ekzem, Mastalgie (Brustschmerzen im und ohne Zusammenhang mit dem Zyklus), prämenstruelles Syndrom, Multiple Sklerose, Polyarthritis und Asthma. Obwohl die Behandlung mit Nachtkerzenöl an sich kein Risiko birgt, sollte sie von Patienten, die bereits unter Epilepsie gelitten haben, gemieden werden.

Viele Untersuchungen beschäftigen sich mit den Eigenschaften des Nachtkerzenöls; der Markt schlägt hundert Millionen Mark um und nimmt zu. Nachtkerzenöl ist reich an essentiellen Fettsäuren und enthält im Vergleich mit den meisten anderen essbaren Ölen hohe Mengen an Gamma-Linolensäure (9 Prozent GLS) sowie Cis-Linolsäure, die für die Gesundheit des Menschen eine wesentliche Rolle spielt. Gamma-Linolensäure verwandelt sich im Körper in Prostaglandine, das sind wichtige und sehr reaktionsfreudige – wenn auch kurzlebige – Zellregulatoren. GLS ist auch in der Muttermilch enthalten; weitere Quellen werden erforscht.

Nachtkerzenöl ist eine grosse Hilfe für zahllose Frauen, die unter dem prämenstruellen Syndrom leiden; es reguliert zu starke oder zu schwache Perioden und gleicht hormonelle Abweichungen aus. Man nimmt an, dass Frauen, die unter dem prämenstruellem Syndrom leiden, nur wenig essentielle Fettsäuren und Prostaglandine haben, was zu einem Überschuss an Prolaktin und den daraus resultierenden Stimmungsschwankungen führt, die so oft mit diesem Leiden verbunden sind (Nursing Times, April 1991: Bernadine Say, Hebamme; University College Maternity Hospital, London).

In einer Untersuchung der Wirksamkeit von Nachtkerzenöl der Zeitschrift «Here's Health» steht: «Magenkrämpfe und Blähungen verschwunden», «starke Periodenschmerzen praktisch vergangen», «prämenstruelle Symptome im ersten Monat weitgehend gelindert, im zweiten fast verschwunden», «kein monatlicher Streit mit dem Ehemann».

Neroli (Citrus aurantium [amara]/Citrus vulgaris und C. bulgaradia)
Neroliöl stammt aus den Blüten des Bitterorangenbaumes, wird in Frankreich und Tunesien hergestellt und ist von gelber Farbe. Der Geruch ist sehr blumig, erfrischend und belebend und von starker Ober- und Mittelnote.

Neroli ist ein sehr spezielles Öl. Es hat einen tiefgreifenden Einfluss auf Nervenleiden wie Herzklopfen oder alle stressbedingten Probleme. Es wirkt beruhigend, lindernd und stillend und dabei besonders wohltuend bei Schock oder Kummer. Es ist gut gegen nervösen Durchfall, verdorbenen Magen und Schlaflosigkeit und hilft bekanntlich bei geplatzten Gefässen, Schwangerschaftsstreifen und Narben.

Die Orange ist ein Symbol der Unschuld und Fruchtbarkeit, obwohl Atlanta dies vielleicht nicht im Sinne gehabt hatte... Atlanta war die flinkste aller lebenden Sterblichen und hätte nur einen Mann geheiratet, der sie bei einem Wettrennen besiegte. Die Verlierer pflegte sie zu töten, deshalb gab es nie einen zweitbesten. Aphrodite, die Göttin der Liebe, hatte Mitleid mit einem netten, respektablen Burschen namens Milanion und beschloss, ihm zu helfen. Sie gab ihm einige Orangen. Beim fälligen Wettlauf liess Milanion eine Orange nach der anderen fallen. Atlanta war fasziniert, da sie so etwas noch nie gesehen hatte; Milanion gewann das Rennen. Sie heirateten, und Atlanta kam endlich zur Ruhe, wurde Hausfrau und Mutter – das Symbol der Unschuld und Fruchtbarkeit...

Viele (auch ich) empfinden das Neroliöl in einer Mischung als eines der schönsten Öle; es ist unschätzbar in allen Fällen von Verletzlichkeit und Trauer. Obwohl es sehr positive Einflüsse auf die Emotionen haben kann, ist Neroli auch besonders wertvoll in der Hautpflege. Das sanfte, lindernde Sedativum ist ein grosser Tröster in Zeiten von Angst oder Stress, es wirkt antidepressiv und hat auch aphrodisische Eigenschaften.

Neroli kann nervöse Spannung lindern und ist sehr nützlich gegen Schlaflosigkeit. Zur Vollendung des Luxus und zur höchsten Seligkeit verhilft Neroli in der Verbindung mit Jasmin und/oder Rosenöl: ein ganz besonderes Erlebnis, ja der Höhepunkt einer aromatherapeutischen Behandlung.

Orange (Citrus aurantium [amara/dulcis], Citrus vulgaris und C. bigaradia)
Das ätherische Öl der Orange wird durch einfaches Pressen aus der Schale der Frucht gewonnen, und zwar sowohl von den süssen Früchten als auch

von denen des Bitterorangenbaums. Der Geruch ist ein typischer Zitrusgeruch und stark hoch- und mittelnotig.

Die Eigenschaften des Orangenöls entsprechen in vielen Aspekten denen von Neroli. Es wirkt antidepressiv, leicht sedierend und hat einen normalisierenden und krampflösenden Einfluss bei Angst oder Stresszuständen. Das Orangenöl ist nicht so subtil wie Neroli, da es ein eher heiteres, erfrischendes Öl ist. Wenn Neroli zu teuer ist, bietet sich Orangenöl als ein guter Ersatz an.

Patschuli (Pogostemon patchouli)

Die Patschulipflanze wird vor allem in Indien angebaut und wurde in England erst zu Beginn des 19. Jahrhunderts bekannt. Sie diente dazu, importierten Tüchern und Textilien aus Indien ihren Duft zu verleihen. Die Stoffe wurden in viele Teile der Erde exportiert.

Das Öl ist rötlichbraun und von der gleichen dicken Konsistenz wie Benzoe und Myrrhe. Es hat einen kräftigen, modrigen, orientalischen Geruch – und erinnert ein wenig an eine abgestandene, stark duftende Blume. In den Sechzigern war Patschuli äusserst beliebt und wurde als der «Hippie-Duft» verbreitet, der an indische Kleider, Perlenketten und Umhängetücher erinnerte. Der Geruch ist sehr dauerhaft, wird mit der Zeit besser und ist ein exzellentes Fixiermittel. Aus diesem Grund braucht man in einer Ölmischung nur sehr wenig Patschuli. Doch bevor Sie das Öl einsetzen, stellen Sie fest, ob der Geruch auch geschätzt wird, denn Patschuli wird entweder geliebt – oder eben nicht. Man findet es in vielen Parfüms aus dem Osten, und zusammen mit Kampfer gibt Patschuli der indischen Tinte ihren charakteristischen Geruch.

Patschuliöl gilt als Aphrodisiakum, das bei manchen Personen stark wirkt (nicht unbedingt nur auf die Leute aus den sechziger Jahren!); doch der Duft ist nicht jedermanns Geschmack, und Sandelholz bietet sich als gute Alternative an.

Patschuliöl ist gut gegen Apathie, Ängstlichkeit oder Depression, es ist ein gutes Nervenstimulans und wirkt in kleinen Mengen wärmend und kräftigend. Doch wie beim Ginseng hängt sehr viel vom Gemütszustand des einzelnen ab. Patschuli kann bei manchen Menschen Appetitverlust und Schlafmangel bewirken und in grösseren Dosen sedierend wirken. Robert

Tisserand schreibt: «Wo ein natürlicher Fluss besteht, wird Patschuli nicht verschliessen und blockieren, sondern es wird nur da verengen, wo eine abnorme Weitung/Erschlaffung besteht.» Er empfiehlt es im weiteren zum Gebrauch bei Durchfall oder Verstopfung, Ödemen, Korpulenz, Wasserretention oder lockerer Haut.

Seine antiseptischen, entzündungshemmenden und milden bakteriziden Eigenschaften helfen bei der Behandlung von Hautleiden von Akne bis Fusspilz.

Petersilie (Petroselinum sativum)
Petersilienöl sollte während der Schwangerschaft oder bei Kindern nicht verwendet werden.

Das ätherische Öl der Petersilie wird aus den Blättern und Wurzeln des Krautes, hauptsächlich aber aus den Früchten oder Samen gewonnen, da diese ölhaltiger sind. Das Öl ist blassgelbgrün, sein Aroma ähnelt dem von frischer Petersilie.

Petersilie ist seit Jahrhunderten bekannt, sowohl wegen seiner Verwendung in der Küche als auch seinen medizinalen Eigenschaften. In England war sie im Mittelalter beliebt und wurde mit mancherlei Aberglauben und Geschichten von schwarzer Magie in Verbindung gebracht. Man hielt es für unglückverheissend, eine Petersilienpflanze zu versetzen, denn alte Geschichten erzählen von ihrer Reise zum Teufel und zurück; sie sei der Grund, warum das Kraut so lange braucht, um zu keimen. Es heisst auch, sie wachse nur da, wo die Frau des Hauses die Hosen anhat... Die Römer verbrauchten viel Petersilie bei ihren Festen und Lustbarkeiten; sie galt als Rauchverzehrer und sollte vorzeitige Berauschung verhindern. Die Griechen hingegen hielten die Petersilie für ein Symbol des Todes und verwendeten sie bei Begräbnisriten.

Petersilienöl ist für seine fiebersenkende Wirkung bekannt; zudem ist es ein mildes Stimulans und ein Karminativum. Es hat einen tonisierenden Einfluss auf schlaffe Muskulatur insbesondere auf die Beckenorgane und das Fortpflanzungssystem. Seine tonisierende Wirkung soll auch geplatzte Gefässe zum Verschwinden bringen. Als Diuretikum wird Petersilienöl bei der Behandlung von Leiden der Harnwege, bei Rheumatismus und Arthritis eingesetzt. Spanische und französische Männer behaupten, es steigere ihre sexuelle Leistungsfähigkeit... Sie essen jedoch beträchtliche Mengen Knoblauch, und Petersilie schenken demjenigen frischen Atem, der ihre frischen Blätter kaut...

Petitgrain (Citrus bigaradia und C. vulgaris; Citrus aurantium [amara])
Das ätherische Öl Petitgrain oder Pettigrain wird aus den Blättern und Zweigen des Bitterorangenbaumes gewonnen. Wie die meisten Zitrusöle, kommen die besten Petitgrainöle ebenfalls aus dem Mittelmeerraum. Bis dies zu kostspielig wurde, extrahierte man es aus den unreifen, kleinen Früchten oder «petit grains».

Das Öl ähnelt dem Neroliöl, ist aber erfrischender und leicht. Dies sind Vorteile für eine schwerere Mischung, für die ein deutlicher, leichter Einfluss gebraucht wird, denn Petitgrain ist ein sehr neutrales Öl. Es ist lange nicht so teuer wie Neroli und aufgrund seines leichten, reinigenden Aromas ebenso beliebt. Wie fast alle Zitrusöle, ist Petitgrain flüchtig und nicht sehr lange haltbar.

Schwarzer Pfeffer (Piper nigrum)
Pfeffer ist vermutlich das älteste Gewürz, das der Mensch verwendet, und galt lange als hochbezahlter Luxus. Ursprünglich kam er von der Malabar-(West-)küste Indiens und wurde so kostbar, dass man Steuern und Abgaben mit Pfeffer statt in barer Münze zu bezahlen pflegte. Mit zunehmender Nachfrage eröffnete der portugiesische Erforscher Vasco da Gama die Seeroute nach Indien und zu den Gewürzinseln, und seitdem waren die Kriege über den Pfefferhandel heiss und feurig.

Das ätherische Öl des Schwarzen Pfeffers wird aus den Beeren oder Pfefferkörnern der Pflanze extrahiert. Diese wird auf Java, Sumatra, Malabar und Penang angebaut. Das Öl ist normalerweise bernsteinfarben, doch dies kann sich im Laufe der Zeit ändern. Wie zu erwarten, ist der Geruch beissend und kräftig, und man wird immer nur eine kleine Menge des Öls benötigen.

Schwarzer Pfeffer ist ein stimulierendes Öl, das auf den Atem- und Verdauungstrakt sowie auf die Harnwege wirkt. So hilft er bei Verstopfung, Flatulenz, Appetitverlust und atonischer Dyspepsie. Er verbindet sich gut mit den kräftigenden Eigenschaften von Weihrauch und Sandelholz und kann den Tonus erschlaffter, weicher Muskeln wiederherstellen und verspannte Muskeln entspannen. Schwarzer Pfeffer fördert darüber hinaus die lokale Durchblutung der Haut, und mit der Unterstützung durch Diät und geeignete Übungen kann er helfen, Zellulitis abzubauen.

Die wärmenden Einflüsse des Schwarzen Pfeffers sind gefragt bei Erkältungen, Grippe und Fieber. Äusserlich ist er gut zum Wärmen von schmerzenden und verspannten Körperteilen, kann Linderung verschaffen bei Polyarthritis und kann jede körperliche oder emotionelle «Kälte», Voreingenommenheit, Lethargie oder Melancholie reduzieren. Bei jeder Trägheit kann schwarzer Pfeffer stimulieren. Achten Sie jedoch auf den Unterschied zwischen stimulieren und reizen, und folgen Sie der Regel: Weniger ist mehr. Die Wirkung steigt nicht unbedingt mit der Dosierung. Eine synergistische Verbindung von zwei oder mehr ätherischen Ölen ist chemisch anders als jedes einzelne der Öle: In den rechten Proportionen ist sie einzigartig und wirkt für sich. Glauben Sie nie, dass mehr besser sei. Patricia Davis empfiehlt in ihrem glänzenden Buch «Aromatherapie von A bis Z» (München: Droemer/Knaur 1990) Tänzern und Athleten das Öl des Schwarzen Pfeffers zur Anwendung vor Training oder Aufführung, um Schmerzen und Steifheit zu verhindern. Erinnern Sie sich daran, wenn Sie nach der Geburt Ihres Babys wieder anfangen zu joggen!

Pfefferminze (Mentha piperita)
Die Pfefferminze wird in Europa und den Vereinigten Staaten angebaut. Das Öl wird aus den Blättern extrahiert und ist von blassgelber Farbe. Sein Geruch ist kühl und frisch und sehr «pfefferminzig», das Aroma ist zunächst sehr stark und hat auch eine kräftige Mittelnote. Das kräftige Öl sollte mit Vorsicht gebraucht werden. Obwohl es ein exzellentes Mittel gegen Übelkeit ist, muss das Pfefferminzöl während der Schwangerschaft leider gemieden werden.

Pfefferminzöl gilt als klassisches Magenmittel; in kleinen Mengen ist es erfrischend und ein allgemeines Stimulans. In zu hohen Dosen kann es einem den Schlaf rauben; denken Sie daran, wenn Sie nicht aus besonderem Grund wach bleiben wollen. Pfefferminzöl ist das beste bekannte Mittel gegen Kolik, Übelkeit, Durchfall, träge Verdauung, Magenverstimmung und andere Magenbeschwerden, weil es als stark krampflösendes Mittel einen besonderen Einfluss auf die Muskulatur ausübt. Mit seiner leicht betäubenden Wirkung kann es auch bei Neuralgien helfen. Ein kalter Umschlag mit etwas Pfefferminzöl kann Kopfschmerzen rasch lindern. Wie Rosmarin und Basilikum ist es ein Mittel für den Kopf, das die Sinne klärt und erfrischt. Aufgrund seines starken Geruchs ist Pfefferminzöl geeignet, Übelkeit oder Ohnmachtsneigung zu stoppen; es genügt ein kurzes Inhalieren aus der Flasche oder das Schnuppern an einem Taschentuch, auf das einige Öltropfen gegeben wurden. Doch der starke Geruch kann auch verletzend wirken, deshalb sollte man behutsam damit umgehen. Patricia Davis empfiehlt Pfefferminzöl gegen vier- oder sechsbeiniges Ungeziefer: Einige Tropfen auf ihre gewohnten Wege sollen ausreichen, um sie von weiteren Besuchen abzuhalten.

Pfefferminzöl wirkt auf fiebrig erhöhte Körpertemperaturen kühlend und kann die Haut von Unreinheiten klären und befreien. Bei Erkältungen, Grippe und einsetzendem Fieber wiederum können die wärmenden Eigenschaften von Pfefferminze stimulieren und entstauen. Dr. Valnet empfiehlt das Öl bei Impotenz; doch ich habe noch von keinen Fallstudien gehört, die diese Behauptung unterstützten – noch nicht!

Rose (Rosa damascena)

Rose ist die weitherum angebetete Königin aller ätherischen Öle, wie Jasmin der König ist. Der Duft der Rose ist sehr stark, sehr teuer und auch in der Herstellung kostspielig. Es war auch vermutlich das erste ätherische Öl, das jemals destilliert wurde. Bei den Römern wurden Rosen reichlich gebraucht, und das Rosenöl selbst wurde bereits in persischen Schriften des 10. Jahrhunderts erwähnt. In der elisabethanischen Zeit waren parfümierte Speisen sehr beliebt, und Rosenblätter wurden wegen ihrer Schönheit und ihres Duftes in den Küchen, in Potpourris und parfümiertem Waschwasser gebraucht. Rosen sind wegen ihres Duftes, ihrer Schönheit und ihrer therapeutischen Vorzüge seit Jahrhunderten beliebt.

Das Öl wird aus den Blütenblättern gewonnen, die in der Morgendämmerung von Hand gepflückt werden, da ihr Ölgehalt im Laufe des Tages abnimmt. Man benötigt tausend Rosenblüten, um ein Gramm Öl herzustellen; dies erklärt den hohen Preis. Das feinste Rosenöl stammt von der Damaszenerrose aus Bulgarien, doch es gibt auch andere Arten, die in der

Aromatherapie Verwendung finden. Das ätherische Öl wird aus der Damaszenerrose gewonnen, das Absolue aus der gleichen Quelle oder aus der Zentifolie, der hundertblättrigen Rose. Der Rosenduft ist intensiv blumig, süss und reich und auf allen Ebenen kräftig. Wenn Sie es sich leisten können, wird jede Ölmischung von einer Zugabe Rosenöl profitieren.

Rosenöl ist ein heilendes Öl für die emotionelle Ebene, es wirkt besonders bei Menschen, die sich unbehaglich fühlen, die Schuldgefühle, Trauer, Groll, Eifersucht hegen, die unruhig, unsicher oder unglücklich mit sich selbst sind. Seine feine, aber starke Wirkung betrifft den ganzen Organismus, Gefässe, Verdauung und Nerven, kann die Funktionen des weiblichen Organismus und sexuelle Schwierigkeiten regulieren, und macht ihn zu einem sanften Tonikum für Leber- und Gallenleiden. Rosenöl ist das ungiftigste aller ätherischen Öle und aufgrund seiner subtil tonisierenden und lindernden Eigenschaften besonders nützlich zur Behandlung jeglicher Hautleiden. Der Planet Venus regiert die Rose; seine feminine Qualität hat eine deutlich ausgleichende, regulierende und tonisierende Affinität zum weiblichen Fortpflanzungssystem.

Marguerite Maury schreibt: «Als sehr bekanntes Aphrodisiakum wird Rosenöl, unterstützt durch Sandelholz, in der traditionellen indischen Medizin verwendet. Unsere eigenen Erfahrungen haben uns gelehrt, dass die Rose einen starken Einfluss auf die weiblichen Geschlechtsorgane hat – nicht durch Anregen, sondern im Gegenteil durch Klären und Regulieren ihrer Funktionen. Wir vermochten sogar ihren Einfluss auf Herzrhythmus und Blutkreislauf zu prüfen. Die Kapillaren – jene «kleinen Herzen mit eigenem Puls» – werden wieder aktiv, und die Kapillaropathie mit ihren manchmal tragischen Folgen kann vollkommen geheilt werden.»

Die rundum positive Wirkung des Rosenöls auf die Emotionen kann wohl in seiner Einflussnahme auf die weiblichen Organe begründet werden. So sind unregelmässige oder spärliche Perioden, Unfruchtbarkeit und Menstruationsbeschwerden oft auf emotionelle Störungen zurückzuführen. Es gibt zahlreiche ätherische Öle, die eine spezifische Wirkung und eine therapeutische Affinität zu bestimmten Organen des Körpers haben, aber keine dieser Beziehungen ist deutlicher als die Verbindung von Rosenöl und dem Bereich Fortpflanzung und Sexualität. Auch für die Hautpflege ist Rose besonders gut geeignet. Vermeiden Sie den Gebrauch von Rosenöl während der Schwangerschaft, es sei denn unter der Anleitung und Aufsicht eines professionellen Aromatherapeuten oder wenn es im Teil Symptome von A bis Z speziell angegeben ist.

Rosenholz (Aniba rosaedora)

Rosenholzöl stammt aus Spänen des grossen Rosenholzbaums, der in Brasilien und in den südamerikanischen Regenwäldern wächst. Das Rosenholz braucht Jahrzehnte, um zu wachsen und zu reifen, und obwohl die wildwachsenden Bestände in Brasilien schon seit langer Zeit ausgebeutet werden, gibt es bis heute noch kein Programm zur Wiederaufforstung. Diese Tatsache sowie andere Faktoren veranlassen zur Sorge bezüglich des künftigen Nachschubes. Rosenholzöl ist klar bis blassgelb und von erfrischendem, holzigem und blumigem Aroma. Das sanfte, neutrale Öl besitzt zwar keine deutlichen therapeutischen Eigenschaften, doch ist es ein mildes Tonikum ohne stimulierende Wirkung und sollte nicht unterschätzt werden. Es hilft besonders gut, den Kopf klar zu bekommen, und ist recht unaufdringlich, allein für sich oder in einer Mischung mit anderen, spezifischeren Ölen. Rosenholzöl kann sanft dazu beitragen, die Auswirkungen von Müdigkeit, Nervosität und Stress zu lindern. Maggie Tisserand empfiehlt Rosenholz zur Klärung der Atmosphäre, zum Wiederaufladen Ihrer Batterie und zarten Parfümierung eines Raumes. Rosenholz ist kein aufdringliches Öl, und schon einige Tropfen auf dem Teppich oder im Staubsaugerbeutel werden einen Raum mit ihrem Duft erfüllen, ohne störend zu wirken. Rosenholzöl zeigt eine sanfte, doch positive Wirkung und ist von besonderem Nutzen während der Schwangerschaft.

Rosmarin (Rosmarinus officinalis)

Rosmarin wird vor allem in Spanien und Tunesien angebaut und gilt als Symbol der Erinnerung, der Treue und Freundschaft. Er ist umrankt von Traditionen und Legenden und bietet zahlreiche medizinale und kosmetische Anwendungsmöglichkeiten. Das ätherische Öl wird aus den Blättern des Krautes extrahiert und ist von klarer Farbe. Der Geruch ist frisch, reinigend und krautig und hat sehr kräftige Ober- und Mittelnoten. Manche aromatischen Bestandteile der Pflanze sind in dem Öl nicht zu finden; Öl und Pflanze riechen sogar recht unterschiedlich. Das Öl mit seinem hohen

Gehalt an Pineol und Cineol verbindet sich gut mit Teebaum und Eukalyptus.

Rosmarinöl ist ein wirksames allgemeines Stimulans. Es hat einen kräftigenden Einfluss auf das Zentralnervensystem und wird angewendet bei Verlust oder Nachlassen der Sinne. Es hilft einem schlechten Gedächtnis wieder auf die Beine, denn das Gehirn ist der wichtigste Teil des Zentralnervensystems. Griechische Studenten sollen Rosmaringirlanden im Haar getragen haben, wenn sie Prüfungen ablegten (was mir bei meinen Examen gewiss ebenfalls geholfen hat, obwohl ich mit dem Öl vorliebnahm und auf das Kränzchen verzichtete). Rosmarin ist gut bei mentaler Erschöpfung und lindert Gelenk- und Muskelschmerzen. Das stärkende und kräftigende Öl kann bei Durchblutungsproblemen helfen und zeigt auch eine therapeutische Wirkung auf die Leber und Gallenblase.

Rosmarin ist ein exzellentes Tonikum und bewährt sich bei jeglichen Haarproblemen (einschliesslich Läusen), da es stärkend wirkt, wenn man es in die Kopfhaut einmassiert. Rosmarinöl hilft auch Kindern gut bei allgemeiner Müdigkeit oder Schwäche während oder nach einer Krankheit. Vermeiden Sie den Gebrauch von Rosmarinöl während der Schwangerschaft.

Salbei (Salvia officinalis)
Obwohl es ein Lieblingsmittel von Dr. Valnet ist, kann dieses in der Schwangerschaft und bei der Entbindung sehr nützliche Öl unter bestimmten Umständen toxisch sein und sollte deshalb strikt vermieden werden – es sei denn unter der Anleitung und Aufsicht eines qualifizierten Aromatherapeuten. Für den Hausgebrauch ist Salbeiöl nicht geeignet.

Sandelholz (Santalum album)
Das Sandelholzöl stammt von dem Holz des Sandelholzbaumes, der in Mysore und Indien wächst. Das Öl ist blassgelb, sein Geruch ist holzig, rund und süss und hat eine starke Mittel- und Basisnote. Es bewährt sich als Fixiermittel in einer Mischung, da es warm und sehr lange haltbar ist. Sandelholzöl hat mehr als hundertfünfzig chemische Bestandteile und verbindet sich deshalb gut mit anderen Ölen.

Aufgrund seines Duftes und der Fähigkeit, Insekten fernzuhalten, wurde Sandelholz für Möbel und zur Ausschmückung von Tempeln verwendet. In der ayurvedischen Medizin kennt man es als Räucherwerk und Parfüm und als ein geschätztes Aphrodisiakum. Es gibt Stärke und ist ein gutes «Aufbaumittel» für Menschen, die sich schwach fühlen. Dr. Valnet empfiehlt es bei Impotenz. Sandelholzöl ist ein gutes, auf körperlicher Ebene wirkendes Tonikum, besonders für die Fortpflanzungsorgane. Mit seinen lindernden und beruhigenden Eigenschaften hilft es bei Rückenschmerzen, die mit den Nieren und Nebennieren zusammenhängen, sowie bei Lungenleiden. Es ist ein brauchbares Antiseptikum und gut für alle Hauttypen geeignet. Besonders nützlich ist es bei den Hautproblemen von Teenagern, da sein Duft nicht zu feminin wirkt und deshalb auch von männlichen Jugendlichen nicht verachtet wird. Die therapeutische Qualität von Sandelholzöl führte auch, wie sich zeigte, über die Stimulation der Milz zur vermehrten Produktion weisser Blutkörperchen. Sandelholz ist vor allem auch als Parfum sehr beliebt. Wer Patschuli als etwas aufdringlich empfindet, findet in ihm einen guten Ersatz.

Teebaum (Melaleuca alternifolia)
Der Teebaum wächst in Australien, das Öl wird aus den Blättern des Baumes extrahiert. Es hat ein starkes Aroma und ist sehr würzig, warm und frisch.

Der Teebaum ist dank seiner stark antiseptischen und gegen Pilzbefall wirkenden Eigenschaften für den Aromatherapeuten von unschätzbarem Wert. Das Öl eignet sich hervorragend zur Behandlung von Infektionen, besonders Pilzinfektionen wie Candida und Fusspilz. Wegen seiner zahlreichen, höchst nützlichen Anwendungsmöglichkeiten sollte es in jeder Hausapotheke greifbar sein. In seiner einzigartigen chemischen Zusammensetzung sind Spurenbestandteile enthalten, die nirgendwo sonst in der Natur zu finden sind. Französische Ärzte verwenden Teebaumöl vor allem wegen seiner grossen antiseptischen Kraft. Zu seinen zahlreichen Anwendungsgebieten gehören:

- Haut: Furunkel, Lippenherpes, Flecken, Insektenstiche, Verbrennungen, Läuse, Sonnenbrand, Tinea, Akne, Entzündungen, Hornhaut, Fusspilz.
- Hals und Lungen: Bronchiale Stauungen, Nebenhöhlenverstopfung, Mundgeschwüre, Heiserkeit, Zahnschmerzen, Zahnfleischinfektionen.

- Schmerzen: Muskelkater und -schmerzen, Arthritisschmerzen.
- Frauenleiden: Candida, Blasenentzündung, Scheidenkatarrh.
- Jegliche Pilzerkrankungen, Harnwegs- oder Nebenhöhleninfektionen.

Eine zur BOC-Gruppe gehörende Firma verwendet Bactigas, eine Mischung von Teebaumöl und Kohlendioxid, um die Luft in ihren Bürogebäuden und Hotels zu desinfizieren, zu desodorieren und zu erfrischen. Diese Massnahme führte nachweislich zu einem Rückgang der Apathie und der Krankmeldungen in der Belegschaft und reduzierte auch die Ausbreitung von Mehltau und Schimmel in den Gebäuden und damit die Unterhaltskosten. Die positive Resonanz auf die verschiedenartigen und mannigfaltigen Vorzüge des Teebaumöls hat zu einer starken Zunahme der Nachfrage geführt, und im Laufe der vergangenen zehn Jahre wurde die Produktion von zehn Tonnen auf hundert Tonnen pro Jahr gesteigert und nimmt weiter zu (The International Journal of Aromatherapy, Herbst 1991, vol.3/3).

Obwohl Teebaumöl antiseptisch, antibakteriell und gegen Pilzbefall wirkt, ist es doch ungiftig und damit risikolos einzusetzen. Eine Untersuchung Penfolds im Jahre 1925 ergab, dass Teebaum zwölfmal stärker als Karbolsäure ist, der damals universelle Massstab für antiseptische Substanzen. Dieses Resultat führte zu weiteren Forschungen, die heute noch weiter vertieft werden.

Teebaumöl, eine natürliche, nichttoxische und sichere Medizin, ist eines der bemerkenswertesten Geschenke der Natur, und wir beginnen erst, seine Geheimnisse zu verstehen. Neusüdwales ist übrigens das einzige Gebiet auf der Erde (dankenswerterweise!), an dem sowohl die Trichterspinne mit dem auch für Menschen lebensgefährlichen Gift als auch das effektive Antidot-Teebaumöl zu finden sind – ist das nicht erstaunlich?

Thymian (Thymus vulgaris)
Obwohl dieses Öl viele Anwendungsmöglichkeiten hat, ist es unter bestimmten Umständen toxisch und sollte für den Hausgebrauch nicht in Betracht gezogen werden.

Wacholder (Juniperus communis)
Das ätherische Öl des Wacholders wird aus den Beeren des Wacholderbusches gewonnen, eines Mitglieds der Familie der Kiefern, das vor allem in

Italien und dem ehemaligen Jugoslawien kultiviert wird. Wacholderöl ist von klarer Farbe. Sein Geruch ist balsamisch und holzig mit einem Hauch Kiefer, das Aroma nur schwach.

Wacholder hat bekanntlich viele und verschiedenartige Vorzüge, besonders bei Problemen der Harnwege. Die Beeren enthalten zahlreiche hilfreiche Substanzen wie organische Säuren, Harze und Gerbstoffe, und wie die Zitrusöle hat sie einen hohen Terpengehalt. Wacholderöl kann die Ausscheidung von Harnsäuren und überschüssigen Toxinen fördern und ist eine Hilfe bei Zystitis, Nierensteinen, Gicht und Polyarthritis; auch bei Ischiasbeschwerden, Hexenschuss und Krämpfen wird es empfohlen. Dieses starke Diuretikum und Antiseptikum kann Harnwegsinfektionen verursachende Bakterien eliminieren, es steigert die Harnsekretion und damit die Ausscheidung von Toxinen. In der Homöopathie wird Wacholder unter dem Namen Sabina (von: Juniperus sabina) verordnet bei drohendem Abort und Zwischenblutungen. Wegen seiner starken Wirkung auf die Nieren sollten Sie den Einsatz von ätherischem Wacholderöl während der Schwangerschaft vermeiden.

In den Spitälern von Paris wurde im Jahre 1870 während der Pockenepidemie Wacholder verbrannt, darüber hinaus auch auf öffentlichen Plätzen bei Pest- und Cholera-Epidemien. Um Athen vor einer dieser Seuchen zu schützen, setzte Hippokrates Wacholder ein, der in Häusern, Strassen und auf Plätzen verbrannt wurde. Seit biblischer Zeit gilt der Wacholder als Zauberpflanze und taucht oft in Märchen und Legenden auf.

Weihrauch (Boswellia thurifera)

Der Baum, von dem das Weihrauchöl stammt, wächst vor allem in Somalia, China, Äthiopien und Südarabien. Das Öl wird aus seinem Harz gewonnen, ist klar bis blassgelb. Sein Geruch ist frisch, grün und holzig und erinnert an Kiefer, was auf den Pinengehalt zurückzuführen ist. Es hat eine starke mittlere und niedere Note und einen trockenen, stärkenden, leicht süssen Duft. In Mischungen verträgt es sich mit den meisten anderen Ölen gut.

Weihrauch bewirkt eine Verlangsamung und Vertiefung der Atmung; die daraus resultierende meditative Ruhe ist gut für das Gebet. Wie schon Myrrhe und Benzoe, wurde auch Weihrauch seit Tausenden von Jahren für Zeremonien und Riten verwendet.

Weihrauchöl wirkt verjüngend, lindernd, beruhigend und stärkend. Es ist eine gute Hilfe für ängstliche Menschen und besonders jene, die gerne in die Arme genommen werden, sei es körperlich oder im übertragenen Sinne. Es kann helfen bei Asthma und Infektionen der Atemwege sowie bei Erkrankungen des Urogenitaltrakts. Die stärkende Wirkung des Weihrauchs gibt schlaffer Haut neuen Tonus und hilft bei gestauten Brüsten. Seine beruhigende Wirkung auf die Emotionen gibt jenen Kraft, die in der Vergangenheit hängen, die ängstlich sind oder unter früheren Verletzungen leiden. Weihrauchöl kann während der Schwangerschaft ein überaus nützliches Mittel sein.

Ylang-Ylang (Cananga odorata)
Dieses ätherische Öl wird aus der wunderschönen Blüte des Ylang-Ylang-Baumes extrahiert, der auf den Komoren und Madagaskar wächst. Es ist blassgelb und sehr süss, exotisch und besonders berauschend; seine Ober- und Mittelnote ist stark. Aufgrund seines «berauschenden» Aromas ist die Anwendung von Ylang-Ylang-Öl nicht zu empfehlen bei Personen, die zu Kopfschmerzen neigen.

Ylang-Ylang ist ein linderndes, sinnliches und aphrodisisches Öl. Es hat einen positiven Einfluss auf der emotionellen Ebene und bewährt sich als gutes Antidepressivum. Es hilft gegen Introversion, emotionelle Kälte, Wut und Frustration und wird empfohlen bei Frigidität, Impotenz oder mangelnder sexueller Kraft; man nennt es den Jasmin des armen Mannes. Dr. Valnet verordnet es zur Senkung des Blutdrucks und bei Tachykardie (zu raschem Puls). In der Parfüm- und Kosmetikindustrie wird es viel verwendet.

Zeder (Cedrus atlantica)
Zedernöl ist in hohen Konzentrationen leicht toxisch und sollte deshalb während der Schwangerschaft nicht eingesetzt werden.

Juniperus virginiana ist bekannt als Rote Zeder und wächst in Nordamerika. Er ist eng verwandt mit der Gelben Zeder, aus der das ätherische Thuja-Öl gewonnen wird. Thuja ist jedoch hochgiftig und sollte niemals in der Aromatherapie verwendet werden.

Das Öl aus Cedrus atlantica, der Atlas-Zeder aus Marokko, wird in der Aromatherapie häufig verwendet. Der Name Zeder geht auf die semitische

Wortwurzel mit der Bedeutung «Kraft» oder «Stärke» zurück, eine passende Beschreibung dieses stattlichen Baumes. Das Holz enthält verhältnismässig viel Öl und duftet stark. Nur wenige Bäume sind von den grossen Libanonzedernwäldern übrig, die über Jahrhunderte hinweg von den Menschen ausgebeutet wurden für ihre Paläste und Tempel – auch Salomos grossen Tempel in Jerusalem – und später für das beliebte Zedernholzmobiliar. Die Ägypter verwendeten Zedernholzöl bei der Einbalsamierung sowie als Ingrediens für Kosmetika, für Schiffe, Möbel und Särge – ein recht buntes Spektrum von Anwendungsmöglichkeiten. In der traditionellen tibetischen Medizin wird es heute noch gebraucht. Das Öl ist klar, sein Aroma ähnelt dem von Sandelholz; es wirkt warm, holzig und maskulin. Das Aroma ist auf allen Ebenen reich und anhaltend. Zedernöl eignet sich gut als Fixiermittel und lässt sich mit den meisten Ölen bereitwillig verbinden.

Wie das Sandelholzöl kann auch Zedernöl eine starke Wirkung auf die Schleimhäute entfalten und eignet sich deshalb als Inhalat gut zur Behandlung von Lungenleiden, Husten, Bronchitiden und allen katarrhalischen Zuständen der Atemwege. Die therapeutischen Eigenschaften von Zedernholzöl wurden schon vor langer Zeit erkannt, auch seine Wirkung auf Hautleiden, Akne, fettige Haut und Schuppen. Bei Männern ist es beliebt, weil sein Aroma «maskuliner» ist als das der meisten Öle. Es ist auch hervorragend geeignet als Insektenvertreibungsmittel. Judith Jackson sagt, dass es die sexuelle Bereitschaft steigere – probieren Sie es aus!

Zitrone (Citrus limonum)

Zitronenöl ist dem ätherischen Öl der Grapefruit sehr ähnlich. Es wird aus der Schale der Frucht extrahiert, die hauptsächlich in Kalifornien für den Handel angebaut wird. Das Öl ist klar bis blassgelb oder grün, sein Duft ist scharf und frisch, dabei stark auf allen Ebenen.

Zitronenöl ist antiseptisch und antibakteriell und kennt ein breites Spektrum von Indikationen, von der fettigen Haut bis hin zur Grippe. Es ist als Antiseptikum medizinisch anerkannt und kann bei Arteriosklerose als blutdrucksenkendes Mittel eingesetzt werden. Bereits wenige Tropfen vermögen die Bazillen von Cholera, Diphtherie und Typhus töten. Abgesehen davon, dass der Zitronensaft 92 Prozent der Bakterien an Austern unschädlich macht, ist er ein köstlicher Genuss zu Schalentieren aller Art. Seine kulinarische Verwendung – insbesondere zu Fisch – hat zweifellos schon viele vor einem verdorbenen Magen bewahrt. Die englische Marine war die erste, die auf mehr als zweiwöchigen Seereisen Zitronen an ihre Besatzungen ausgab, um eine Skorbuterkrankung zu verhindern.

Zitronenöl enthält sehr viel Limonen und hilft, Steine in der Niere oder Gallenblase aufzulösen. Dank seiner Fähigkeit, die körpereigenen Abwehrmechanismen zu stimulieren, ist es höchst wirksam gegen innere wie äussere Infektionen. Es ist ein gutes Adstringens und Expektorans und hilft besonders gut bei Problemen der Atemwege und fettiger Haut. Die tonisierende Wirkung des Zitronenöls auf das Lymphsystem trägt zur Ausscheidung von Toxinen aus dem Organismus bei. Dr. Valnet empfiehlt das Öl ferner bei Anämie, brüchigen Nägeln und schwachen Kapillarwänden (Krampfadern und Nasenbluten). Zitronenöl reinigt und klärt die Haut von Schönheitsfehlern und bessert ihren Tonus. Wie die meisten Zitrusöle ist Zitronenöl ein gutes Insektenvertreibungsmittel.

Zypresse (Cupressus sempervirens)
Dr. Leclerc empfahl anderen Mitgliedern des ärztlichen Berufsstandes, Zypresse unter ihrem lateinischen Namen zu verordnen, damit sich die Patienten nicht von ihren düsteren Assoziationen der Zypressen mit Friedhöfen abschrecken lassen. Zypressen sind immergrün, und die Art Sempervirens – das heisst immerlebend – ist wahrscheinlich der Grund, warum man sie besonders im Mittelmeerraum oft auf Friedhöfen findet.

Das Öl der Zypresse wird aus den Blättern und Früchten gewonnen. Es ist klar oder blassgelb und sein Geruch ist erfrischend, holzig und würzig mit einem Hauch von Kiefern, dazu von stark ober- und mittelnotigem Aroma.

Zypressenöl ist bekannt für seine spasmolytischen und vasokonstriktiven Eigenschaften und ist eines der adstringierendsten aller ätherischen Öle. Es ist gut gegen fettige Haut, Wechseljahrbeschwerden, Durchblutungsstörungen einschliesslich jener der venösen Gefässe (Krampfadern und Hämorrhoiden) und Inkontinenz. Es kann Schnupfen zum Versiegen bringen und ist eine brauchbare Hilfe bei Erkältungen, Grippe, Husten, Keuchhusten, Fieber und übermässigem Schwitzen. Dr. Valnet erwähnt es wegen seiner Vorzüge bei der Behandlung von übermässigem Fussschweiss, Hippokrates und die Assyrer empfahlen es bei Gebärmutterleiden und Hämorrhoiden, Galen bei Durchfall. Zypressenöl ist nicht nur ein Desodorans, sondern auch ein Insektenvertreibungsmittel und hat sich bei unseren Haustieren sehr bewährt – zu ihrem Vorteil und zu unserem. Es beeinflusst die weiblichen Fortpflanzungsorgane und hilft bei Menstruationsstörungen. Vermeiden Sie jedoch die Verwendung von Zypressenöl während der Schwangerschaft.

Teil 3

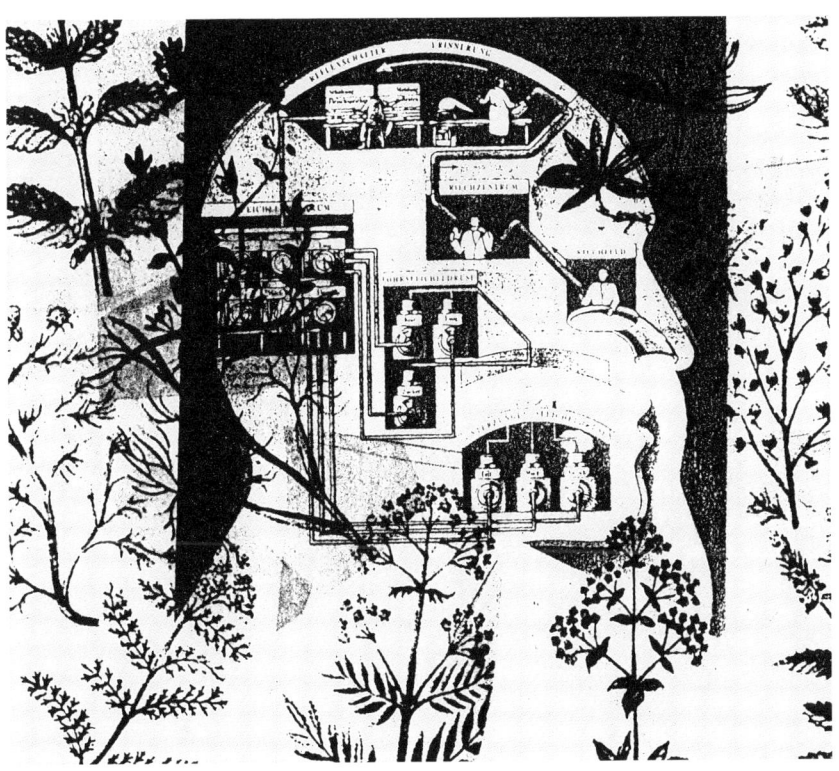

Kapitel 8

Symptome von A bis Z

Abort (siehe auch: Schwangerschaftsabbruch, Trauer)
Mehr als die Hälfte aller Schwangerschaften endet mit einem Abort, der jedoch nicht immer bemerkt wird. In vielen Fällen weiss die Mutter bei ihrer nächsten Menstruation nicht einmal, dass sie empfangen, sich das befruchtete Ei aber nicht im Uterus eingenistet hat. Manche Aborte geschehen etwas später und erscheinen dann als eine verzögerte oder kräftigere Blutung; etwa fünfzehn Prozent der Abgänge passieren noch später und sind als solche wahrnehmbar. Findet der Abort innerhalb der ersten zehn Schwangerschaftswochen statt, ist er meist auf eine Anomalie in der Embryonalentwicklung zurückzuführen; auf diese Weise kümmert sich die Natur selbst um ihren Fehler.

Trotz der relativ hohen Abortrate ist ein gesundes, normalentwickeltes Kind erstaunlich widerstandskräftig. Die Frauen aus den Schreckensgeschichten, die flaschenweise Gin tranken, siedendheisse Bäder nahmen oder sich die Treppe hinunterstürzten, um ein unerwünschtes Baby auf diese Weise abzutreiben, kamen deshalb oft nicht zum Ziel. Schwanger zu sein bedeutet also nicht, dass man nichts mehr tun kann. Schwangerschaft ist keine Krankheit. Spezielle Schonung ist nur geboten, wenn Sie früher bereits einen oder mehrere Aborte hatten. Ansonsten gilt lediglich, dass man sich etwas häufiger ausruhen und entspannen, sich ein wenig um sich und das Baby kümmern und jedes unnötige Risiko vermeiden sollte.

Eine Blutung in der Schwangerschaft kann eine Warnung sein, dass Sie die Dinge übertreiben und sich vermehrt ausruhen sollten. Ist die Blutung klumpig und wird von starken Krämpfen begleitet, ist eine Fehlgeburt gewöhnlich nicht mehr zu verhindern. Eine Blutung bedeutet aber nicht zwangsläufig, dass Sie das Baby verlieren werden; oft brauchen Sie nur Bettruhe und Entspannung. Hören Sie auf Ihren Körper.

Bei vielen Frauen kann der Verlust eines Babys sehr tiefe psychische Folgen haben. Bei manchen gingen mit dem Kind die Hoffnungen und Träume von Jahren verloren. Ein Abort wird oft als Strafe für irgendwelche Fehler empfunden, und viele leiden unter starken Schuldgefühlen und schwerer Depression. Was auch immer der Grund für den Abort gewesen sein mag und welche Gefühle auch vorherrschen, man sollte versuchen, möglichst schnell wieder zu einem körperlichen und seelischen Gleichgewicht zu finden. Wenn Sie mindestens drei Monate oder drei Zyklen warten, ist das statistische Risiko eines erneuten Abgangs geringer, und je länger Sie warten, desto besser. Sie selbst müssen spüren, ob Sie in der Lage sind, von neuem zu beginnen; die nächste Schwangerschaft sollte nicht eine Fortsetzung der vorausgegangenen sein. Wenn Sie zur erfolgreichen Entbindung in die gleiche Klinik gehen wollen, mag Ihnen ein Besuch vor der neuerlichen Schwangerschaft dort helfen, die Schatten der Vergangenheit zu überwinden. Es ist nur natürlich, dass eine Frau, die einmal ein Kind verloren hat, besorgt ist, dieses Erlebnis könnte sich bei einer späteren Schwangerschaft wiederholen. Das muss nicht passieren, doch das Risiko ist ein wenig grösser als bei der ersten Schwangerschaft.

Nehmen Sie Geranie, Römische Kamille, Rose, Weihrauch, Neroli, Grapefruit und Orange. Zur Heilung auf seelischer und geistiger Ebene eignet sich die Mischung:

Weihrauch	9 Tropfen
Geranie	9 Tropfen
Benzoe/Bergamotte	7 Tropfen
Neroli	4 Tropfen
Trägeröl	50 ml

Abszess

Ein Abszess kann, besonders in der Brust, sehr schmerzhaft sein. Wenn die Beschwerden durch Selbstbehandlung nicht rasch zu lindern sind, nehmen Sie unverzüglich professionelle Hilfe in Anspruch, da sich ein Abszess in der Brust rasch verschlimmern kann.

Um die Schmerzen zu lindern und Hitze und Verhärtung zu bekämpfen, nehmen Sie Kamille, Lavendel und Eukalyptus oder Römische Kamille, Lavendel und Teebaum.

Echte Kamille	7 Tropfen
Lavendel	5 Tropfen
Eukalyptus	2 Tropfen
oder	
Teebaum	5 Tropfen
Lavendel	5 Tropfen
Römische Kamille	5 Tropfen

Geben Sie die Öle von einer der beiden Mischungen auf einen Liter abgekochtes und abgekühltes Wasser oder Kamillentee und tränken Sie sterilen Mull oder Flanell in der Lösung. Bedecken Sie die ganze Brust mit dem Tuch und lassen Sie die Öle zehn Minuten lang einwirken. Wiederholen Sie diese Behandlung nach einer Viertelstunde, bis der Zustand sich bessert. Wenn nach einigen Stunden noch keine Besserung festzustellen ist, suchen Sie einen Arzt auf. Falls Sie stillen, waschen Sie die Ölmischung gründlich ab, bevor Sie Ihr Baby anlegen.

Äderchen, geplatzte

Bei den sogenannten geplatzten Äderchen handelt es sich eher um gedehnte Kapillaren. Sie können durch starke Temperaturschwankungen, Rauchen oder Alkoholkonsum verursacht oder durch eine ererbte Neigung bedingt sein, die durch die genannten Faktoren verstärkt wird.

Vasokonstriktive Öle – sie bewirken, dass die winzigen Blutgefässe sich zusammenziehen – sind beispielsweise Kamille, Zypresse, Petersilie und Rose. Geben Sie sie zusammen mit Sandelholz und/oder Neroli für eine 2prozentige Lösung in Pfirsichkernöl und wenden Sie die Mischung morgens und abends an. Diese Rezeptur hat sich als erfolgreich erwiesen, allerdings nur nach regelmässiger Anwendung über einen längeren Zeitraum hinweg. Wenn Sie die Ölmischung täglich anwenden, können Sie spätestens in 6–8 Wochen mit Resultaten rechnen.

Sandelholz	12 Tropfen
Neroli	4 Tropfen
Zypresse/Petersilie	9 Tropfen
Trägeröl	25 ml

Streichen Sie die betroffene Partie sanft mit dem Öl ein. Meiden Sie Temperaturextreme, Alkohol und Tabak.

Adstringierend
Adstringierende Öle sind eine Hilfe bei Wasseransammlungen im Gewebe und tragen dazu bei, erschlafftem Gewebe Tonus zu verleihen. Zu den adstringierend wirkenden ätherischen Ölen zählen Rose, Sandelholz, Wacholder, Weihrauch, Zedernholz und Zypresse (siehe auch: Alter, Haut, Ödeme).

Ärzte
Ganz gleich, ob Sie sich auf die Seite der «alternativen», der «ergänzenden» oder der «Schul-»Medizin stellen, Sie sollten für jedes Mittel, das Ihnen auf dem Wege zur Gesundheit hilft, offenbleiben; und aus welchem Lager Sie auch kommen, sollte die Behandlung jeweils eine ergänzende sein. Die überwiegende Mehrheit der Schulmediziner sind Menschen, die sich sehr um ihre Patienten und deren Wohl kümmern. Sie sind an allem interessiert, das ihren Patienten helfen (und ihre eigene Arbeitsbelastung erleichtern!) kann. Sprechen Sie mit ihm oder ihr darüber, wenn Sie alternative Behandlungswünsche haben, und Sie werden vielleicht angenehm überrascht. Auf der anderen Seite sind auch nicht alle «alternativen» Behandler einfach nur «Spinner», sondern für eine Zusammenarbeit mit der Schulmedizin bereit! Finden Sie heraus, ob Sie von beiden Seiten einander ergänzende Hilfe bekommen können, und achten Sie dabei jeweils auf eine offene Zusammenarbeit.

Akne
siehe unter: Haut, fettige

Akupunktur/Akupressur
Die Geschichte der chinesischen Medizin ist umfassend dokumentiert und in ihren weitgehend unveränderten Grundprinzipien überliefert. So sind die Grundlagen der Akupunktur heute vielen bekannt. Nach der traditionellen Akupunktur-Theorie entsteht Krankheit, wenn das Gleichgewicht der einander ergänzenden Kräfte Yin und Yang gestört ist. Diese innere Harmonie und ihr kontinuierlicher Strom innerhalb des Körpers wird reguliert durch den freien Fluss des Chi, der Lebenskraft (wörtlich: Luft, Atem). Das Chi fliesst durch Bahnen, die sogenannten Meridiane, durch den Körper, und die

in der Akupunktur verwendeten Nadeln – oder der Fingerdruck in der Akupressur – stimulieren die verschiedenen Punkte längs der Energiebahnen und beeinflussen so die Organe oder Funktionen, die mit dem jeweiligen Energiestrom in Verbindung stehen. Die Energiebahnen oder Meridiane unterscheiden sich ganz von den Bahnen des Lymph- und Blutgefäss- sowie des Nervensystems. Es gibt vierzehn Hauptmeridiane, zwölf davon sind als Paare, zwei nur einmal vorhanden, halb Yin und halb Yang. Jede Blockade oder Störung im Laufe dieser Bahnen führt zu einer Disharmonie in den jeweiligen Organen oder verursacht eine Störung irgendwo im Organismus. Eine Störung in einem Organ kann aber auch ein oberflächliches oder inneres Symptom in einem anderen Teil des gleichen Meridians bewirken und eine Unterbrechung der verschiedenen Funktionen zur Erhaltung und zum Schutz des Körpers zur Folge haben. Es gibt über dreihundertsechzig Druckpunkte im Verlauf der Meridiane, die alle miteinander verbunden und für die harmonische Funktion des Ganzen gleich wichtig sind.

Akupunktur, Akupressur, ganzheitliche Aromatherapie, Meditation und Yoga werden weithin genutzt, um ein Gleichgewicht von Körper, Seele und Geist zu pflegen – oft verbunden mit einer wirkungsvollen Linderung von Schmerzen, Abhängigkeit und Krankheit. Die Massage längs der Energiebahnen, besonders mit Hilfe ätherischer Öle, kann stimulieren und entstauen und damit einen Beitrag zur Stärkung des Organismus und zur Verhütung gewöhnlicher Beschwerden leisten, indem jene Balance von innen und aussen gepflegt wird, um die Harmonie, aus der alles kommt, zu erhalten oder zu erlangen.

In China wird die Akupunktur bei manchen grossen Operationen als Alternative zur Anästhesie eingesetzt, und obwohl wir hierzulande noch nicht so weit sind, werden Akupunktur, Akupressur, Reflexzonentherapie, Aromatherapie und viele andere Formen «alternativer» Medizin auch im Westen immer mehr praktiziert, und zahllose Untersuchungen berichten von Heilungen und Besserungen (Which? survey, 1985). Im Jahre 1955 führte das weltweite Interesse an chinesischer Medizin in England zur Gründung der Akademie für traditionelle chinesische Medizin, ein wichtiges Forschungszentrum, das dem britischen Gesundheitsministerium untersteht. Dank dem rapide zunehmenden öffentlichen Interesse untersuchen zahllose andere Institute die Rolle der ergänzenden Medizin in Diagnose,

Behandlung und Verständnis des Krankheitsvorgangs, um der wachsenden Nachfrage nach Behandlung und Information entgegenzukommen.

Akut

Akut bedeutet: rascher Beginn, ernste Symptome und kurze Dauer – wie bei jedem starken Schmerz oder intensiven Symptom.

Alkohol

Der Konsum von Alkohol, sei es vor der Empfängnis oder während der Schwangerschaft, kann Ihr Baby beeinträchtigen. Obwohl viele Frauen sich – aus eigenem Wunsch oder aus Notwendigkeit – entscheiden, während der Schwangerschaft überhaupt keinen Alkohol zu trinken, dürfte ein gelegentliches Glas Wein, Bier oder Sekt keine grosse Auswirkung auf Sie selbst oder das Baby haben. Das Risiko ist während der ersten drei Schwangerschaftsmonate am grössten; wenn Sie jedoch den gelegentlichen Drink geniessen, dann überschreiten Sie nicht das absolute Maximum von vier Einheiten pro Woche – und keinesfalls vier Einheiten auf einmal!

Je höher der Alkoholkonsum steigt, desto grösser wird auch das Risiko, und Babys von Frauen, die während der Schwangerschaft viel trinken, können die «Alkoholembryopathie» entwickeln. Diese schwere Schädigung tritt nur bei Babys auf, deren Mütter mehr als zehn Einheiten pro Tag trinken. Sie bedeutet eine Verlangsamung von Wachstum und Entwicklung, Nieren-, Herz- und Extremitätendefekte und eine charakteristische Entstellung des Gesichts. Alkoholiker haben aufgrund des Übermasses an Alkohol im Blut Ernährungsmängel – darunter Zink- und andere Mineraldefizite –, die das Baby sichtbar beeinträchtigen.

Der «empfohlene» maximale wöchentliche Alkoholkonsum ist für Männer einundzwanzig Einheiten und für Frauen vierzehn Einheiten unter der Voraussetzung, dass in beiden Fällen zwei bis drei völlig alkoholfreie Tage eingehalten werden. Während der Schwangerschaft ist das Höchstmass vier Einheiten pro Woche, wobei vier bis fünf Tage alkoholfrei bleiben müssen. Eine Einheit bezieht sich auf das Standardmass für Wein, Sherry, Spirituosen oder einen Viertelliter Bier oder Apfelwein – obwohl Wein und Apfelwein etwas mehr als eine Einheit Alkohol enthalten. Wenn Sie das Bedürfnis nach Aufheiterung haben, versuchen Sie es mit ätherischen Ölen.

- Für Zuversicht: Jasmin, Weihrauch oder Sandelholz,
- bei Niedergeschlagenheit oder Unruhe: Bergamotte, Neroli, Geranie oder Lavendel,
- bei emotionaler Erschöpfung: Rose, Geranie, Neroli oder Weihrauch,
- bei Wut oder Stimmungsschwankungen: Rosenholz, Kamille, Rose oder Geranie,
- während der Schwangerschaft: Neroli, Bergamotte, Weihrauch, Rosenholz.

Verwenden Sie diese Öle in einer 2prozentigen Lösung mit insgesamt 25 Tropfen auf 50 ml Trägeröl, oder träufeln Sie aufs Taschentuch einige Tropfen von Ihren liebsten Düften aus dieser Auswahl.

Aller Anfang ist schön (siehe auch: Entbindung)

Die ersten Wochen mit Ihrem Baby sollen hier eigens behandelt werden, denn es ist gerade diese Phase, in der Sie – mehr als in jeder anderen – so viel Zeit wie möglich einrichten sollten, um miteinander zu sein, zu lieben, zu lernen und zu teilen – besonders, wenn auch Ihr Partner bei Ihnen sein kann. Lernen Sie über und voneinander, indem Sie einander nahe sind. Nicht jedem fällt dies leicht, und viel hängt davon ab, wie wohl, glücklich und entspannt Sie und das Baby – und Ihr Partner – sich fühlen. Aber dieser Anfang ist eine spezielle, fast magische Zeit für Sie, aus der Sie das Allerbeste machen sollten, damit Ihr Baby und Ihre neue Familie den bestmöglichen Start erleben.

Die erste Begegnung mit dem Baby ist für den Vater oft ebenso intensiv und bewegend wie für die Mutter. Vom ersten, wunderbaren Augenblick der Geburt an fühlen und erleben Sie die erstaunliche Wärme und Energie eines neugeborenen Menschen hautnah. Ihr Kind ist zu Ihnen beiden gekommen, es liegt in Ihren Armen, und endlich begegnen Sie diesem warmen, faltigen, still-wachen kleinen Wesen auch im Äusseren. Jetzt können die aussergewöhnlichsten Dinge beginnen. Nach der Trennung, der Entbindung, sind sie nun zwei, und sobald das Baby die Augen öffnet und Sie seine süsse, zarte Wärme und Leichtigkeit aufnehmen, beginnt sich die Kommunikation zwischen Ihnen mit dem einfachsten, elementarsten Mittel des Austauschs zu entfalten: der Berührung. Und eine ganz neue Welt tut sich auf...

Das Kleine nimmt den Duft der Mutter und ihrer Milch wahr, es spürt Ihre Haut und die Luft, Struktur und Temperatur, es kann den Klang Ihrer Stimme hören, wenn Sie zum erstenmal sagen: «Hallo, du» – und es blickt in Ihre Augen und schaut Sie an, als würde es Sie schon lange kennen.

Sobald wie möglich nach der Entbindung wird es Zeit, dass die neue Familie allein zusammen ist. Diese erste Stunde ist so wichtig – und das Waschen von Mutter und Kind, das Wiegen und Messen, und selbst der Sekt können warten. Nach der ersten Stunde, wenn sich Mutter und Kind nach all der Schwerarbeit entspannt haben und auch der Vater sich endlich entspannen kann, wird das Baby vermutlich einen langen Schlaf tun. In dieser ersten gemeinsamen Zeit beginnt das Bonding (der Bindungsprozess), begegnen Sie einander, und Neues nimmt seinen Anfang.

Das Neugeborene erkennt seine Mutter am Geruch. Aidan Macfarlane testete gestillte Babys im Alter von zwei und sechs Tagen und stellte fest, dass sie die Stilleinlagen ihrer eigenen Mutter sowohl denen einer anderen stillenden Frau als auch ungebrauchten vorzogen («Olfaction in the development of social preferences in the human neonate» in: Parent Infant Interaction, Ciba-Symposium 33, Amsterdam Elsevier 1975).

Glücklicherweise ist es heute nicht mehr die Regel, Mutter und Kind nach der Entbindung zu trennen – wenn es keine Komplikationen gibt –, und die Mütter müssen nicht mehr sehnsüchtig warten, bis ihnen die Babys zurückgegeben werden zu einer Zeit, wenn es in die Krankenhausroutine passt. Es gibt viele Kliniken, die eine warme, liebevolle Umgebung bieten, nicht nur um hier ein Kind auf die Welt zu bringen, sondern auch für die Geburt einer Familie. Tun Sie selbst etwas für die Atmosphäre, in der Sie sich wohl fühlen, und verwenden Sie ätherische Öle auch im Kreisssaal oder Geburtszimmer – nicht nur «therapeutisch» vor, während und nach der Entbindung.

Allergien, Überempfindlichkeit

Nehmen Sie während der Schwangerschaft möglichst keine grösseren Veränderungen in Ihrer Ernährung und Lebensweise vor. Die meisten Frauen entwickeln in der Schwangerschaft bestimmte Vorlieben und Abneigungen, doch diese sind normalerweise durch eine erhöhte Empfindlichkeit – besonders des Geruchs- und Geschmackssinnes – bedingt. Wenn Sie ein

Lebensmittel aufgeben, sollten Sie darauf bedacht sein, es durch ein anderes zu ersetzen, das ihm etwa entspricht.

Eine gesteigerte Empfindlichkeit mag sich auch gegenüber Kosmetika und Toilettenartikeln zeigen, auch gegen manche ätherischen Öle. Es gibt viele Produkte auf dem Markt, die «reine ätherische Öle» zu sein vorgeben; manche davon sind fertige Mischungen. Meiden Sie jedoch billige, synthetische Erzeugnisse, da diese mit grösserer Wahrscheinlichkeit eine allergische Reaktion auslösen und niemals die therapeutischen Eigenschaften eines natürlichen Öls besitzen.

Eine Allergie ist eine Reaktion auf Substanzen, die bestimmte Symptome hervorrufen, sobald man ihnen begegnet. Als Begegnungsmöglichkeiten kommen Inhalation, Einnahme, Berührung oder Injektion in Betracht. Unter normalen Umständen reagieren Antikörper im Blut und Gewebe auf die Antigene, ohne dass es zu weiteren Problemen kommt. Wenn jemand aber allergisch auf eine Substanz ist, kann eine spezifische Reaktion ausgelöst werden von Heuschnupfen und Asthma bis hin zu schwerer Dermatitis, Migräne, Ernährungsproblemen und gebremstem Wachstum von Kindern.

Ein Experiment an der medizinischen Fakultät der Dukes University zeigte bereits eine Zunahme des Histamins – des natürlichen Stoffes, der bei einer allergischen Reaktion ins Blut ausgeschüttet wird –, sobald eine Substanz gerochen wird, auf die man allergisch ist. Die durch eine Allergie im Organismus verursachte Störung ist oft die Folge einer Übermenge einer bestimmten Substanz (von Lebensmitteln bis hin zu Pflanzenpollen). Babys können eine Allergie gegen Kuhmilch entwickeln, besonders wenn sie gestillt wurden und gerade entwöhnt werden. Oft ist Sojamilch ein guter Ersatz, und die Toleranz gegenüber Kuhmilchproteinen kehrt allmählich zurück.

Kinder entwickeln häufig Lebensmittelallergien. Allergische Reaktionen auf Weizen oder Zucker sind bei Kindern besonders verbreitet; dann gilt es eine Alternative zu Brot und besonders den gezuckerten Getränken zu finden. Viele Kinder haben Allergien oder eine Überempfindlichkeit gegen Zusatzstoffe und Konservierungsmittel und zeigen eine deutliche Besserung, sobald bestimmte Produkte vom Speisezettel gestrichen werden. Übertreiben Sie nicht den Ausgleich durch Ersatzprodukte, da diese eine weitere Störung verursachen können.

Der erste Schritt bei der Behandlung einer Allergie besteht darin, die Substanz(en) festzustellen, die die Reaktion auslöst. Dies ist möglich durch einen Allergietest beim Arzt, mit Hilfe kinesiologischer Muskeltests (siehe: Kinesiologie), durch eine allmähliche Desensibilisierung oder eine Ausschluss-Diät. Die Versuche, bestimmte Lebensmittel oder Produkte zu identifizieren oder zu vermeiden, können lästiger sein als die Allergiesymptome, deshalb spielen Einfühlungsvermögen und Verständnis hier eine wichtige Rolle. Der Arzt stützt sich möglicherweise ganz auf Antihistaminika und Salben, um die allergischen Reaktionen einzudämmen. Viele Allergien – auch die Kleinkind-Ekzeme, das Asthma bei Kindern und der Heuschnupfen des Erwachsenen – gehen jedoch im Zuge von Veränderungen im Hormonhaushalt von selbst zurück. Bei der aromatherapeutischen Behandlung geht es darum, die Überreaktion im Organismus auszugleichen und Anspannung und Stress zu lindern.

Nehmen Sie bei Entzündungen und Hautsymptomen:

Echte Kamille	8 Tropfen
Lavendel	8 Tropfen
Rose	5 Tropfen
Melisse	5 Tropfen

Bereiten Sie eine 2½prozentige Verdünnung, mit der Sie die betroffene Stelle jeden zweiten Tag zehn Tage lang behandeln. Pausieren Sie dann vier Tage lang und wiederholen Sie danach die Behandlungsserie. Sie können diese Öle auch ins Badewasser geben, da sie – abgesehen von ihrer entzündungshemmenden, heilenden und wohltuenden Wirkung – auch zur Stresslinderung beitragen.

Nehmen Sie bei Stress und Unruhe:

Rose	8 Tropfen
Muskatellersalbei	6 Tropfen
Neroli	6 Tropfen
Sandelholz	6 Tropfen

Fertigen Sie eine 2½prozentige Verdünnung an, indem Sie die genannten Mengen in 50 ml Trägeröl geben, das Sie zur Körpermassage verwenden, besonders im Bereich der Wirbelsäule. Die gleiche Mischung eignet sich auch als Badezusatz. Während der Schwangerschaft ersetzen Sie Rose durch Melisse und Muskatellersalbei durch Weihrauch.

Alter und Altern

Das Altern passiert uns allen vom ersten Tage an, und daran kann niemand etwas ändern. Aber es gibt eine Art, schön zu altern, jünger auszusehen und sich jünger zu fühlen als die meisten Menschen Ihres Alters.

Der natürlichste und angenehmste ist auch der positivste Weg zum jüngeren Aussehen. Wer möchte denn wirklich Schmerzen und Trauma von Operationen, Injektionen, Hormone oder die zahllosen anderen «Wunder» über sich ergehen lassen, die Millionen kosten und uns vorübergehend oder schlagartig jünger aussehen lassen? (... besonders, wenn es einen effektiven, natürlichen und durchaus angenehmen Weg gibt, Jugend und Schönheit zu erhalten!)

Wir alle kennen jemanden, der gesund und glücklich ist, der von innen heraus strahlt und als Inbegriff von Jugendlichkeit gilt, da er voller Leben und Lebenskraft ist. Es gibt andere, deren Körper vielleicht durchsetzt ist von den Giftstoffen einer ungesunden Ernährung oder Lebensweise, die voller Stress und Anspannung sind und sich elend fühlen; sie sehen aus, als wären sie doppelt so alt, wie sie wirklich sind. Gesundheit und Vitalität kommen aus innerer Harmonie und Leichtigkeit, und genau hierauf haben Aromatherapie und ätherische Öle den grössten Einfluss.

Der Hauptvorteil der Aromatherapie ist, dass sie eine schöne Behandlung sein kann. Die Düfte sind zauberhaft, die Behandlung ist pflegend und wiederherstellend zugleich, und Vorteile und Annehmlichkeit der Entspannung durch die Massage stehen ausser Frage. Ein entspannter und gesunder Körper kann sich erfolgreich von angesammelten Toxinen befreien und ein gesundes Strahlen auf die ermattete Gestalt und Haut bringen.

Die Zellerneuerung ist der Schlüssel zur Gesundheit und Schönheit, und sie geschieht hauptsächlich von innen heraus. Natürlich gibt es viele äussere Faktoren, die zur Alterung beitragen – wie die Einwirkung von Temperaturextremen, zuviel Sonnenlicht und kaltem, trockenem Wind –, aber die Haut als grösstes Organ des Körpers spiegelt den Zustand des ganzen Organismus wider. Eine gute körperliche Verfassung hilft uns, auch geistig fit und wach zu bleiben – und ein reges, waches Denken hat auch seine Wirkung auf den Körper. Streben Sie nach dem Bestmöglichen, gleichgültig, wie alt Sie sind (oder sich fühlen)!

Mischen Sie folgendes zu einem nährenden Basisöl:

Mandel/Pfirsich/Aprikose	70 ml
Jojoba	10 ml
Avocado	10 ml
Weizenkeim	10 ml

Als Hilfe bei Falten bereiten Sie eine 5prozentige Verdünnung in 30 ml Trägeröl (vorzugsweise Pfirsich, Aprikosenkern oder Haselnuss – oder die vorgenannte Ölmischung) mit:

Neroli/Rose	10 Tropfen
Lavendel/Kamille	10 Tropfen
Geranie	5 Tropfen
Weihrauch	4 Tropfen

für trockene Haut:

Sandelholz	12 Tropfen
Geranie	8 Tropfen
Rosenholz	3 Tropfen
Rose	2 Tropfen

für normale Haut:

Lavendel	11 Tropfen
Sandelholz	8 Tropfen
Ylang-Ylang	4 Tropfen
Geranie	2 Tropfen

für reife Haut:

Lavendel	14 Tropfen
Weihrauch	8 Tropfen
Neroli	3 Tropfen

für fettige Haut:

Zitrone	10 Tropfen
Teebaum	9 Tropfen
Zypresse	6 Tropfen

für besonders empfindliche Haut:

Rosenholz	12 Tropfen
Neroli	6 Tropfen
Rose/Jasmin	6 Tropfen

Amenorrhö

Unter Amenorrhö versteht man das Fehlen, Aufhören oder Ausbleiben der Menstruation. Ausser in den Zeiten vor der Pubertät, während einer Schwangerschaft und oft auch noch während der Stillzeit kann eine Amenorrhö auf eine Abweichung im Hormonhaushalt, auf Störungen des Hypothalamus, auf einen Funktionsausfall der Eierstöcke, auf Magersucht (Anorexia nervosa) oder starke Schwankungen des emotionellen Gleichgewichts zurückgehen. Unter dem Stichwort Menstruation finden Sie eine geeignete Rezeptur.

Analgetikum

Ein Analgetikum ist ein schmerzlinderndes Mittel, das im allgemeinen örtlich angewandt wird. Zu den analgetisch wirkenden ätherischen Ölen gehören Pfefferminze, Rosmarin, Lavendel, Kamille, Geranie und Eukalyptus, wobei die Aromatherapie die körpereigenen Schmerzmittel aktiviert (siehe auch unter: Endorphine, Schmerz).

Anaphrodisiakum

Das Gegenteil eines Aphrodisiakums nennt man Anaphrodisiakum; es bewirkt eine Verminderung des sexuellen Verlangens. Majoran ist im Bereich der Aromatherapie das stärkste Anaphrodisiakum, doch sollten Sie es nicht verwenden, wenn Sie niedergeschlagen und deprimiert sind. Zum Glück kommen zuviel Libido und Depression gleichzeitig nur selten vor...

Angst

Die meisten Ängste können gelindert und vertrieben werden durch liebevolle Zuwendung. Das In-den-Arm-Nehmen wirkt Wunder, aber auch eine Aromatherapie-Massage.

Nehmen Sie Rose, Neroli oder Jasmin, Bergamotte, Geranie, Lavendel, Majoran, Rosenholz.

Lavendel	12 Tropfen
Geranie	8 Tropfen
Rose, Neroli oder Jasmin	3 Tropfen

während der Schwangerschaft:

Melisse	12 Tropfen
Weihrauch	5 Tropfen
Neroli	3 Tropfen

Bei einem Baby oder Kleinkind kann eine sanfte, aber feste Fussmassage Wunder wirken, besonders wenn das Kleine viel zu aufgeregt ist, um eine andere Massage geniessen zu können. Halten Sie seinen Fuss in der Hand und bearbeiten Sie sanft, aber fest mit dem Daumen die Sohle. Diese Methode wird in der Kinderpflege überall auf der Welt angewandt; sie ist beruhigend und tröstend – und wirkt darüber hinaus Wunder!

Antibiotika

Antibiotika werden verwendet, um Krankheitserreger – gewöhnlich Bakterien oder Pilze – zu bekämpfen. Doch obwohl Antibiotika äusserst leistungsfähig beim Abtöten dieser ungebetenen Gäste sind, können sie auch unschädliche, freundliche Bakterien vernichten, die von Natur aus im Körper sind – was als Nebenwirkung bedeutet, dass sich andere Infektionen entwickeln oder ausbreiten können. Antibiotika beeinträchtigen die Wirkung mancher oraler Kontrazeptiva (der «Pille»). In Laboruntersuchungen hat sich gezeigt, dass ätherische Öle ebenso wirksam und stark sind wie gewöhnliche Antibiotika wie Penizillin, Chloramphenicol, Streptomyzin usw. (mündliche Mitteilung von Robert Tisserand am 31. 7. 1987). Die selektive Wirkung ätherischer Öle tötet nicht die freundlichen Bakterien, sondern fördert die Immunität durch Anregung der körpereigenen Abwehrmechanismen. Antibiotika sollten bei geringfügigen Infektionen nicht eingesetzt werden. Eine häufige Nebenwirkung von Antibiotika-Behandlungen sind Hefe-Mykosen (siehe dort), und wenn Sie empfindlich sind, sollten Sie Ihren Arzt darüber informieren. Acidophilus-Tabletten, die Sie in der Apotheke erhalten, unterstützen ein gesundes Gleichgewicht von freundlichen und «unfreundlichen» Bakterien und sind überdies eine Hilfe zur Ausscheidung von Schlackenstoffen aus dem Organismus.

Antidepressiva

siehe unter: Depression

Antikörper

Antikörper werden im Lymphgewebe produziert als Antwort auf die Anwesenheit einer fremdartigen oder möglicherweise gefährlichen Substanz im Körper. Diese Massnahme ist die Basis der Immunität und «Allergie» und schützt uns vor Schaden. Ätherische Öle, die bei Immunschwächen helfen und die Produktion weisser Blutzellen unterstützen, sind beispielsweise Lavendel, Neroli, Sandelholz und Bergamotte (siehe auch: Immunität).

Apathie

Verfahren Sie wie unter «Angst», doch mit einem mitfühlenden, aber festen, bestimmten Zugriff, und verwenden Sie folgende Öle: Grapefruit, Orange, Jasmin oder Neroli, Basilikum oder Rosmarin, Muskatellersalbei, Weihrauch, Sandelholz.

Orange/Grapefruit	10 Tropfen
Rosmarin/Basilikum	6 Tropfen
Muskatellersalbei	6 Tropfen
Jasmin	3 Tropfen
Trägeröl	50 ml

während der Schwangerschaft:

Orange/Petitgrain	10 Tropfen
Weihrauch	6 Tropfen
Sandelholz	6 Tropfen
Neroli	3 Tropfen
Trägeröl	50 ml

Ein Tropfen von einem dieser Öle oder von einer der Mischungen vom Taschentuch inhaliert oder ins (nicht zu heisse) Bad gegeben, wird Sie aufbauen.

Aphrodisiakum

Sich wohl zu fühlen mit sich selbst und dem Partner, ist eines der besten Aphrodisiaka. Die feinfühlige, intuitive, liebevolle Berührung, die mit der Liebe und dem Lieben einhergeht, kann die tiefste, sinnliche Antwort hervorrufen. Eine sinnliche Massage mit jemandem, den Sie lieben und der sich ebenfalls ganz der Berührung und ihrem Erleben hingibt, erschliesst eine ganze Welt voll neuer Vertrautheit, Entzücken, Freude und oft auch Überraschung. Die Übertragung von Berührungsreizen in Empfindungen und Reaktionen kann eine ganz neue Erfahrung und Erfüllung bringen. Probieren Sie folgendes:

Rosenholz	10 Tropfen
Jasmin oder Ylang-Ylang	9 Tropfen
Muskatellersalbei	6 Tropfen

oder

Rosenholz	13 Tropfen
Ylang-Ylang	8 Tropfen
Jasmin	4 Tropfen

während der Schwangerschaft:

Weihrauch	10 Tropfen
Neroli	5 Tropfen
Patschuli	3 Tropfen

Um eine sinnliche Atmosphäre zu schaffen, versprengen Sie einige Tropfen der hier genannten Öle, oder versuchen Sie es mit Rose, Patschuli oder Sandelholz. Es gibt zahllose Kombinationsmöglichkeiten, und keine zwei von ihnen sind gleich ... probieren Sie es aus!

Aphthen

Nehmen Sie ein Wattebällchen mit einem Tropfen Teebaumöl (während der Schwangerschaft) oder Myrrhenöl (ausserhalb der Schwangerschaft) und tupfen Sie es direkt auf die lädierte Schleimhaut. Wiederholen Sie diese Behandlung so oft wie notwendig.

Asthma

Asthmaanfälle können die Antwort auf ein breites Spektrum von Reizen sein, zum Beispiel Allergien, Emotionen, körperliche Bewegung, Medikamente und Infektionen. Es ist eine vielseitige Krankheit, da die Anfälle in jedem Alter und aus den unterschiedlichsten Gründen auftreten können. Asthmaanfälle tauchen normalerweise in jungen Jahren auf und stehen gewöhnlich in Zusammenhang mit Allergien wie Heuschnupfen und Ekzemen. Entspannung und Stressvermeidung können die Häufigkeit der Anfälle reduzieren helfen.

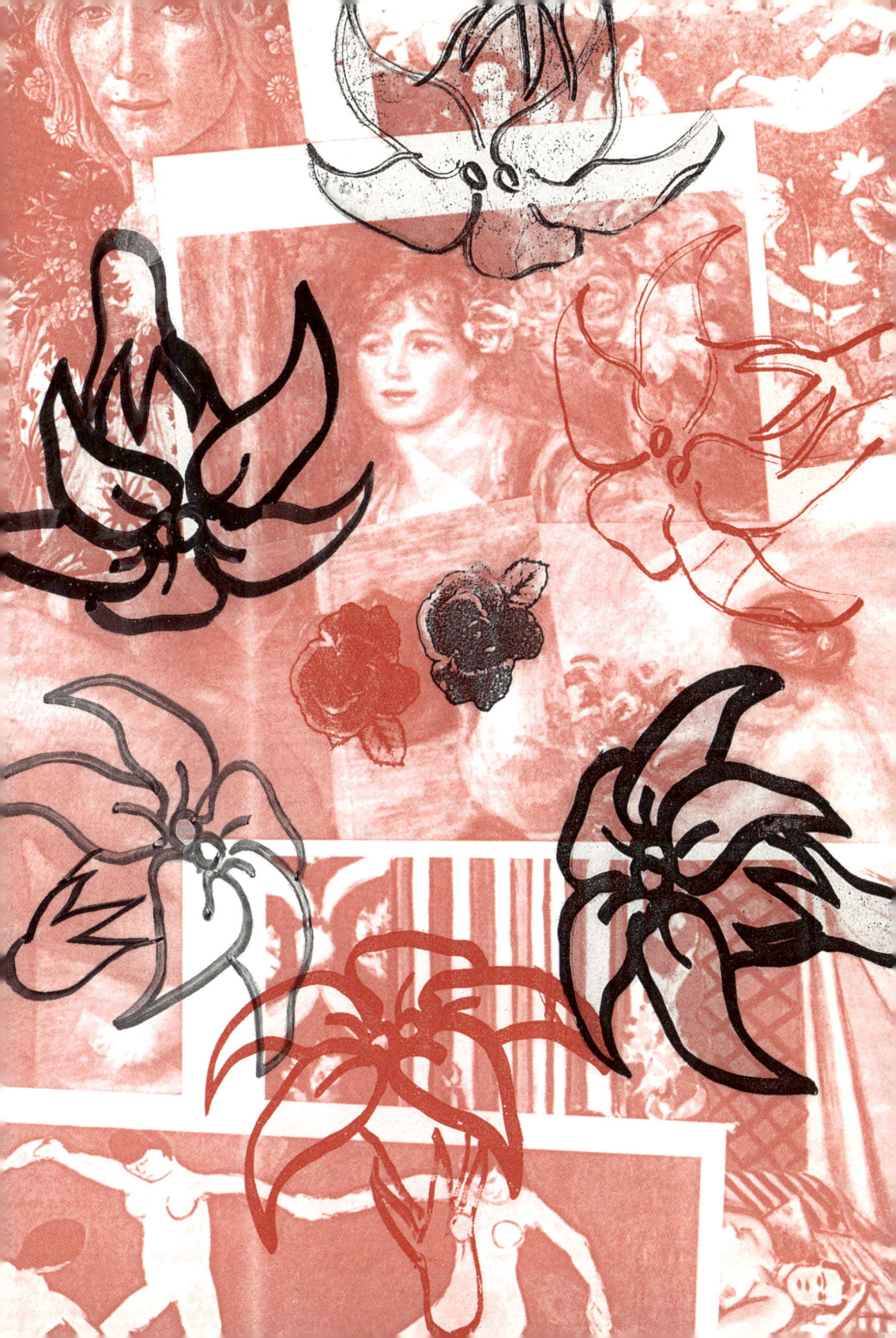

Nehmen Sie Majoran, Weihrauch, Lavendel, Kamille und Melisse. Die Umstände des Anfalls müssen bei der Zusammenstellung einer Ölmischung in Betracht gezogen werden, und es ist durchaus zu empfehlen, eine geeignete Mischung immer zur Hand zu haben. Diese Öle sind sehr sanft, aber wirksam und lindern und beruhigen sowohl den Körper als auch die Emotionen. Die meisten allergischen Reaktionen sind mit Kamillen- und Melissenöl erfolgreich zu behandeln.

Wenn Ihr Kind einen Anfall hat, dann bleiben Sie ruhig und vermitteln Sie ihm Sicherheit, was auch geschieht, denn das Kind wird Ihre Angst aufnehmen. Wie herzzerreissend oder beängstigend es auch ist zu sehen, wie jemand, den Sie lieben, um Luft ringt – Ihre Panik wird es nur verschlimmern. Deshalb bleiben Sie ruhig und schnuppern Sie selbst an der lindernden Ölmischung. Vergessen Sie auch nicht die Möglichkeit, zu Rescue, den Notfalltropfen der Bach-Blüten-Therapie, zu greifen.

Eine Massage kann sehr hilfreich sein und dem Patienten die Geborgenheit, Tröstung und Beruhigung vermitteln, die er braucht.

Lavendel	10 Tropfen
Weihrauch	8 Tropfen
Kamille/Melisse	4 Tropfen
Majoran/Melisse	3 Tropfen
Trägeröl	50 ml

Massieren Sie mit dieser Mischung in langen, festen Strichen längs der Wirbelsäule, die Schultern und Brust. Alternativ können Sie einen Tropfen von jedem Öl auf das Taschentuch geben und davon schnuppern, um die Spannung und Verkrampfung zu lösen, da die Hitze einer Dampfinhalation bei einem Asthma-Anfall kontraindiziert ist. Die Firma Pifco hat nach dem Erfolg ihres Gesichtsbedampfers einen Nasen-Inhalator entwickelt, der die ätherischen Öle mit minimaler Wärmeentwicklung verdampft, so dass praktisch kein Dampf entsteht. Der Inhalator hat auch ein Ansatzstück, mit dem man das Inhalat direkt durch den Mund aufnehmen kann, was zur Behandlung von Hals- und Atemwegserkrankungen recht nützlich ist.

Augen

Verwenden Sie ätherische Öle niemals in den Augen oder in ihrer Nähe, denn sie können die empfindlichen Schleimhäute reizen. Neugeborene haben oft «verklebte» Lider, und das effektivste und natürlichste Mittel dagegen ist das Kolostrum, die sogenannte Vormilch der Mütter. Sie enthält reichlich alle jene Antikörper, die Ihr Kleines brauchen wird. Ein kleiner Spritzer ins Auge wird bei allen möglichen Augenproblemen Ihres Babys Wunder wirken. (Es ist vielleicht ganz gut, dass es seinen Blick noch nicht genau «einstellen» kann.)

Aura

Die meisten Menschen wissen, was man unter einer Aura des Wohlbefindens versteht, doch als Aura bezeichnet man oft auch ein Energiefeld, das manche Menschen in verschiedenen Farben wahrnehmen können, die unterschiedliche Stimmungen und Charakterzüge des einzelnen widerspiegeln. Die in der religiösen Kunst gezeigten Heiligenscheine sind möglicherweise eine symbolische Darstellung der für manche Menschen sichtbaren Aura. Die sogenannte Kirlian-Fotografie zeigt diese Energie, die jedes lebende Wesen – Mensch, Tier oder Pflanze – umgibt. Anhand dieser speziellen «Energie-Fotografie» ist es möglich festzustellen, in welchem Masse die Energie nach einer Behandlung mit ätherischen Ölen und Aromatherapie zugenommen hat. (Der Unterschied zwischen der Aura um ein Stückchen Gemüse aus biologischem Anbau und der um ein Stück gewöhnlicher Massenware ist beträchtlich.) Manche Aromatherapeuten arbeiten nicht nur am materiellen Körper, sondern auch im Bereich der Aura, und glätten eine «ausgefranste» oder hart erscheinende Aura zu einer ruhigen, ausgeglichenen und harmonischen Energiehülle, oder sie verjüngen eine müde, traurige oder hoffnungslose Aura mit einem positiven und energischen Impuls. Die meisten von uns können die Aura fühlen, manche können sie sehen – aber vergessen Sie nicht: Sie kann uns auf mancherlei Weise beeinflussen.

Ausschabung

Eine Kürettage («Ausschabung») wird unter Vollnarkose durchgeführt und umfasst die Dehnung der Zervix (Gebärmutterhals) und die Entfernung der Gebärmutterauskleidung (Endometrium) mit Hilfe einer Kürette (löffelähnliches Instrument). Dies geschieht aus verschiedenen Gründen, meistens jedoch nach einem Abort, um zu gewährleisten, dass keine Reste von Embryo/Fötus oder Plazenta in der Gebärmutter zurückbleiben, die eine grosse Infektionsgefahr bedeuteten. Nach einer Ausschabung kann es oft schon bald zur Empfängnis kommen; denken Sie also an geeignete Verhütungsmassnahmen.

Ausschlag

Unter einem Ausschlag versteht man eine vorübergehende Hauteruption, die zuerst als eine Rötung erscheint und oft mit juckenden, kleinen roten Punkten oder Flecken einhergeht. Ein Ausschlag kann eine örtlich begrenzte Reaktion auf eine von aussen einwirkende Substanz oder Anzeichen einer inneren Störung sein.

Ausschläge kommen bei Kindern oft vor und können so rasch verschwinden, wie sie aufgetaucht sind, oft ohne Grund zur Besorgnis. Sie können jedoch auch Symptome von Infektionskrankheiten wie den Masern sein; wenn Sie also im Zweifel sind, gehen Sie lieber auf Nummer Sicher, und lassen Sie die Angelegenheit von Ihrem Hausarzt prüfen.

Nehmen Sie:
Lavendel 4 Tropfen
Kamille 4 Tropfen

Geben Sie die Öle in ein warmes (nicht heisses) Bad, oder halbieren Sie die Menge und geben Sie sie in einen Liter kühles Wasser oder Kamillentee, um die betroffene Partie darin zu baden. Alternativ können Sie die Mischung auch mit einem breiten, weichen Pinsel auf die Haut streichen.

Bach-Blüten-Therapie

Die Bach-Blüten-Therapie wird von professionellen Behandlern und Laien auf der ganzen Welt seit über fünfzig Jahren erfolgreich eingesetzt. Der Arzt, der der Therapie ihren Namen gab, war Homöopath, Bakteriologe und Facharzt mit Praxis in der Londoner Harley Street. Dr. Bach war ein «Schulmediziner» mit ausserordentlich feinem Gespür und grossem Einfühlungsvermögen für seine Patienten. Er gab seine lukrative Praxis auf, um der Suche nach natürlichen Heilwirkstoffen in der Natur nachzugehen. Er vollendete sein Lebenswerk mit der Entdeckung von achtunddreissig ungiftigen Arzneien, die zumeist aus den Blüten wildwachsender Pflanzen hergestellt werden und zur Behandlung zahlloser Leiden und Erkrankungen sowohl körperlicher als auch psychischer Art geeignet sind. Jede Arznei wird mit einem bestimmten Temperament, Persönlichkeitszug oder Gemütszustand assoziiert, um die Harmonie und das Gleichgewicht von Körper und Gemüt herbeizuführen.

Die Blüten der ausgewählten Pflanzen werden in Quellwasser gelegt, bis ihre Energien in dieses übergehen. Die Arzneien werden entweder unverdünnt – wie die klassischen Notfalltropfen (Rescue Remedy) – verwendet oder in Wasser oder anderer Flüssigkeit verdünnt. Die meisten Zubereitungen mit Quellwasser werden mit Hilfe von Weinbrand oder Weinessig haltbar gemacht. Wie bei der Aromatherapie bedarf es einer genauen Kenntnis jedes Mittels, um den Bedürfnissen des Individuums gerecht zu werden, da keine zwei Krankheitszustände oder Menschen gleich sind.

Die Notfalltropfen bilden vermutlich den bekanntesten Vertreter aus dem Sortiment der Bach-Blüten-Therapie. Es ist eine Kombination aus fünf der achtunddreissig Arzneien: Star of Bethlehem (bei Schock), Rock Rose (bei Terror und Panik), Impatiens (bei Spannung), Cherry Plum (bei Verzweiflung) und Clematis (bei Verwirrung). Dieses in jedem Haushalt unverzichtbare Mittel leistet unschätzbare Dienste in Notfällen, bei Schock, Angst oder in jeder Belastungssituation, sei es zur Vorbeugung, in der Situation oder danach. Es ist besonders hilfreich während der Geburtswehen – und nach der Entbindung, wenn jede dramatische Änderung der Emotionen oder Energien auch das natürliche Gleichgewicht des Babys beeinträchtigt.

Wie bereits die ätherischen Öle, können auch die Bach-Blüten-Mittel in der Behandlung der verschiedensten Gemütszustände sehr viel leisten; sie sind eine gute Hilfe für Schwangere, für Gebärende und Mütter, für Kinder und Väter gleichermassen. Sowohl ätherische Öle als auch Bach-Blüten-Mittel sind Geschenke der Natur, und ihre Wirkung spricht für sich.

Baden

Geben Sie dem Badewasser für Babys und Kinder unter vierzehn Jahren keine ätherischen Öle hinzu, es sei denn unter genauer Überwachung und in sehr gründlicher Verdünnung. Das Öl könnte die empfindlichen Schleimhäute reizen, besonders wenn Wasser in die Augen spritzt.

Es ist – besonders in den ersten Lebenswochen – nicht notwendig, ein Baby jeden Tag zu baden, da dies eher zur Austrocknung der Haut führt. Ausserdem muss die Babyhaut sich umstellen, da sie sich nun nicht mehr in flüssiger Umgebung befindet. Sie könnte auf die «Aussenwelt» durch Trokkenwerden und Abschuppen reagieren (siehe: Hautpflege). Machen Sie an Tagen, an denen Sie das Kind nicht baden, eine Katzenwäsche. Reinigen Sie mit warmem Wasser und einem Wattebäuschchen das Gesicht, und nehmen Sie für die Augen abgekochtes und abgekühltes Wasser und zwei separate Wattebäuschchen. Obwohl man sich über die Richtung beim Säubern nicht einig zu sein scheint, geht der allgemeine Konsens dahin, bis zum Alter von sechs Monaten von der Nase weg, und danach zur Nase hin zu arbeiten. Mädchen säubern Sie im Genitalbereich von vorn nach hinten. Wie oft Sie ihr Kind baden, hängt gewöhnlich davon ab, wie beliebt diese Prozedur ist. Unsere Tochter badete von der ersten Woche an «en famille» und liebt es nach wie vor – wie wir auch. Solange sie warmgehalten wird, das Wasser nicht zu heiss oder kühl ist und sie sich wohl und sicher fühlt, machte es ihr Spass – bis auf die Haarwäsche! (Auch das ist normal.) Die meisten Babys fühlen sich im Wasser wohler, als man oft meint. In tieferem Wasser ist ihr Baby leichter zu stützen – wer badet schon gerne in drei Zentimeter flachem, lauwarmem Wasser? –, doch Sie müssen darauf achten, es sicher zu halten. Eine Hand auf seinen Bauch zu legen, hat eine beruhigende Wirkung. Wenn Ihr Baby sich nicht gerne im Bad waschen lässt, dann lassen Sie es mit der Katzenwäsche bewenden und nutzen Sie die Badezeit nur zum Vergnügen. Halten Sie das Kleine fest an sich, bis es mehr Vertrauen entwickelt und das Bad zu mögen lernt. Erst wenn es älter ist und laufen lernt – besonders wenn es dann den Garten erkundet –, ist das tägliche Bad nötiger.

Für Sie selbst ist ein tägliches Bad mit ätherischen Ölen vermutlich der köstlichste Luxus – und durchaus notwendig. Babys und Kinder sind im Bett, und jetzt haben Sie Zeit für sich ... nutzen und geniessen Sie sie!

Nehmen Sie für ein entspannendes Bad:

Rose	3 Tropfen
Weihrauch	2 Tropfen
Lavendel	2 Tropfen

Nehmen Sie für ein belebendes, aufbauendes Bad:

Geranie	3 Tropfen
Rosmarin	3 Tropfen
Rosenholz	2 Tropfen

Nehmen Sie für ein sinnliches Bad (mit oder ohne Partner):

Muskatellersalbei	3 Tropfen
Ylang-Ylang/Jasmin	2 Tropfen
Geranie	2 Tropfen

Nehmen Sie für ein Bad während der Schwangerschaft für Sie beide:

Rosenholz	3 Tropfen
Lavendel/Weihrauch	2 Tropfen
Neroli	2 Tropfen

Bauch

Bauchschmerzen können die verschiedensten Ursachen von Verstopfung bis zum prämenstruellen Syndrom haben. Viele Schmerzen und andere Beschwerden im Bauchraum sind die Folge von Stress oder Anspannung; in diesem Falle kann die Aromatherapie mit ätherischen Ölen eine gute Hilfe bieten. Die angenehmste und wohltuendste Behandlung sind eine sanfte Massage, Bäder und Umschläge. Wie bei allen Schmerzen gilt auch hier: Konsultieren Sie einen Arzt, wenn die Beschwerden am gleichen Ort länger anhalten.

Bei stressbedingten Bauchschmerzen und für Kinder nehmen Sie:

Römische Kamille	4 Tropfen (2)
Geranie	4 Tropfen (2)
Patschuli	2 Tropfen (1)

Während der Schwangerschaft nehmen Sie:

Rosenholz	4 Tropfen (2)
Orange/Petitgrain	4 Tropfen (2)
Patschuli	2 Tropfen (1)

In beiden Fällen geben Sie die angegebenen Mengen in 30 ml Trägeröl und massieren Sie damit sanft die Bauchregion im Uhrzeigersinn, das heisst, folgen Sie mit den Massagebewegungen der Richtung des Dickdarmverlaufs. Nach einer Mahlzeit sollten Sie mit dem Massieren mindestens eine Stunde warten. Wenn nötig, legen Sie eine warme Packung auf den Bauch. Geben Sie dazu die in Klammern angegebenen Ölmengen einer der beiden Mischungen auf einen Liter warmes Wasser oder Kamillentee.

Empfehlungen zur Behandlung von Koliken des Kleinkindes finden Sie unter dem Stichwort Kolik.

Beruhigungsmittel

Obwohl das Verordnen von Beruhigungsmitteln legal geschieht, können sie zu schwerer Abhängigkeit führen und sollten deshalb – wenn irgend möglich – vermieden werden. Hunderttausende von Menschen nehmen Tranquillizer (zu den bekanntesten gehören Valium und Librium, um nur zwei zu nennen), und fast ebenso viele bemühen sich verzweifelt, von ihnen loszukommen. Beruhigungsmittel werden schon für leichte Beschwerden wie Übelkeit, Schwitzen, Herzklopfen, Schlaflosigkeit oder Niedergeschlagenheit verordnet, die alle durchaus mit Aromatherapie und anderen Formen der Stresstherapie wirksam behandelt werden können.

Wie bei vielen stressbedingten Leiden sind Zeit, fürsorgliche Aufmerksamkeit und Verständnis die Behandlungsaspekte mit dem tiefgreifendsten und zugleich schonendsten Einfluss; gerade aus diesen Gründen ist die ergänzende Medizin hier besonders beliebt.

Wenn Ihnen Beruhigungsmittel verordnet wurden und Sie nun zu einer alternativen Behandlungsform wechseln möchten, dann beraten Sie sich mit Ihrem Hausarzt, besonders wenn Sie die Medikamente bereits einnehmen. Eine plötzliche Reduzierung der Dosis könnte zu schweren und unangenehmen Entzugserscheinungen führen. Doch wenn Sie sich einmal für eine Umstellung der Behandlung entschieden haben, dann versuchen Sie dabeizubleiben. Selbsthilfe, Selbstwertgefühl und Selbstvertrauen sind besonders für jene Personen sehr wichtig, die schon lange Zeit abhängig sind. Gehen Sie eine Verpflichtung mit sich selbst ein: sich selbst zu helfen, um Vereinbarungen einzuhalten, und nicht zu erwarten, dass Ihr Vorhaben so leicht werde wie das Einnehmen einer Tablette.

Zur Zeit der Niederschrift dieses Buches kommen neue Antibiotika zur Behandlung der Depression auf den Markt; sie sollen an die Stelle der vielen Beruhigungsmittel treten, die Abhängigkeit und unangenehme Nebenwirkungen verursachen. Sie ersetzen chemische Elemente, die im Organismus fehlen und dadurch die Depression verursachen, wie die medizinische Forschung festgestellt hat. Gerade wenn Sie unangenehme Nebenwirkungen erlebt haben, sollten Sie immer professionelle Hilfe anstreben und um eine Umstellung der Behandlung bitten.

Beruhigende, lindernde Öle sollte man kombinieren mit stärkenden, positiven Ölen, um den optimalen therapeutischen Nutzen zu erreichen.

Lavendel	10 Tropfen
Neroli	3 Tropfen
Ylang-Ylang	2 Tropfen
oder	
Melisse	10 Tropfen
Rose	3 Tropfen
Sandelholz	2 Tropfen
oder	
Benzoe	8 Tropfen
Echte Kamille	5 Tropfen
Muskatellersalbei	2 Tropfen

Geben Sie diese Zutaten in 30 ml Trägeröl, und verwenden Sie die Mischung zur Massage, zum Riechen oder als Badezusatz. Für den täglichen Gebrauch können Sie einige Tropfen auf das Taschentuch geben und daran schnuppern.

Weitere Rezepturen finden Sie unter dem Stichwort Alkohol.

Bett

Das Bett sollte ein wunderbarer Platz sein, ein Platz zum Entspannen, Kuscheln, Geniessen und für herrliche, heilende Träume. Ein Tropfen Ihres Lieblingsöls kann Ihnen helfen, in die Stimmung zu kommen, die Sie sich gerade wünschen – schlagen Sie unter den jeweiligen Stichwörtern nach! In Babys Zimmer zur Behandlung verschiedener Erkrankungen oder wenn Sie dafür sorgen wollen, dass die Luft frei ist von Krankheitskeimen, stellen Sie eine Schüssel dampfendes Wasser auf den Fussboden – ausser Reichweite für das Baby, damit es die konzentrierten, heissen Dämpfe nicht inhaliert – und geben Sie die geeigneten Öle hinzu.

Bereiten Sie das Zimmer für Ihr Kind so vor, dass es ein schöner, guter Aufenthaltsraum ist, dann wird es hoffentlich gerne zu Bett gehen, wenn es an der Zeit ist (und, wenn Sie Glück haben, sogar schlafen!).

Bewegung

Auf die träge, bequeme Zeit der sechziger und siebziger Jahre folgte die Fitnesswelle der achtziger; Interesse und Begeisterung für körperliche Fitness stiegen rapide an. Zweifellos sind Gesundheit und Wohlbefinden durch eine ausgeglichene Diät, Bewegung und gesunde Lebensweise zu steigern. Bewegungsübungen sind gewiss kein Allheilmittel – doch sie sind auch nicht gefährlich, solange sie richtig ausgeführt werden, besonders wenn Sie alles unternehmen, um nach Schwangerschaft und Entbindung Ihre frühere Form zurückzugewinnen. Bevor Sie sich einem Fitness-Programm verschreiben, sollten Sie Ihren Hausarzt konsultieren, um zu klären, ob es das richtige für Sie ist.

Das Aufwärmen ist wichtig, um die Muskeln zu lockern und zu dehnen und um Verletzungen und Schäden bei den Übungen vorzubeugen. Gleichermassen wichtig ist eine angemessene «Abkühlungsphase» zur Vorbeugung gegen zuviel Milchsäure und Muskelkater. (Ein wenig Muskelkater zeigt, dass Sie mit Ihren Muskeln gearbeitet haben und gewiss nicht perfekt in Form sind; aber wenn Sie nach Ihren Übungen nicht mehr gehen können, haben Sie es bestimmt übertrieben.) Bewegungsübungen können zweifellos Stress, Ängstlichkeit und Niedergeschlagenheit lindern, berufliche und sexuelle Leistungsfähigkeit steigern und dazu beitragen, dass Sie vor Gesundheit strahlen, strotzen und länger leben – doch es gibt auch Fallstricke. Manche schwere Verletzungen und andere körperliche Beeinträchtigungen sind durch übertriebenes Training entstanden, darunter Verletzungen und Zerrungen von Muskeln und Sehnen, Schwächung von Libido und Fruchtbarkeit und sogar Herzattacken.

Vorausgesetzt Ihr Übungsprogramm wird unter den richtigen Umständen mit der richtigen Ausrüstung durchgeführt und Sie selbst sind nicht plötzlich wild darauf aus, augenblicklich Höchstleistungen zu erzielen, können Sie das Risiko von Muskelverletzungen oder ernsten Schäden vermeiden. Hören Sie auch hier auf Ihren Körper, und wenn er hier und da anfängt zu ächzen oder zu stöhnen, dann lassen Sie ein wenig nach. «Aufs Ganze zu gehen», ist erwiesenermassen der falsche Weg. Um fit und fitter zu werden, trainieren Sie Körper und Muskeln, mehr Arbeit mit weniger Aufwand zu leisten – und zwar allmählich, Schritt für Schritt. Regelmässiges Training in mindestens drei 30–40minütigen Einheiten im Laufe der Woche wird Herz und Lungen herausfordern, schwerer zu arbeiten, um die Muskeln mit Sauerstoff zu versorgen; dabei wird Energie verbraucht und Übergewicht reduziert. Je fitter Sie werden, desto schwerer müssen Sie arbeiten, um den gleichen Erfolg zu spüren; die Muskeln werden kräftiger, und Sie selbst fühlen sich immer besser in Form – und sehen auch entsprechend aus. Fangen Sie während der Schwangerschaft ohne die Billigung Ihres Arztes oder der Hebamme kein neues Training an. Zur Anregung der Durchblutung und zum Aufwärmen der Muskeln vor dem Training nehmen Sie:

Rosmarin	10 Tropfen
Lavendel	8 Tropfen
Grapefruit	5 Tropfen
Schwarzer Pfeffer	2 Tropfen
Trägeröl	50 ml

Nach dem Training und zur besseren Ausscheidung von Toxinen, Milchsäureüberschüssen und damit zur Vorbeugung von Muskelkater nehmen Sie auf 50 ml Basisöl (oder ins Bad, Mengenangaben in Klammern):

Lavendel	10 Tropfen (5)
Petitgrain	6 Tropfen (2)
Lemongrass	5 Tropfen (2)
Wacholder	4 Tropfen (1)

Blähungen

Blähungen können entstehen nach überreichlichem Essen oder nach dem Verzehr besonders gasbildender Speisen. Wenn es sich nicht um ein vorübergehendes Problem handelt, ist die Konsultation eines qualifizierten Ernährungsberaters und möglicherweise eine Änderung der Diät zu empfehlen. Zu den hilfreichen ätherischen Ölen gehören Fenchel und Pfefferminze, allerdings nicht während der Schwangerschaft. Zusätzlicher Druck auf die inneren Organe kann während der Schwangerschaft grosse Unannehmlichkeiten bereiten, zum Beispiel Herzklopfen, Sodbrennen und Flatulenz. Der Druck durch «obere» oder «untere» Winde kann sich verschlimmern, besonders wenn man sie nicht freilässt, um es nicht krasser zu formulieren; lassen Sie also unauffällige Gelegenheiten nicht ungenutzt. Versuchen Sie, Ihren Darm regelmässig zu entleeren, damit keine Gasstauungen entstehen können. Während der Schwangerschaft verwenden Sie Zitronen- und Bergamotteöl zum Inhalieren oder in der Duftlampe. «Windbildungen» nach der Entbindung können durch eine Schwäche der Beckenbodenmuskulatur bedingt sein; vernachlässigen Sie also nicht Ihre Rückbildungsübungen! (siehe auch: Verstopfung)

Blasen (Haut-)
Das ätherische Benzoe-Öl hilft zur Vorbeugung gegen Blasenbildung, Lavendel wirkt heilend. Wenn die Blase mit Flüssigkeit gefüllt ist, stechen Sie sie mit einer sterilisierten, in Teebaumöl getauchten Nadel auf, und behandeln Sie dann mit Lavendel, um die Heilung zu unterstützen. Ein Tropfen Lavendelöl auf einem Pflaster ist eine praktische Massnahme und dürfte den Schaden beheben – doch soviel frische Luft wie möglich ist bei weitem das beste Mittel.

Blasenentzündung
Unter Zystitis versteht man eine Entzündung der Blase, die in den meisten Fällen durch bakterielle Krankheitserreger verursacht wird, die im Darm und um seine Öffnung herum leben, in die Wasserwege (Harnröhre) eindringen und in die Blase gelangen, wo sie sich vermehren. Dies bewirkt eine Reizung in der Auskleidung der normalerweise keimfreien Blase und führt zu einer Entzündung. Deren Symptome sind gewöhnlich ein brennender Schmerz in der Harnröhre sowie häufiger Harndrang – und dann die Unfähigkeit, Wasser zu lassen. Mit einer Blasenentzündung können auch Schmerzen im unteren Teil des Rückens oder im Unterleib verbunden sein, und der etwas trübe Urin enthält manchmal Blutspuren. Bei Frauen sind die Eingänge zu Harnröhre, Vagina und After recht nahe beieinander; die Bakterien haben es nicht weit, und so sind von Blasenentzündungen hauptsächlich Frauen betroffen. Bei Männern und Kindern ist diese Erkrankung selten; falls der Verdacht besteht, sollte der Patient den Arzt aufsuchen.

Obwohl die häufigste Ursache eine bakterielle Infektion ist, gibt es noch andere Gründe wie Allergien auf Toilettenartikel, eine besonders empfindliche Blase oder die Reizung der Harnröhre beim Geschlechtsverkehr. Nehmen Sie immer professionelle Hilfe in Anspruch, wenn die Attacken häufig sind, die Beschwerden mehrere Tage anhalten und besonders wenn Sie schwanger sind. Die Infektion kann sich, wenn sie nicht überwacht wird, auf die Nieren ausdehnen, und gerade während der Schwangerschaft ist das Risiko einer Niereninfektion besonders gross.

Die wichtigste Aufgabe besteht darin, die Keime aus der Blase zu spülen. Wasser ist hierzu das beste Getränk, und wenn Sie alle zwanzig Minuten mindestens einen Viertelliter trinken, werden die Krankheitserreger allmählich verdünnt und ausgespült. Gerstenwasser oder Natronwasser (falls Sie das ertragen!) sind ebenfalls gut zu trinken, da sie das Säure-Basen-Gleichgewicht wiederherstellen. Die Beschwerden werden nachlassen, wenn Sie mehr trinken. Der Schmerz und die Furcht vor einer Attacke können recht belastend sein, aber versuchen Sie trotzdem, sich zu entspannen. Legen Sie sich Umschläge mit ätherischen Ölen auf Bauch und Rücken und eine wohlige Wärmflasche darüber.

Verwenden Sie für eine Ganzkörpermassage zur Linderung von Stress und Beschwerden oder zur Massage von Bauch, Hüften und unterem Rücken eine 2½prozentige Lösung mit einer der beiden folgenden Mischungen:

Kamille, Lavendel, Zedern- oder Sandelholz – oder: Kamille, Bergamotte, Fenchel/Eukalyptus (bei beiden Rezepten jeweils in gleichen Mengen).

Für eine Packung auf den Bauch oder den unteren Rücken nehmen Sie:

Kamille	2 Tropfen
Sandelholz	2 Tropfen
oder	
Kamille	2 Tropfen
Eukalyptus	2 Tropfen

Für regelmässige Bäder nehmen Sie maximal 10 Tropfen einer Kombination aus den genannten Ölen nach Wunsch.

Auch Joghurtkulturen werden als Mittel gegen Blasenentzündung empfohlen, da sie eine gesunde Darmflora aufrechterhalten – wie auch Acidophilus-Präparate. Der regelmässige Einsatz ätherischer Öle (besonders im Bad) und die Beachtung der folgenden Richtlinien sollten Sie vor einer erneuten Erkrankung bewahren.

Trinken Sie reichlich Flüssigkeit, vorzugsweise Wasser, und gehen Sie so oft wie möglich zum Wasserlassen, da das Aufschieben eine neue Schmerzattacke herbeiführen kann. Säubern Sie sich grundsätzlich von vorn nach hinten, um zu verhindern, dass Darmbakterien sich ausbreiten. Waschen Sie sich morgens und abends, und verwenden Sie im Intimbereich keine parfümierten Toilettenartikel. Vermeiden Sie das Tragen von engen Hosen oder Kunstfasern auf der Haut. Wenn Sie verunsichert sind, holen Sie professionellen Rat ein.

Blinddarmentzündung

Die Blinddarmentzündung (Appendizitis) ist immer noch der häufigste Anlass zu einer Notfalloperation bei jungen Menschen. Die Entzündung des Blinddarm-Wurmfortsatzes verursacht Schmerzen im rechten Unterbauch, Fieber und Erbrechen. Wenn die Entzündung weiter fortschreitet, besteht die Gefahr, dass der Blinddarm durchbricht; dann kann es zu einer umfangreichen, gefährlichen Bauchfellentzündung (Peritonitis) kommen. Falls Sie den Verdacht haben, es könnte sich aufgrund der Symptomatik um eine Appendizitis handeln, konsultieren Sie sofort einen Arzt.

Blutdruck, hoher (Hypertonie)

Die Aromatherapie-Massage kann bei Bluthochdruck zuverlässig helfen, besonders in Verbindung mit Veränderungen und Verbesserungen von Ernährung und Lebensweise.

Der Bluthochdruck sollte unter normalen Bedingungen ein vorübergehendes Phänomen sein, wenn er jedoch fortbesteht, kann dies zu ernsteren Erkrankungen führen und das Gefässsystem in Mitleidenschaft ziehen (Arteriosklerose, Atherome), den Blutkreislauf behindern und möglicherweise eine Thrombosenbildung fördern und damit die Wahrscheinlichkeit eines Schlaganfalles oder Herzinfarkts erhöhen. (Atherom heisst Grützbeutel, ein passender Name.) Während der Schwangerschaft sollte der Blutdruck regelmässig geprüft werden, da jeder plötzliche Anstieg zu einer Praeklampsie und zu Komplikationen für Mutter und Baby führen kann (siehe: Praeklampsie).

Blutdruck, niederer (Hypotonie)

Der niedere Blutdruck ist nicht so gefährlich und bei weitem nicht so verbreitet wie der Bluthochdruck. Zu den Symptomen gehören häufige Müdigkeit und Schwindelanfälle. Regelmässige Körperübungen zur Anregung des Kreislaufs und Unterstützung der Durchblutung können eine grosse Hilfe sein – doch beginnen Sie langsam!

Nehmen Sie ätherische Öle zur Stimulation und Anregung und massieren Sie sie so oft wie möglich mit sanften, aber festen Bewegungen, die ebenfalls die Durchblutung steigern.

Rosmarin	12 Tropfen
Geranie	8 Tropfen
Schwarzer Pfeffer	2 Tropfen
Pfefferminze	2 Tropfen
Trägeröl	50 ml

Bodybuilding
siehe unter: Bewegung

Braxton-Hicks-Kontraktionen
siehe unter: Schwangerschaftswehen

Bronchitis
Ätherische Öle und der Einsatz der Aromatherapie sind bei Bronchialleiden von besonderem Nutzen, da die Öle nicht nur in den Organismus aufgenommen werden, sondern direkt an den Ort der Erkrankung gelangen. Die antiseptischen Eigenschaften der Öle – insbesondere von Teebaumöl – bekämpfen Infektionen, das Expektorans Eukalyptus wirkt schleimlösend und auswurffördernd, wenn die Atmung erschwert ist, und die entspannenden Vorzüge von Lavendel helfen bei beschleunigter, flacher Atmung.

Nehmen Sie bei den ersten Krankheitszeichen folgende Ölmischung zur Dampfinhalation oder in die Duftlampe, für Kinder unter fünf Jahren nur die halben Mengen.

Teebaum	2 Tropfen
Eukalyptus	2 Tropfen
Lavendel	2 Tropfen

Massieren sie Kindern von fünf bis vierzehn Jahren Brust und Rücken mit folgender Mischung:

Teebaum	5 Tropfen
Sandelholz	5 Tropfen
Eukalyptus	5 Tropfen

Diese Mengen beziehen sich auf 50 ml Trägeröl. Für Jugendliche über vierzehn Jahren und Erwachsene verdoppeln Sie diese Dosis, und bereiten sie mit nur 30 ml Trägeröl eine 5prozentige Verdünnung.

Bei Bronchitis mit Husten und Halsbeschwerden geben Sie folgende Öle in 50 ml Basisöl und massieren Sie damit Brust und Rücken:

Teebaum	10 Tropfen
Eukalyptus	10 Tropfen
Lavendel	10 Tropfen

Brust
siehe unter: Stillen

Brustentzündung
siehe unter: Mastitis

Candida albicans
siehe unter: Hefe-Mykosen

Chiropraktik
Die British Chiropractors' Association definiert diese Therapie als einen «Zweig der Medizin, der sich auf die Diagnose und Behandlung mechanischer Störungen der Gelenke – insbesondere jener der Wirbelsäule – und ihrer Auswirkungen auf das Nervensystem spezialisiert» (Dr. Caroline M. Shreeve: The Alternative Dictionary of Symptoms and Cures).

Es besteht eine Ähnlichkeit zwischen der Lehre der Osteopathie und jener der Chiropraktik: Beide betrachten den Körper als einen selbstheilenden Organismus. Die Theorie der Osteopathie legt die Betonung auf Blutgefässe und Kreislauf, die Lehre der Chiropraktik mehr auf Nerven und Organe. Osteopathen werden seltener ein Röntgenbild benötigen und eher Techniken zur Manipulation weicher Gewebe und Hebelpraktiken an Gelenken ausüben. Ein Chiropraktiker wird eher kräftig stossende Bewegungen einsetzen, um Abweichungen im jeweiligen Gelenk zu korrigieren; sein Ziel ist die Behebung der Funktionsstörungen von Nerven und Muskeln durch Befreiung eingeklemmten Nervengewebes. Viele Störungen sprechen sehr gut auf diese Therapie an, und wie bei der Osteopathie ist eine Aromatherapie-Massage eine gute Ergänzung dieser Behandlungsweise.

Dammschnitt

Der Dammschnitt (Episiotomie) ist ein chirurgischer Einschnitt in das die Vagina umgebende Gewebe. Er ist bei den meisten Erstlingsentbindungen notwendig und wird aus einem oder mehreren der folgenden Gründe durchgeführt:
- um einem Dammriss vorzubeugen oder wenn die Mutter Angst vor einem Dammriss hat,
- bei mangelnder Dehnbarkeit des Beckenbodens,
- um die Entbindung zu beschleunigen (z. B. bei Komplikationen oder Gefahr für das Baby),
- bei vorzeitigen Wehen. Wenn ein Baby zu früh geboren wird, sind seine Schädelknochen noch weich und könnten durch die Enge der Vagina zerdrückt werden.

Die meisten Dammrisse im Laufe einer Entbindung betreffen nur die oberflächlichen Gewebsschichten von Vagina und Haut; sie heilen leicht und werden als Dammrisse ersten Grades bezeichnet. Ein Dammriss zweiten Grades reicht bis in die unter der Haut liegende Muskulatur. Ein Dammriss dritten Grades ist eine ernste Verletzung, da hier nicht nur Haut und Perinealmuskulatur betroffen sind, sondern auch der Schliessmuskel des Afters.

Eine der häufigsten Indikationen für einen Dammschnitt ist die Notwendigkeit einer Zangenentbindung, um dem Baby den Weg ans Tageslicht zu erleichtern. «Zange» ist im Kreisssaal gewiss ein erschreckendes Wort, und diese Geräte bieten auch nicht gerade einen hübschen Anblick; doch versuchen Sie trotzdem, an die Zange nicht als an etwas Destruktives, sondern als an etwas Schützendes wie ein Helm zu denken (falls es Ihnen gelingt, Ihre Phantasie so weit zu bemühen)... Die Geburtszange bewahrt das empfindliche Gehirn des Babys vor zu grossem Druck, da sie den Kopf schützend umschliesst. Sie kann Spuren hinterlassen, aber diese verblassen und verschwinden bald.

Die Perineum-Massage (siehe dort) wurde in verschiedenen Kulturen und Formen schon zu allen Zeiten praktiziert. Sie kann dazu beitragen, Dammschnitt und Dammriss zu vermeiden. Mit zunehmender Verbreitung von aufrechten Stellungen und aktiver Beteiligung der Mutter während der Entbindung nimmt die Gefahr eines Dammrisses ab; gleichwohl bleibt sie als natürliches Risiko bei der Entbindung bestehen, und bei Erstlingsgeburten ist der Dammriss fast an der Tagesordnung. Um Riss oder Schnitt zu vermeiden, können alle Entspannungsübungen – besonders Yoga-Übungen des Beckenbodens – dazu beitragen, die Dehnbarkeit der Bänder zu vergrössern und die Beckenmuskulatur zu lockern. Warme Bäder und Umschläge helfen ebenfalls, den Dammbereich zu entspannen; Massage regt die Durchblutung an.

Wenn nach einer Entbindung eine chirurgische Naht notwendig wurde, können Sie folgende Öle zur Beschleunigung der Heilung verwenden: Geben Sie auf 1 Liter eiskaltes Wasser:

Lavendel	2 Tropfen
Kamille	1 Tropfen
oder	
Lavendel	1 Tropfen
Neroli	1 Tropfen
Kamille	1 Tropfen

Mischen Sie die Öle gut unters Wasser und rühren Sie dieses noch einmal um, unmittelbar bevor Sie sich zu Ihrem Sitzbad niederlassen. Lassen Sie diese Mischung täglich einige Minuten einwirken oder verwenden Sie sie für eine eiskalte Packung, wann immer Sie es für angebracht halten. Ein Bidet oder die kalte Dusche (mit sehr geringem Wasserdruck) können ebenfalls Linderung verschaffen, und das Sitzen auf einem luftgefüllten Gummiring nimmt den Druck von der schmerzenden Stelle. Versuchen Sie, so oft wie möglich Luft an die heilende Wunde zu lassen – notfalls mit Hilfe des Haartrockners –, denn je trockener eine Wunde ist, desto leichter und rascher heilt sie. Wenn Sie auf der Seite liegen, wird ein Kissen zwischen den Knien ebenfalls einen Beitrag zu mehr Luftzirkulation leisten. Wechseln Sie Binden oder Einlagen so oft wie möglich.

Dehnungsnarben

siehe unter: Schwangerschaftsstreifen

Depression (siehe auch: Beruhigungsmittel, Trauer)

In unserer modernen Gesellschaft ist die Depression leider nur allzu bekannt. Sie kann mit Gefühlen der Wut, Enttäuschung und Hoffnungslosigkeit, Traurigkeit und Verzweiflung verbunden sein. Ob es sich um eine Wochenbetts- oder eine traumatisch verursachte, durch Stress-Überlastung oder einen Mangel an Unterstützung und Aufmerksamkeit entstandene Depression handelt, ist allen Formen doch gemeinsam, dass der Betroffene aus seinem Zustand nicht aus eigener Kraft herausgelangen kann; er braucht Zeit, Unterstützung und Verständnis. Folgende Ölmischungen eignen sich als Badezusatz, für die Duftlampe oder zur Selbstmassage im Solarplexus-Bereich – am besten aber für eine einfühlsame Massage. Die Mengenangaben gelten für 50 ml Trägeröl.

Bergamotte	10 Tropfen
Grapefruit oder Zitrone	5 Tropfen
Muskatellersalbei oder Geranie	5 Tropfen
Ylang-Ylang oder Neroli	5 Tropfen

Wurde die Depression durch einen Trauerfall verursacht, lesen Sie unter dem Stichwort Trauer nach. – Während der Schwangerschaft verwenden Sie:

Bergamotte	10 Tropfen
Neroli	5 Tropfen
Weihrauch	5 Tropfen
Rosenholz	5 Tropfen

Dermatitis
siehe unter: Allergie, Ekzem

Desinfektion
Zur Desinfektion eines Raumes und zum Fernhalten oder Abtöten von Krankheitskeimen und Bakterien in der Luft können Sie folgende Öle als Spray, in der Duftlampe oder zur Verdampfung auf dem Heizkörper einsetzen: Teebaum, Bergamotte, Eukalyptus, Wacholder, Lavendel, Grapefruit, Zitrone, Lemongrass.

Desodorierend
Zu den stark desodorierend wirkenden Ölen gehören: Bergamotte, Eukalyptus, Lavendel, Muskatellersalbei, Petitgrain, Rosenholz und Zypresse.

Diuretika

Ein Diuretikum verstärkt die Harnproduktion und -ausscheidung und hilft so, Schlackenstoffe oder Verunreinigungen aus dem Organismus zu spülen. Nehmen Sie zu diesem Zweck Wacholder, Sandelholz, Kamille, Fenchel, Rosmarin, Benzoe, Weihrauch und Geranie, sei es ins Bad (höchstens insgesamt 10 Tropfen) oder zur Massage (höchstens insgesamt 25 Tropfen auf 50 ml Trägeröl). Vermeiden Sie den regelmässigen Gebrauch von Diuretika – auch wenn es sich um natürliche Produkte handelt.

Drogen
siehe unter: Medikamente

Durchfall

Durchfall kann körperliche Ursachen haben (bakterielle oder Viren-Infektion), die Folge von Anspannung oder Stress, von Angst oder Furcht oder auch allergisch bedingt sein, ja sogar aufgrund von Verliebtheit auftreten... Das Wichtigste ist immer, dass er nicht länger als 24 Stunden dauern darf, da sonst, besonders bei Kindern, Austrocknung durch zu grossen Flüssigkeitsverlust droht.

Versuchen Sie, nichts zu essen, aber trinken Sie so viel wie möglich, um dem Körper zu helfen, Schlackenstoffe auszuspülen und den Flüssigkeitsverlust auszugleichen. Legen Sie einen Umschlag auf den Bauch, und geben Sie in das Wasser, Kamillen- oder Pfefferminztee folgende Öle:

Kamille	2 Tropfen
Wacholder	2 Tropfen
Neroli	1 Tropfen
oder	
Lavendel	2 Tropfen
Patschuli	2 Tropfen
Rose	1 Tropfen
während der Schwangerschaft:	
Patschuli	2 Tropfen
Neroli oder Petitgrain	2 Tropfen
Rosenholz	1 Tropfen

Dysmenorrhö
siehe unter: Menstruation

Eifersucht
Manche wissen, wie diese Emotion wirkt, andere kennen sie gar nicht. Manche empfinden die Eifersucht als rasende Wut, andere als tieftrauriges Herzeleid. Wer aber Eifersucht spürt, braucht Unterstützung und Kraft, um sich seinen Unsicherheiten zu stellen und diese schädliche Emotion hoffentlich zu überwinden und künftig zu vermeiden. Ätherische Öle helfen dabei, zum Beispiel Rose, Kamille, Neroli, Sandelholz und Geranie.

Eklampsie
siehe unter: Praeklampsie

Ekzem (siehe auch unter: Allergie)
Folgende Ölmischungen (Mengenangaben für 50 ml Basisöl) sind besonders vorteilhaft:

Lavendel	15 Tropfen
Echte Kamille	5 Tropfen
Melisse	5 Tropfen

oder:

Bergamotte	10 Tropfen
Lavendel	10 Tropfen
Geranie	5 Tropfen

Führen Sie 24 Stunden vor der Behandlung mit ätherischen Ölen einen Hauttest durch, um mögliche allergische Reaktionen auszuschliessen.

Emmenagoga
Ein Emmenagogum ist ein Mittel, das die Menstruation fördert. Emmenagoge Öle sind: Muskatellersalbei, Pfefferminze, Rose, Fenchel, Rosmarin, Basilikum, Wacholder, Myrrhe und Majoran. Während der Schwangerschaft sind diese Öle aus naheliegenden Gründen unbedingt zu meiden. Weitere Einzelheiten finden Sie unter dem Stichwort Menstruation.

Empfindlichkeit
siehe im Kapitel Giftigkeit

Endokrine Drüsen

Zu den endokrinen Drüsen gehören die Hypophyse (= Hirnanhangsdrüse; Endorphine), Schilddrüse (bestimmt die Stoffwechselrate), Nebennieren und Thymus (regiert das Immunsystem), ein Teil der Bauchspeicheldrüse (regelt den Blutzuckerspiegel), die Eierstöcke, Hoden und Plazenta (Hormone, die den Bestand der Schwangerschaft regeln). Die endokrinen Drüsen haben keine Öffnungen zur Körperoberfläche, sondern schütten ihre Hormone direkt in die Blutbahn aus.

Die Aromatherapie kann mit diesen wichtigen Balance-Instanzen des Körpers zusammenarbeiten und die komplexen Funktionen jedes Körpersystems beeinflussen und harmonisieren. Gattefossé, der französische Chemiker, der als erster den Begriff «Aromatherapie» prägte, stellte fest, wie die Essenzen die endokrinen Drüsen beeinflussen und wie die Wirkungen der Öle über Nase und Haut zu den verschiedenen Teilen des Körpers gelangen.

Endometrium

Endometrium heisst die Schleimhaut, die die Gebärmutter auskleidet. Sie wird gegen Ende des Zyklus dicker und zunehmend von Blutgefässen durchzogen und so auf die Einnistung des Embryos vorbereitet. Findet diese nicht statt, wird der grösste Teil des Endometriums abgestossen und bei der Menstruation ausgeschieden.

Endometriose

Unter Endometriose versteht man das Vorkommen von Endometrium-ähnlichem Gewebe ausserhalb der natürlichen Schleimhautauskleidung des Uterus – z. B. im Beckenraum oder an anderen Stellen des Körpers. Dieses Gewebe ist ähnlichen periodischen Veränderungen unterworfen und verursacht dadurch starke Beschwerden. Die verirrten Endometriumzellen können sich überall anheften, finden sich jedoch meist im Bereich von Eierstöcken, Eileitern und Darm. In vielen Fällen kann die Endometriose zu Unfruchtbarkeit führen, und Eileiter und Eierstöcke werden operativ entfernt, um weitere Schmerzen und chirurgische Eingriffe zu vermeiden.

Jüngere Untersuchungen der Anwendung der Aromatherapie bei Endometriose haben gezeigt, dass ätherische Öle eine deutliche Wirkung auf

Schmerz und Belastung haben. Mehr als zwei Millionen Frauen leiden allein in Grossbritannien unter der Endometriose, die Immunschäden, hormonelle, Kreislauf-, Lymph- und Zellveränderungen nach sich ziehen kann.

Die Aromatherapie kann für die Leidenden eine grosse Hilfe sein; suchen Sie aber grundsätzlich zuerst professionelle Hilfe von einem qualifizierten Aromatherapeuten. Valerie Ann Worwood wird demnächst ein Buch mit Empfehlungen zur praktischen Selbsthilfe bei Endometriose veröffentlichen.

Endorphine

Endorphine sind die Schmerzmittel der Natur; sie werden ausgeschüttet, wenn sie gebraucht werden. Vergessen Sie nicht, dass Sie in den Wehen zwar diese Hilfe haben, dass aber Ihr Partner möglicherweise ebenfalls leidet, da er sich hilflos fühlt angesichts Ihrer Qualen, da Sie, die er liebt, Schmerzen haben (und ihm, während Sie sich an ihn klammern, womöglich wehtun!). Halten Sie deshalb auch für ihn ätherische Öle bereit, die er vom Taschentuch inhalieren kann, um neue Kraft und Mut zu schöpfen. Die Öle sind zwar an sich keine starken Schmerzmittel, aber sie können die Produktion der körpereigenen, natürlichen Schmerzmittel stimulieren. Nehmen Sie Sandelholz, Weihrauch, Neroli oder Bergamotte – oder gegen Erschöpfung Rosmarin, Bergamotte, Lemongrass oder Basilikum.

Entbindung (siehe auch: Aller Anfang, Dammschnitt, Perineum-Massage)
Während der Entbindung sollte jeglicher Kontakt mit der Mutter von dieser angeleitet werden; seien Sie nicht überrascht, wenn die Anweisungen knapp und nicht immer allzu freundlich sind; haben Sie Nachsicht mit ihr...! Die Massage sollte ganz von ihr bestimmt sein, auch was den Druck und die gewünschte Gegend betrifft. Im allgemeinen ist eine langsame, rhythmische und feste Massage am hilfreichsten.

Die Massage des unteren Rückens ist sehr wohltuend, besonders mit Jasmin, Neroli, Geranie, Muskatellersalbei, Rose oder Lavendel; sie alle haben schon wunderbare Erfolge erzielt. Lehnen oder hocken Sie sich zur Rückenmassage über eine Stuhllehne oder das Bett, gut gestützt durch Kissen. Nehmen Sie eine entspannte Haltung ein, die Ihnen die Kontrolle und Freiheit lässt, die Sie brauchen. Vermutlich werden Sie den Wunsch haben, sich zwischen den Wehen viel bewegen zu können, um jedesmal die beste Position zu finden. Die Arbeit mit Ölen und massierenden Händen oder dem Wolltuch für einen heilsamen Umschlag gibt auch Ihrem Partner eine begehrte, notwendige Aufgabe. Der Geruchssinn ist während der Schwangerschaft und Entbindung besonders fein – wie überhaupt die meisten Sinne! –, nehmen Sie deshalb Ihre Lieblingsöle zum Entspannen und Lindern mit. So wird auch die Atmosphäre angenehmer und Ihre Umgebung zu einem freundlichen Raum, in dem Sie Ihr Baby willkommen heissen werden.

Die Aromatherapeutin Jane Atkinson hat ihre Fertigkeiten in den schulmedizinischen Rahmen des James Paget Hospitals in Great Yarmouth eingebracht und hilft mit der Aromatherapie Frauen in den Wehen – mit grossem Erfolg (Nursing Times, 27.2.1991; Theresa Swinnerton, Hebamme). Es wurde möglich, auf die sonst notwendigen Schmerzmittel (Pethidin und Epiduralia) zu verzichten, was Mutter und Baby gleichermassen zugute kam. Diese Mittel sind zwar oft hochwirksam und haben zweifellos ihre Berechtigung, doch in manchen Fällen betäuben sie Funktionen des Babys und «dopen» die Mutter dergestalt, dass sie an der Entbindung nicht mehr voll bewusst teilhat. Gleichgültig welche Schmerzen Sie ertragen: Es wird bestimmt ein Ende haben. Was auch immer Sie sich für die Wehen vorgenommen haben, seien Sie flexibel, in Ihrem eigenen und im Interesse Ihres Babys. Jede Schwangerschaft und Wehenzeit ist einzigartig. Leiden Sie nicht unnötig, sondern bitten Sie um Hilfe, wenn Sie sie brauchen. Alle sind da, um Ihnen zu helfen und Ihrem Baby auf dem Weg in die Welt. Korrekt verabreicht, können schmerzlindernde Massnahmen die schlimmste Pein verhindern, ohne dass Sie völlig betäubt werden. Es gibt viele Hebammen, die mit grossem Erfolg ätherische Öle einsetzen, und je mehr positive Ergebnisse bekannt werden, desto mehr Menschen besuchen Kurse und Ausbildungen, um etwas über Aromatherapie zu lernen; sie bauen ihre Kenntnisse aus und entwickeln ihre Fertigkeiten weiter.

Eine stressfreie Atmosphäre und die Voraussetzungen, um so weit wie möglich entspannen zu können, sind sehr wichtig in der Zeit der Wehen, da Verspannung und Angst die Ausschüttung von Endorphinen, den körpereigenen Schmerzmitteln, blockiert. Denken Sie «Geben, Gebären» und machen Sie auf; drücken und stossen Sie nicht so sehr, und denken Sie daran, dass alles, was Sie tun und durchmachen, Ihrem Sohn oder Ihrer Tochter auf dem Weg ins Leben und in Ihre Arme helfen wird. Ylang-Ylang kann ebenfalls eine grosse Hilfe sein, obwohl das «berauschende» Aroma dieses Öls für manche zu stark ist, besonders in der heissen und meist stickigen Atmosphäre eines Geburtszimmers. (Für das Baby muss es warm sein, auch wenn Sie in der Hitze sterben zu müssen glauben – aber schliesslich arbeitet nicht jeder so schwer wie Sie!) Jasmin oder Rose mit Muskatellersalbei und Geranie oder Weihrauch sind gewöhnlich beliebter, da zu ihrer Eigenschaft, die Tätigkeit der Uterusmuskeln und später die Austreibung der Plazenta zu unterstützen, noch der Vorteil der antidepressiven (Wochenbettsdepression!) und milchbildungsfördernden Wirkungen kommt. Jetzt ist die Zeit gekommen, dass Sie alle jene Öle einsetzen können, die Sie während der Schwangerschaft meiden mussten.

Warme, aromatische Bäder sind äusserst hilfreich und sehr wirksam zur Entspannung der Muskeln und zur Stresslösung vor und zwischen den Wehen – besonders wenn Sie die geeigneten Öle hinzugeben. Zu empfehlen sind entspannende, kräftigende und schmerzlindernde, ermutigende, kontraktionsfördernde – und damit Wehenzeit-verkürzende Öle. Zusätzlich zur Massage können Sie ätherische Öle in eine Schüssel heisses Wasser zum Verdampfen geben und auf die Heizung stellen oder vom Taschentuch inhalieren – und sich auf diese Weise auch im Geburtszimmer nützlich machen. Der Einsatz einer Duftlampe ist nicht zu empfehlen und wird vermutlich auch nicht gestattet, da offene Flammen in einem Raum, in dem (sehr wahrscheinlich) Sauerstoffflaschen bereitstehen, nicht zulässig sind.

Ethel Burns ist Hebamme an der John-Radcliffe-Entbindungsklinik in Oxford. Sie ist auch Klinikerin, Ausbilderin und Praktikerin. Mit einer Gruppe interessierter Hebammen und unter Einsatz ätherischer Öle, die wissenschaftlichen Tests standhalten würden, sowie mit «strengstmöglicher Methodik» unternahm sie eine sechsmonatige Pilotstudie über den Nutzen der Aromatherapie bei der Geburtshilfe; die Ergebnisse sollen im September 1992 veröffentlicht werden. Das Projekt wurde von der E.O.T.A. unterstützt.

Die Aromatherapie ist in Deutschland – und besonders in der Geburtshilfe – recht bekannt, da sie hier zum erstenmal in staatlichen Ausbildungsgängen vermittelt wurde. In Bayern sind Aromatherapie und Homöopathie ab 1993 Prüfungsfächer bei der Zulassung als Hebammen (International Journal of Aromatherapy, Frühjahr 1992, vol. 4, Nr. 1).

Entgiftung

Die natürlichen Wege des Körpers, Gift- und Abfallstoffe auszuscheiden, sind von entscheidender Bedeutung für die Erhaltung von Gesundheit und Wohlbefinden. Jegliche Schlackenstoffe, die bei diesem ständigen Aufräumungsprozess zurückbleiben – innen und aussen, von der Zellerneuerung bis hin zu unverdauter Nahrung –, kann zu einer Ansammlung von Toxinen führen. So kommt es zu Symptomen von Ermattung bis Arthritis. Zur Befreiung des Organismus von Toxinen und Verunreinigungen trägt eine gesunde Ernährung bei, die vor allem naturbelassen sein soll. Meiden Sie Nahrungsmittel mit Zusatzstoffen, und achten Sie darauf, dass reichliche Bewegung und Flüssigkeitsaufnahme die Ausscheidungsvorgänge anregen und Toxine ausspülen. Die Aromatherapie-Massage – insbesondere im Wirbelsäulen-Bereich – hilft, diesen Ausscheidungsprozess anzuregen. – Nehmen Sie (Mengenangaben für 25 ml 2–3prozentige Lösung):

Fenchel	6 Tropfen
Wacholder	4 Tropfen
Rose	2 Tropfen
oder:	
Rosmarin	6 Tropfen
Eukalyptus	4 Tropfen
Geranie	2 Tropfen
während der Schwangerschaft:	
Lemongrass	6 Tropfen
Grapefruit	4 Tropfen
Patschuli	2 Tropfen

Episiotomie
siehe unter: Dammschnitt

Erbrechen
siehe unter: Übelkeit

Erkältungen

Wie bei jeder Infektion der Atemwege, gilt auch hier: Meiden Sie, so weit wie möglich, alle Milchprodukte, da sie Schleimbildner sind. – Nehmen Sie in den Anfangsstadien einer Erkältung:

Teebaum	4 Tropfen
Eukalyptus	4 Tropfen
Pfefferminze	2 Tropfen

Geben Sie diese Öle ins Bad, halten Sie sich so warm wie möglich – wenn Sie nicht ohnehin Fieber haben – und legen Sie sich ins Bett. – Folgende Rezeptur eignet sich zum Einsatz (in der Duftlampe oder als Inhalat) um den Höhepunkt der Erkrankung:

Teebaum	2 Tropfen
Lavendel	2 Tropfen
Eukalyptus	2 Tropfen

Nehmen Sie die für das Alter Ihres Kindes empfohlene Dosis. Diese Rezepturen sind kein Vorbeugungsmittel, da die Immunität gegenüber den verschiedenen Infektionen erst aufgebaut werden muss; doch mit den genannten Ölkombinationen können Sie die mit Erkältungen einhergehenden Unannehmlichkeiten und Beschwerden beträchtlich lindern.

Erschöpfung

Bei Erschöpfung massieren Sie mit einer der beiden folgenden Ölmischungen; die Mengenangaben gelten für 50 ml Trägeröl, die Zahlen in Klammern fürs Bad:

Rosenholz	10 Tropfen (4)
Petitgrain	10 Tropfen (4)
Jasmin	5 Tropfen (2)
oder	
Rosmarin	8 Tropfen (3)
Geranie	8 Tropfen (3)
Lavendel	8 Tropfen (2)

Expektorans

Ein Expektorans sollte den Auswurf von Schleim erleichtern. Ätherische Öle, die in diesem Sinne unterstützend wirken, sind zum Beispiel Bergamotte, Eukalyptus, Benzoe, Majoran, Sandelholz und Myrrhe (siehe auch unter: Bronchitis, Erkältungen usw.).

Experten
Personen, die es zu sein behaupten, die es tatsächlich sind und solche, die es sein sollten. Lassen Sie sich von Experten nie abspeisen oder verwirren, sondern fragen Sie stets, wenn Sie in irgendeinem Punkt nicht sicher sind. Was Ihre Meinung auch sein mag: Hören Sie gut zu, denn es gibt immer etwas zu lernen – etwas, das Ihnen oder Ihrer Familie helfen könnte.

Fehlgeburt (siehe Abort)

Fieber
Zu den fiebersenkenden Arzneisubstanzen gehören Paracetamol und Aspirin. Zu den fiebersenkenden ätherischen Ölen gehören Bergamotte, Kamille, Melisse, Eukalyptus und Lavendel.

Wenn der Körper zittert, geschieht dies nicht unbedingt aus Kälte, sondern ist ein natürliches Mittel, um die Körpertemperatur zu senken und das Fieber abzuschütteln. Zur Fiebersenkung können Sie mit einem Schwamm und lauwarmem Wasser, dem Sie ätherische Öle beigegeben haben, besonders den Rücken abstreifen – hier ist die grösste Hautfläche zugänglich –, aber auch die Achselhöhlen, Schläfen und Unterarme. Ein kühlender Umschlag auf Stirn oder unteren Teil des Rückens kann ebenfalls hilfreich sein. Kaltes Wasser ist nicht zu empfehlen, da es eine Verengung der Blutgefässe bewirkt – die normale Reaktion auf Kälte – und damit die Hitze im Körper hält. Geben Sie zwei Tropfen ätherisches Öl auf einen Liter Wasser. Pfefferminzöl können Sie auch in die Duftlampe geben. (siehe auch: Temperatur)

Flatulenz
siehe unter: Blähungen

Flecken, blaue
siehe unter: Quetschungen

Frigidität

Im Unterschied zur Impotenz beeinträchtigt die Frigidität bei der Frau nicht die Funktion, sondern die Lustempfindung; das heisst, die Frau ist oft nicht imstande, den Höhepunkt der sexuellen Erfüllung zu erreichen. Sie hat vielleicht einen Mangel an sexuellem Verlangen oder eine völlige Abneigung gegen jegliche sexuelle Aktivität. Zu den in solchen Fällen geeigneten ätherischen Ölen gehören die besonders femininen Öle wie Rose (gibt Vertrauen in die Weiblichkeit und hilft Ängste zu überwinden), Ylang-Ylang (beruhigt und steigert die Libido), Neroli (entspannt und löst Stress) und Jasmin (steigert Sinnlichkeit und Verlangen). Diese Öle sind elegant, sinnlich und exotisch und etwas ermutigender als Muskatellersalbei oder Sandelholz – doch Sie werden selbst herausfinden, was Ihnen gefällt. Verwenden Sie die Öle zur Partnermassage, beruhigen und entspannen Sie das Zentralnervensystem und damit die Emotionen und Ängste. Geniessen Sie die Massage und die Vorzüge der Öle, und setzen Sie sich und Ihre Liebe in keiner Hinsicht unter Druck. Sie sind gerade jetzt liebevoll, da Sie entspannt und ruhig sind. Die schönste Liebe liegt in der Tiefe und Anteilnahme und Wärme wahren Empfindens, und sie ist mitteilbar in der Massage, einer einfachen Zärtlichkeit oder in der Wärme, mit der Sie einander umfangen.

Frostbeulen

Frostbeulen entstehen durch mangelnde Durchblutung (gewöhnlich an den Füssen), da die Gefässe sich in der Kälte zusammenziehen, was zu einer unzureichenden Sauerstoff-Versorgung des betroffenen Bereichs führt. Frostbeulen sind taub, bei Erwärmung empfindlich, juckend und brennend. Zur Steigerung der Durchblutung eignen sich besonders Geranie, Schwarzer Pfeffer, Rosmarin, Zypresse und Wacholder. Bereiten Sie eine Mischung von acht Tropfen auf zwei Esslöffel Öl, und massieren Sie sie vorsichtig an der betroffenen Stelle ein, zweimal täglich mindestens fünf Minuten lang. Diese Ölmischung ist sowohl eine gute Behandlung als auch zur Vorbeugung geeignet:

Geranie	4 Tropfen
Rosmarin	2 Tropfen
Kamille	2 Tropfen
Schwarzer Pfeffer/Pfefferminze	1 Tropfen

Füsse

Unsere Füsse stehen nur selten im Mittelpunkt, und wenn wir ehrlich sind, müssen wir zugeben, dass sie nur dann unsere Aufmerksamkeit erhalten, wenn Probleme auftreten; darüber hinaus gibt es gewöhnlich nur eine tägliche Waschung und hin und wieder etwas Fusspflege. Während der Schwangerschaft sind geschwollene Knöchel und Füsse ein recht häufiges Problem, besonders am Nachmittag oder bei wärmerem Wetter. Gehen Sie während der Schwangerschaft möglichst nicht auf hohen Absätzen, denn abgesehen davon, dass sie ein weiteres Vorwärtskippen des Beckens bewirken, verhindern sie eine gleichmässige Verteilung des zunehmenden Körpergewichts. Versuchen Sie, während der ganzen Schwangerschaft flache Schuhe zu tragen; sie helfen Ihnen, Haltung zu bewahren und ersparen Ihnen später Schmerzen und Unannehmlichkeiten.

Ob wir sie lieben oder nicht, sind unsere Füsse doch sehr wichtig. Nicht nur versammeln sie an den Sohlen zweiundsiebzigtausend Nervenenden, sondern sie müssen noch unzählige Erschütterungen einstecken. In den ersten etwa siebzehn Lebensjahren sind unsere Füsse geschmeidig und leicht zu biegen, ohne dass es uns Schmerzen bereitet. Die Knochen in einem Kinderfuss sind besonders formbar, und Ihr Kind wird es Ihnen deshalb nicht unbedingt sagen (können), wenn seine Schuhe zu klein sind oder schlecht passen, denn es tut ihm nicht weh. Das richtige Schuhzeug ist jedoch sehr wichtig – und erst dann angebracht, wenn Füsse und Beine zum Gehen kräftig genug sind. Animieren Sie Ihr Kind nicht zum Gehen, bevor es dazu bereit ist und über genügend Gleichgewichtssinn und Koordinationsvermögen verfügt. Die tapsenden Gehbewegungen eines Neugeborenen sind auf einen der ursprünglichsten Reflexe zurückzuführen, mit denen wir geboren werden (wie Saugen, Greifen usw.). In Wirklichkeit hat das Baby keine Kontrolle über den «Gehreflex», und ohne Ihren festen Halt würde es bestimmt zu Boden sinken, sobald Sie es loslassen. Es braucht Zeit, um auf jeder Stufe seiner Entwicklung Kraft und Vertrauen aufzubauen, um glücklich und naturgemäss zur nächsten weiterzugehen. Alle Babys sind verschieden, und solange Sie mit ihm jede Stufe seiner Entwicklung geniessen, werden Sie beide glücklich weitergehen, um die nächste kennenzulernen – und die Stufen kommen, eine nach der anderen, freiwillig oder anders!

Ermutigen Sie Ihr Kind, so viel wie möglich barfuss zu gehen (und tun Sie es selbst!), ohne die Einengung durch Schuhe oder Socken; zu enge einteilige Anzüge oder Strümpfe können ebenso schädlich sein wie schlecht passende Schuhe. Babys Zehen suchen von Natur aus Halt am Boden, sie helfen ihm, das Gleichgewicht zu halten; in dieser Phase braucht es Schuhe wirklich nur, um draussen zu gehen oder als Schutz.

Halten Sie die Füsse sauber, und trocknen Sie sie gründlich, besonders zwischen den Zehen, da alle warmen und feuchten Stellen einen idealen Nährboden für Bakterien und Infektionen bieten. Zehennägel sollten gerade, nicht abgerundet geschnitten werden. Der vorsichtige Gebrauch einer scharfen Nagelschere gewährleistet einen raschen und sauberen Schnitt. Manche Mütter beissen die Nägel ihrer Kinder ab, doch ich habe festgestellt, dass dies einen unregelmässigen Rand hinterlässt, besonders wenn ihr Kind kräftige Nägel hat.

Kinderschuhe sind teuer, besonders die kleinsten Grössen. Doch die Investition in die Schuhe Ihrer Kinder – auch wenn sie nur einige Wochen passen – ist eine Ausgabe, die Schäden und Deformierungen vorbeugt, die Ihr Kind in späteren Jahren plagen könnten. Die Schuhe sollten lang, weit und tief genug sein und den Knöchel stützen. Ein hinten geschlossener Schuh ist besser als ein Modell zum Hineinschlüpfen, da er fest am Fuss hält. Das Kind kann darin normal gehen und muss nicht den Fuss krümmen und die Zehen anziehen, um den Schuh festzuhalten.

Wenn Sie einen Fusspfleger oder Reflexzonentherapeuten aufsuchen müssen, achten Sie darauf, dass er gut qualifiziert ist. Viele Fusspfleger und Reflexzonentherapeuten setzen inzwischen auch ätherische Öle als Teil ihrer Behandlung ein.

Eine wohltuende Fussmassage mit ätherischen Ölen ist nach einem langen Tag ein reiner Genuss, besonders in der Schwangerschaft, wenn die armen Füsse noch mehr Gewicht schleppen müssen. Achten Sie selbst darauf, möglichst viel ohne Schuhe zu gehen; wenn es nicht zu kalt ist, lassen Sie Ihre Füsse atmen. Ruhen Sie sich aus, soviel Sie können, und legen Sie die Füsse hoch. Wenn das Kind erst einmal da ist, werden Sie noch genug auf den Beinen sein, also nutzen Sie die Zeit!

Nehmen Sie zur Fussmassage oder für ein Fussbad zur Erfrischung: Pfefferminze, Zitrone/Grapefruit; für müde, geschwollene Füsse: Kamille, Bergamotte; zur besseren Durchblutung und Belebung: Geranie, Fenchel, Orange/Petitgrain.

Empfehlungen für spezifische Probleme der Füsse finden Sie unter dem jeweiligen Stichwort (siehe unter: Fusspilz, Tinea, Warzen usw.)

Fusspilz

Der Fusspilz (Tinea pedis) ist eine Pilzinfektion der Haut zwischen den Zehen. Die Hautpilze gedeihen in warmer, feuchter Atmosphäre, deshalb sollten Sie sorgfältig darauf achten, den infizierten Bereich so sauber und trocken wie möglich zu halten. Fusspilz ist sehr ansteckend, und Kinder holen ihn sich oft in Schwimmbädern oder beim Sport (wie auch die Fusssohlenwarzen). Da er sich rasch ausbreiten kann, sollten Sie immer ein sauberes Handtuch benutzen – und nicht mit anderen teilen! Den erkrankten Bereich trocknen Sie am besten mit Papier von der Küchenrolle. Tragen Sie auf der Haut am besten Wolle oder Baumwolle, da die Haut so besser atmen kann als durch Nylon oder andere Kunstfasern, und wechseln Sie so oft wie möglich (aber tauschen Sie die Socken nicht zwischen links und rechts!).

Nehmen Sie Teebaum, Lavendel oder Zypresse. Geben Sie bei schwerem Pilzbefall 2 Tropfen Teebaum und 1 Tropfen Zypresse auf einen Teelöffel Trägeröl, und tupfen Sie die Mischung mit einem Wattebäuschchen zwischen die Zehen und um die Nägel des betroffenen Fusses. Wenn die weisse, aufgeweichte Haut zu trocknen und sich abzulösen beginnt, wechseln Sie die Rezeptur und gehen Sie zu 2 Tropfen Teebaum und 1 Tropfen Lavendel über; diese Mischung hilft, das infernalische Jucken während des Heilungsvorgangs zu vermeiden.

Ganzheitlich

Ganzheitliche Behandlung ist die Behandlung der ganzen Person – nicht eines einzelnen Teiles oder Symptoms –, bei der körperliche, mentale und soziale Faktoren berücksichtigt werden. Körper, Gemüt und Geist werden in Betracht gezogen, und die Ursache oder Ursachen sind von grösstem Belang, nicht nur die diagnostizierte Krankheit oder deren Symptome.

Gesundheit

Während der Wehen und der Entbindung hat Ihr Immunsystem so manches einstecken müssen. Um den Heilungsprozess anzuregen und den geschwächten Organismus zu stärken, massieren Sie besonders den Bereich der Wirbelsäule, da die Öle auf diese Weise rascher über das Zentralnervensystem aufgenommen werden und Heilung und Genesung fördern können. Weiteres finden Sie unter dem Stichwort Immunität.

Grippe

Als «Grippe» werden zahllose unterschiedliche Infektionen bezeichnet. Doch bei allen schweren Erkältungskrankheiten und Virusinfektionen ist die Behandlung die gleiche. Wichtig ist vor allem, dass sie schon beim ersten Krankheitszeichen beginnt.

Ruhe – und dabei soviel Schlaf wie möglich – wird dazu beitragen, das Immunsystem zu unterstützen, das bereits schwer für Sie gearbeitet hatte, bevor Sie begannen, sich unpässlich zu fühlen. Sobald die Infektion Fuss fasst, müssen Sie alles unternehmen, um Ihre Immunität zu steigern und dem Organismus zu helfen, mit voller Kraft zu arbeiten, um die Gesundheit so bald wie möglich wiederherzustellen (siehe: Immunität).

Nehmen Sie die Öle Teebaum, Lavendel und Eukalyptus ins Bad, zur Bedampfung des Schlafzimmers und – noch wirksamer – zum Inhalieren. Das wichtigste Ziel ist, den eingedrungenen Virus zu bekämpfen und die Immunität zu steigern.

Sobald die Genesung einsetzt, fügen Sie Bergamotte hinzu – besonders im Zimmer –, da sie die Vitalität stärkt, sowie Weihrauch ins Bad zur Stärkung und Verjüngung (siehe auch: Erkältungen, Fieber).

Gürtelrose

Gürtelrose wird durch den Herpes-Zoster-Virus erzeugt, bei Kindern auch Windpocken. Das erste Symptom sind Schmerzen in Gesicht, Brustkorb oder Bauch; bald darauf entwickeln sich kleine Bläschen, ähnlich denen bei einem Ekzem. Der Virus kann sich seit Kindheitstagen latent im Organismus aufhalten, um dann im Erwachsenenalter erneut aktiv zu werden in Situationen, in denen die Abwehrkraft (z. B. durch Stress) geschwächt ist. Gürtelrose kann sehr schmerzhaft und qualvoll sein, da sie auch die Sinnesnerven betrifft; der Bläschenausschlag erscheint in der Hautzone, die von dem erkrankten Nerv versorgt wird.

Nehmen Sie eine Kombination schmerzlindernder Öle sowie solcher, die zur Behandlung der Bläschen und den mit der Krankheit verbundenen Beschwerden, geeignet sind. Probieren Sie Bergamotte mit Eukalyptus oder Teebaum, Lavendel und Kamille.

Bergamotte	10 Tropfen
Lavendel	8 Tropfen
Eukalyptus	5 Tropfen

Geben Sie diese Öle in eine 2½prozentige Lösung, behandeln Sie damit behutsam die betroffenen Stellen sowie die Wirbelsäule in ihrer ganzen Länge. 10 Tropfen der Mischung können Sie ins Badewasser geben.

Haar

Alle Mengenangaben der nun folgenden Rezepte gelten für 50 ml Trägeröl. Massieren Sie die Mischungen in Kopfhaut und Haar, und lassen Sie sie mindestens eine Stunde lang einwirken; führen Sie diese Behandlung je nach Notwendigkeit zwei- bis dreimal wöchentlich durch. Um das Öl wieder zu entfernen, müssen Sie das Shampoo gründlich in Haar und Kopfhaut einarbeiten, bevor Sie mit Wasser zu spülen beginnen; das Shampoo hilft bei der Auflösung des Öls, damit Sie es auswaschen können.

Nehmen Sie bei trockenem Haar:

Rosenholz	15 Tropfen
Sandelholz	10 Tropfen

Nehmen Sie bei fettigem Haar:

Bergamotte	12 Tropfen
Lavendel	13 Tropfen

Nehmen Sie bei Schuppen:

Eukalyptus	10 Tropfen
Rosmarin	15 Tropfen

Nehmen Sie zur Kräftigung des Haars:

Rosmarin	9 Tropfen
Lavendel	9 Tropfen
Bergamotte	7 Tropfen

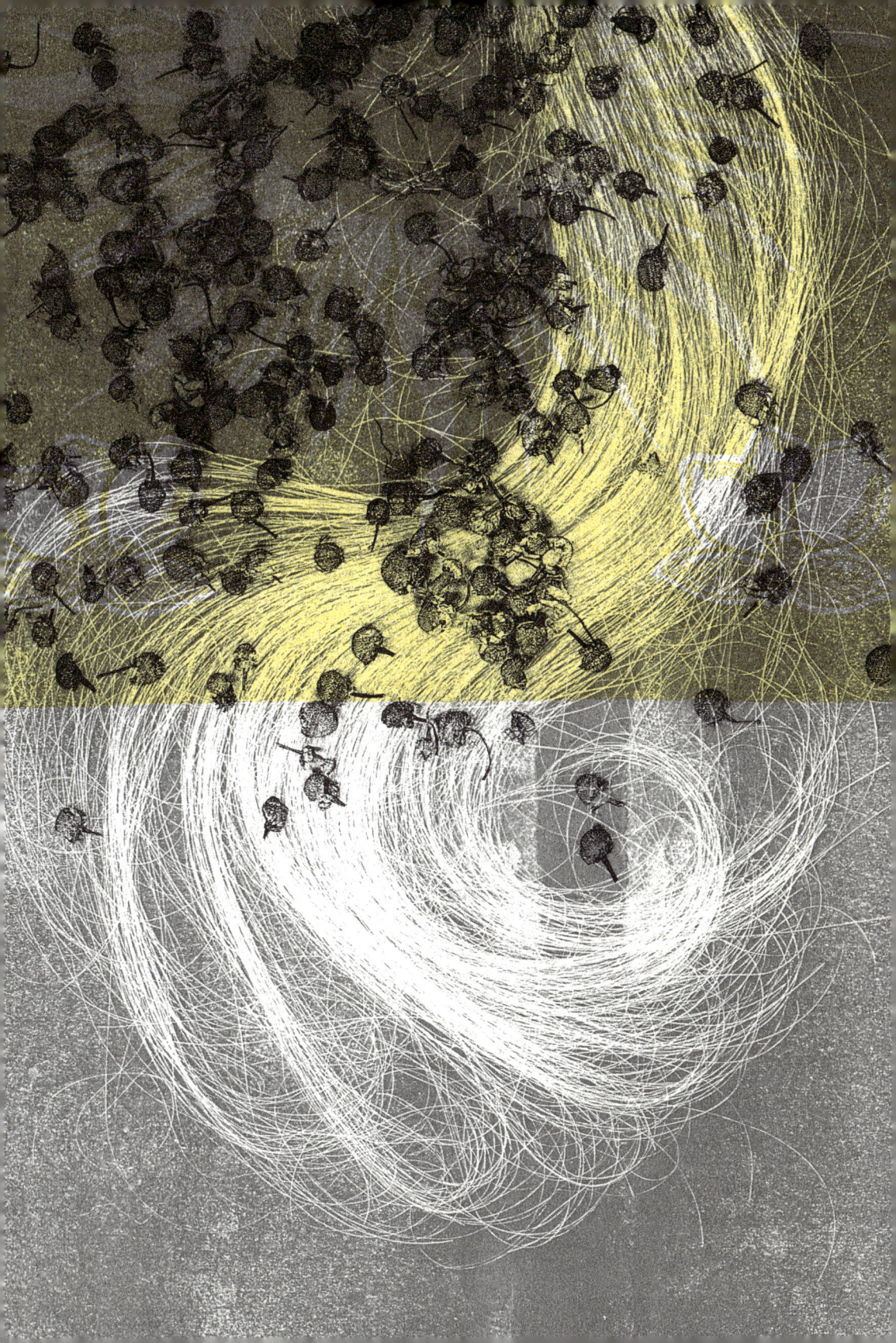

Die Mengenangaben in folgendem Rezept zur Anwendung bei Kopfläusen gelten für 100 ml Trägeröl. Massieren Sie das Öl gründlich in Kopfhaut, Haar und Haarwurzeln. Packen Sie den behaarten Teil des Kopfes in Plastikfolie, und lassen Sie das Öl mindestens eine Stunde lang einwirken. Wiederholen Sie die Prozedur alle zwei Tage eine Woche bis zehn Tage lang. Falls noch notwendig, können Sie die Behandlung nach zwei Wochen Pause wiederholen.

Teebaum	25 Tropfen
Geranie	15 Tropfen
Eukalyptus	15 Tropfen
Lavendel	20 Tropfen

Halsschmerzen (siehe auch: Kehlkopfentzündung)
Massieren Sie Hals und Nacken, besonders den Sternokleidomastoideus-Muskel, der auf beiden Seiten des Halses sichtbar wird, wenn Sie das Kinn der Schulter nähern. Nehmen Sie dazu folgende Mischung:

Sandelholz	13 Tropfen
Muskatellersalbei	12 Tropfen

Gurgeln Sie vom ersten Anzeichen eines rauhen Halses an möglichst oft mit Teebaumöl. Während der Schwangerschaft ersetzen Sie Muskatellersalbei- durch Teebaumöl.

Haltung
siehe unter: Rückenschmerzen

Hämorrhoiden
Hämorrhoiden sind ein während der Schwangerschaft recht häufiges Problem, da aufgrund der sich immer weiter ausdehnenden Gebärmutter der Druck auf die inneren Organe zunimmt; damit wächst die Neigung zu Verstopfung und daraus resultierenden Schwierigkeiten beim Stuhlgang. (siehe auch: Verstopfung, und die Wirkung des Progestagens auf die schlaffe Muskulatur). Geben Sie zwei Tropfen Geranien- und einen Tropfen Zypressenöl in eine Schale Wasser für ein Sitzbad, das Sie so lange ausdehnen können, wie es Ihnen angenehm ist. Alternative: Mischen Sie einen Tropfen Geranien- und einen Tropfen Zypressenöl mit etwa zwei bis drei

Zentimeter Vaseline oder Ähnlichem zur äusseren Anwendung (zweimal täglich, besonders nach dem Stuhlgang). Achten Sie darauf, dass die Stelle vor der Behandlung sauber und trocken ist.

Hände

Die Hände werden oft vernachlässigt, obwohl sie so hart für uns arbeiten müssen bei allem, was wir handhaben, behandeln, in die Hand nehmen. Viel Anspannung kann sich in den Händen stauen. Ängstlichkeit und Stress zeigen sich in geballten Fäusten; abgekaute Fingernägel, auf den Tisch trommelnde Finger und Händeringen sind andere Zeichen. Selten sind die Hände still und entspannt. Eine Dehnungsmassage kann viel Stress lösen und angesammelte Spannung lindern.

Die Hände können auch sehr trocken werden, besonders wenn sie nach der Ankunft des Babys vernachlässigt werden, obwohl sie nun viel öfter und länger in Wasser getaucht werden als früher. Geben Sie folgende Öle in eine Creme, die damit zu einer nährenden und pflegenden Handcreme für Ihren Hausgebrauch wird: Benzoe, Lavendel, Zitrone, Kamille zu gleichen Teilen, dazu Rosen- oder Orangenblütenwasser, falls gewünscht. Denken Sie daran, dass Ihre Hände besonders empfindlich sind; die klassischen antiallergischen Öle sind Kamille und Melisse.

Haustiere

Schwangerschaft, Babys, Kinder und Haustiere lassen sich durchaus vereinbaren – vorausgesetzt, Sie beachten gewisse Vorsichtsmassnahmen. Ausser der selbstverständlichen zusätzlichen Sorgfalt zur Aufrechterhaltung der Hygiene (siehe auch: Toxoplasmose) und der Gewährleistung, dass Babys oder Kleinkinder (oder Ihre Tiere!) keinen Schaden erleiden können, dürfte die Gemeinsamkeit im Familienleben und das Füreinander-Sorgen und Miteinander-Teilen für alle, besonders für Ihr Baby, nur von Vorteil sein.

Die meisten Tiere sorgen selbst für ihre Sauberkeit, manche kümmern sich jedoch nicht darum. Sie sollten deshalb besonders darauf achten, dass Futterbehälter, Utensilien und Tierfutter ausserhalb der Reichweite und getrennt vom Essgeschirr für die Menschen gehalten werden. Dass Sie Ihr Kind von den Ausscheidungen der Tiere fernhalten, ist ein absolutes Muss, denn Babys und schwangere Frauen sind hier besonders gefährdet.

Sobald das Kind begriffen hat, dass Haustiere kein Spielzeug zum Zerren, Stupsen und Stossen sind, sondern ebenfalls zur Familie gehören und sich auch über Liebe und Freundlichkeit freuen – und die Tiere müssen das Trauma ebenfalls verkraften! –, werden sie wahrscheinlich zu seinen besten Freunden. Lassen Sie Ihr Baby mit Tieren niemals allein, ganz gleich, wie liebevoll und sanft Ihre Hausgefährten sind. Babys sind sehr verletzlich. Hunde können eifersüchtig sein oder «spielen» wollen, und Katzen lieben es, sich auf warme Plätze zu kuscheln. Wenn das Baby in seinem Bettchen schläft, sollten Sie zu seinem Schutz ein Katzennetz installieren. Es wird Ihnen auch immer dann einen Dienst erweisen, wenn Käfer, Fliegen und vor allem Wespen vom Baby ferngehalten werden sollen.

Tiere lieben es, verwöhnt zu werden – gerade wie wir Menschen –, und so ist das Hätscheln für alle Empfänger von therapeutischem Wert. Meine Tiere lieben eine Massage oder Reflexzonenbehandlung!

Gegen Flöhe, Zecken usw. nehmen Sie:

Teebaum	4 Tropfen
Eukalyptus	4 Tropfen
Bergamotte/Zitrone	4 Tropfen

Mischen Sie dies gut in einen Liter warmes Wasser und kämmen Sie damit gründlich durch das Fell – ausser um die Augen herum. Wiederholen Sie diese Behandlung eine Woche lang jeden zweiten Tag, pausieren Sie dann für zwei Wochen und führen Sie danach eine weitere Behandlungsserie durch.

Verletzungen: Baden Sie den betroffenen Körperteil in einer Tasse mit (gut abgekühltem) abgekochtem Wasser, dem sie drei Tropfen Teebaum- und drei Tropfen Lavendelöl hinzugefügt haben.

Haut, fettige

Acne vulgaris, die gewöhnliche Akne, ist eine der am weitesten verbreiteten Hauterkrankungen. Ihre Ursache ist eine Überaktivität der Talgdrüsen, die oft verstopfen und sich infizieren (siehe auch: Talg). Obwohl Akne auch zu anderen Zeiten auftreten kann – besonders unter Stress –, beginnt sie im allgemeinen in der Pubertät und wird dann mit den Veränderungen im Hormonhaushalt der männlichen oder weiblichen Jugendlichen in Verbindung gebracht. Sie zeigt sich vor allem im Gesicht, auf Brust und Rücken.

Nehmen Sie: Zypresse, Myrrhe, Wacholder, Zitrone oder Teebaum bei den ersten Anzeichen, dann Lavendel oder Kamille zur Heilung, Entzündungshemmung und Vorbeugung gegen Narben.

Geben Sie einen Tropfen «pur» auf den Punkt, oder verwenden Sie als Creme oder Lotion nichtparfümierte, lanolinfreie, wasserhaltige Cremes oder Hamamelis-Gel (trocknet besser aus). Geben Sie auf 50 ml Trägeröl:

Zitrone	12 Tropfen
Lavendel	10 Tropfen
Wacholder/Myrrhe	5 Tropfen
oder	
Teebaum	10 Tropfen
Kamille	10 Tropfen
Zypresse/Myrrhe	5 Tropfen

Haut, trockene

Der natürliche Hautbefeuchter ist Talg, produziert von den Talgdrüsen. Eine korrekte Talgproduktion hält die Haut gesund und die natürliche Feuchtigkeit in der obersten Hautschicht; zuwenig Talg führt zu einer trokkenen, zuviel Talg zu einer fettigen Haut, verstopften Poren und Pickeln. Eine hormonelle Störung steht oft hinter einer Störung der Talgproduktion.

Ausser einem Talgmangel können auch Rauchen, Alkohol, ungesunde Ernährung und Temperaturextreme die Haut stark austrocknen. Die ätherischen Öle Rose, Geranie, Neroli, Kamille und Lavendel helfen, das Gleichgewicht wiederherzustellen. Rezepte finden Sie unter dem Stichwort Altern.

Hautblasen

siehe unter: Blasen

Hautpflege (siehe auch: Altern, Äderchen, Akne, Talg)

Problemhaut ist fast immer auf eine Empfindlichkeit oder eine unausgeglichene Talgproduktion zurückzuführen. Glücklicherweise spricht die Haut auf Aromatherapie äusserst bereitwillig an, da die ätherischen Öle einen direkten Einfluss auf Tonus, Beschaffenheit und Fettgleichgewicht haben. Die Gesichtshaut verändert sich sehr rasch; denken Sie daran, wenn Sie Ihre

Ölmischungen zubereiten, und wechseln Sie diese, um grössten Erfolg zu erzielen.

Wenn die unbeschreiblich weiche und zarte Babyhaut in den kleinen Falten trocken und schuppig wird, nehmen Sie:

Echte Kamille	4 Tropfen
Lavendel	2 Tropfen
Trägeröl	50 ml

und mischen Sie die Zutaten gründlich.

Hefe-Mykosen

Candida, gewöhnlich Candida albicans, ist eine Hefepilzinfektion, die vor allem in feuchten Zonen des Körpers auftritt, zum Beispiel in Hautfalten, Mund (Soor), Atemwegen und Vagina – und hin und wieder eben auch an Babys Popo. Normale, «freundliche» Hefepilzvorkommen und Bakterienmengen im Körper können von vielen Faktoren beeinflusst werden, die eine Vermehrung der Pilze bewirken und zu einer Pilzerkrankung (Mykose) führen. Sowohl männliche aus auch weibliche Personen können Überträger der Krankheit sein, obwohl die Symptome gewöhnlich bei letzteren auftreten. Bei vorhandener Infektion sollten beide Partner behandelt werden.

Bei Frauen betrifft die Hefe-Mykose meist die Vagina und Vulva, was zu Juckreiz und dickflüssigem, weissem Ausfluss führt. Damit können Wundheit und Schmerzen beim Wasserlassen sowie Schwellungen der Vulva verbunden sein. Die Candida-Infektion ist unbedingt ernstzunehmen, da sie zu schwereren und komplexen Erkrankungen führen kann.

Hefepilz-Infektionen sind während der Schwangerschaft recht häufig, da Veränderungen des Hormonspiegels (besonders die Östrogen-Zunahme) ihre Ausbreitung erleichtern.

Antibiotika töten die Organismen im Körper ab, sowohl die freundlichen, die sich von Natur aus im Körper aufhalten, als auch die Hefepilz-Invasoren. Nach einer Antibiotika-Behandlung kommt es häufig zur Hefe-Mykose; wenn Sie also empfindlich sind und eine Antibiotika-Behandlung nicht umgehen können, dann informieren Sie Ihren Hausarzt über Ihre Empfindlichkeit.

Hefepilze gedeihen in warmer, feuchter Umgebung. Vermeiden Sie deshalb Kunstfasern auf der Haut und enge Kleidung. Verzichten Sie auch auf parfümierte Toilettenartikel oder andere Substanzen, die die Haut im Bereich der Vulva reizen könnten. Manche durch Geschlechtsverkehr übertragene Krankheiten können ähnliche Symptome wie Candida erzeugen – und es kann auch mehr als eine einzige Infektion vorliegen. Lassen Sie also jeden Juckreiz oder Ausfluss, den Sie vorher nicht gehabt hatten oder über den Sie im Zweifel sind, unbedingt untersuchen. Chlamydia-Viren beispielsweise bringen candida-ähnliche Symptome hervor; konsultieren Sie also Ihren Hausarzt, um andere Ursachen auszuschliessen. Der Arzt wird Ihnen zum Schutz der Gebärmutter vermutlich ein Pessar verordnen sowie eine Creme gegen den unangenehmen Juckreiz. Wenn sich der Zustand unter Ihrer Selbstbehandlung nicht rasch bessert, suchen Sie einen professionellen Aromatherapeuten auf, da solche Erkrankungen sehr wirkungsvoll mit spezielleren Methoden behandelt werden können, die für den Hausgebrauch nicht geeignet sind.

Verwenden Sie während der Periode besser Binden als Tampons. Nehmen Sie je 5 Tropfen Patschuli und Teebaum für ein Sitzbad, oder setzen Sie sich in eine grosse (!) Schüssel kaltes Wasser, in das Sie je 2 Tropfen der beiden Öle gegeben haben.

Andere geeignete Öle sind Kombinationen von Geranie (Durchblutung und Balance), Kamille (entzündungshemmend), Eukalyptus (antibakteriell) und Lavendel (heilend und lindernd).

Herpes

Den Herpes-simplex-Virus tragen viele Menschen in sich, ohne die bekannten Lippenbläschen zu bekommen. Diese tauchen gewöhnlich dann auf, wenn das Immunsystem geschwächt ist oder wenn der Träger erschöpft, müde oder angespannt ist und seine Widerstandskraft nachgelassen hat. Tupfen Sie unverdünntes Bergamotte-, Teebaum- oder Lavendelöl auf, sobald Sie die ersten Anzeichen spüren, und setzen Sie die Behandlung mit einem Teelöffel Öl auf Alkoholbasis fort (die besser austrocknet als ein Öl als Trägersubstanz). Kaufen Sie den Alkohol möglichst aus der Apotheke; wenn es schnell gehen soll und eine Apotheke nicht erreichbar ist, bleibt Wodka als der reinste und geeignetste Alkohol das Mittel der Wahl.

Herzklopfen

Dass der Herzschlag beschleunigt und wahrnehmbar wird, ist eine natürliche Reaktion auf Anstrengung, Gefühlsregung oder Angst, und so ist Herzklopfen ein in der Schwangerschaft häufiges Zeichen. Längeranhaltendes Herzklopfen könnte jedoch Symptom einer ernsteren Erkrankung von Herz oder Kreislaufsystem sein oder mit einer Tachykardie verwechselt werden. Jeder Anstieg der Pulsfrequenz über den normalen Bereich hinaus sollte untersucht werden.

Zu den beruhigend und lindernd wirkenden ätherischen Ölen gehören Neroli, Lavendel, Kamille und Ylang-Ylang oder Rose.

Heuschnupfen (siehe auch: Allergie)

Die häufigsten Symptome des Heuschnupfens sind Entzündungen der Nasenschleimhäute und manchmal auch der Bindehäute, was zu Niesen, laufender Nase und tränenden Augen führt. Millionen von Menschen leiden unter Heuschnupfen, und bereits fünfzig Pollen je Kubikzentimeter Atemluft genügen, um ein Niesen auszulösen.

Zusätzlich zu den Empfehlungen unter dem Stichwort Allergie gibt es gegen den Heuschnupfen einige hervorragende homöopathische Arzneien sowie die Aromatherapie. Versuchen Sie es mit Melisse, Kamille, Lavendel oder Eukalyptus; geben Sie einige Tropfen davon aufs Taschentuch und schnuppern Sie daran.

Hippokrates

Hippokrates war ein griechischer Arzt, lebte 460–370 v. Chr. und gilt als der Vater der Medizin. Er besass ein grosses Wissen über pflanzliche Arzneien und ganzheitliche Behandlung des umfassenden menschlichen Organismus. Er ging den Ursachen der Krankheitssymptome auf den Grund. Was er lehrte, lebte er selbst beispielhaft vor; dabei wurde er sehr geliebt und verehrt. Den hippokratischen Eid legen Ärzte heute ab, um sich einer ethischen Norm zu verpflichten und das Leben um jeden Preis zu schützen (manchmal sogar auf Kosten des Patientenwohls...).

Hitze (Beulen, Bläschen, Ausschlag)
siehe unter: Ausschlag

Holistisch
siehe unter: ganzheitlich

Homöopathie
Die Homöopathie wurde von Samuel Hahnemann, einem deutschen Arzt und Apotheker, gegen Ende des 18. Jahrhunderts begründet und wird heute weithin eingesetzt, um alle möglichen Krankheiten und Leiden zu behandeln. Das System basiert auf dem Prinzip «Ähnliches mit Ähnlichem» zu heilen. Der Patient wird mit unvorstellbar kleinen Mengen homöopathischer Zubereitungen des Mittels behandelt, das in hoher Dosierung die Symptome seines Leidens hervorrufen würde; dadurch werden der Körper und seine natürlichen Selbstheilungskräfte angeregt, eine Heilung herbeizuführen.

Wie in der Aromatherapie, bringt auch in der Homöopathie eine Erhöhung der Menge nicht zugleich eine grössere Wirkung; auf beiden Gebieten ist weniger eben mehr.

Husten
Je nachdem, ob er trocken und reizend oder locker mit Auswurf ist, kann ein Husten oft auch Magen, Hals und Lungen beeinträchtigen und Übelkeit verursachen (siehe auch: Bronchitis, Erkältungen). Massieren Sie Brust, Hals und oberen Rücken mit einer der folgenden Mischungen:

Bei sehr lockerem Husten:

Eukalyptus	5 Tropfen
Zypresse	5 Tropfen
Trägeröl	25 ml

Bei trockenem, krampfartigem Husten:

Lavendel	5 Tropfen
Sandelholz	2 Tropfen
Eukalyptus	2 Tropfen
Trägeröl	25 ml

Hypoglykämie
Bei der Hypoglykämie ist der Zuckerspiegel im Blut zu niedrig. Dieser Mangel kann zu Muskelschwäche, gedanklicher Verwirrung, Koordinations-

störungen und Schwitzen führen. Die Ursache sind oft ein Mangel zugeführter Kohlenhydrate oder die Unfähigkeit, sie aufzuspalten und für den Körper in Glukose umzuwandeln, oder eine Überdosis Insulin. Die Behandlung besteht in der Zuführung von Glukose, sei es oral oder durch Injektion, wenn sich der Patient im sogenannten Unterzucker-Koma befindet. Robert Tisserand empfiehlt Eukalyptusöl zur Senkung des Blutzuckerspiegels; wenn also eine Tendenz zu Hypoglykämie besteht, sollte dieses Öl unbedingt gemieden werden.

Hypothalamus

Der Hypothalamus besteht aus mehreren Gruppen von Nervenzellen und steht in unmittelbarer Verbindung mit Vorder- und Hinterlappen der Hypophyse. Diese wiederum regelt die Ausschüttung von Hormonen, die verantwortlich sind für die Uteruskontraktionen bei der Entbindung sowie für die Vorbereitung der Muskeln auf die Kontraktionen und Austreibung.

Der Hypothalamus übt ferner einen Einfluss auf das autonome Nervensystem aus, das alle Funktionen unseres Körpers beeinflusst, über die wir keine Kontrolle haben. Hunger, Durst, Herzschlag, Blutdruck, Speichelfluss und Körperausscheidungen, Darmtätigkeit und Stuhlgang usw. werden vom autonomen Nervensystem geregelt, so auch das Reflexgeschehen, das heisst die unwillkürliche Reaktion des Nervensystems auf einen Reiz, die uns vor Schaden bewahren soll.

Immunität (Immunsystem)

Die Immunität ist die Fähigkeit des Körpers, Infektionen zu widerstehen; diese Fähigkeit beruht auf der Leistung unseres Immunsystems. Wer mit ätherischen Ölen arbeitet, erhöht die Widerstandskraft gegen Krankheiten. Wenn das Immunsystem geschwächt ist, bedarf die Immunreaktion der Unterstützung erstens durch direkten Widerstand gegen die eindringenden Organismen und zweitens durch Stärkung der Aktivität der beteiligten Organe und Zellen. Langanhaltender Stress erschöpft die Nebennieren und reduziert damit die Widerstandskraft des Körpers gegen Infektionen.

Nach dem Angriff durch eine Krankheit produzieren die Körperzellen geeignete Antikörper, um die Invasion zu bekämpfen. Babys haben in den ersten Wochen nach der Geburt ein passives Immunsystem, bis ihr eigenes

Immunsystem aufgebaut ist. Sie werden von Antikörpern geschützt – infektionsbekämpfenden Proteinen und anderen Arten schützender Proteine, die man Immunglobuline nennt. Die Immunität erhalten sie von der Mutter auf dem Wege über das mütterliche Blut durch die Plazenta und das Kolostrum. Angeborene Immunität ist von Geburt an vorhanden (siehe auch: Brust). Allergien beginnen oft, bevor das Kind fünf Jahre alt ist und sind häufig die Folge einer zu starken Immunreaktion auf eine Substanz, die nicht unbedingt schädlich ist. Die hinter dem Brustbein gelegene Thymusdrüse spielt eine wesentliche Rolle im Immunsystem; sie produziert T-Lymphozyten zur Bekämpfung von Virus- und anderen Infektionen. Sie ist bei der Geburt klein (wiegt etwa zwölf Gramm) und wächst bis zur Pubertät. Nachdem Sie ein Gewicht von dreissig bis vierzig Gramm erreicht hat, beginnt sie zu schrumpfen. Im mittleren Alter hat sie wieder etwa das gleiche Gewicht wie bei der Geburt. Beim Kind ist der Thymus sehr aktiv, doch diese Aktivität geht – wie bei allem lymphatischen Gewebe – mit zunehmendem Alter zurück. Machen Sie also das Beste daraus!

Im sechsten bis zwölften Lebensjahr entfaltet das adaptive Immunsystem seine Leistungsfähigkeit und Komplexität unter dem Ansturm von all den Erkältungen, Schnupfen und anderen Kindheitsinfektionen dieser Zeit, die zu seiner Entwicklung beitragen. Kinder jeden Alters brauchen eine gesunde Ernährung und Lebensweise für eine starke Immunität. Bieten Sie deshalb Ihrem Kind frische Lebensmittel an, besonders Obst und Gemüse. Wenn eine neue Infektion des Weges kommt, produzieren B-Lymphozyten Antikörper, um die jeweilige Bakterienart zu bekämpfen. Manche dieser Zellen bleiben als Gedächtniszellen erhalten. Sie erkennen die einmal bekämpften Krankheitserreger wieder und sind bereit, eine nächste Invasion vom ersten Augenblick an zu bekämpfen. Diese sogenannte humorale Immunität ist von besonderer Wichtigkeit im Kampf gegen bakterielle Infektionen. Die zelluläre Immunität bezieht sich auf die Produktion von Killerzellen wie T-Lymphozyten und ist entscheidend wichtig zu unserem Schutz vor eindringenden Viren oder vor Tumoren.

In den Teenager-Jahren ist die Immunität gewöhnlich stark, dennoch ist eine gesunde Ernährung immer noch wesentlich. Wichtig ist auch «Safe Sex» als Schutz gegen den HIV-Virus, der die entscheidenden T-Zellen schädigt und ihnen für Infektionen Tür und Tor öffnet.

Nach etwa dem 35. Lebensjahr funktioniert das Immunsystem zwar immer noch, doch nun kommt die Zeit, in der arthritisch-rheumatische Krankheiten beginnen. Sie betreffen mehr Frauen als Männer; achten Sie also besonders auf eine gesunde Lebensweise im Inneren und im Äusseren (siehe auch: Lymphsystem). Solange Sie gesund sind und eine starke Abwehrkraft haben, werden Sie mit geringerer Wahrscheinlichkeit degenerativen und behindernden Krankheiten zum Opfer fallen und beugen somit einem vorzeitigen Altern vor. Kümmern Sie sich also um Ihr Immunsystem und helfen Sie ihm, sich um Sie zu kümmern.

Unternehmen Sie selbst etwas zur Kräftigung des Immunsystems und massieren Sie mit ätherischen Ölen besonders im Nierenbereich, wo sich die Nebennieren befinden, die eine gewisse Kontrollfunktion über das System haben.

Um die Immunabwehr zu steigern und auch ein breites Spektrum von Bakterien zu bekämpfen, fertigen Sie folgende Ölmischungen an (jeweils 50 ml Trägeröl):

Bergamotte	10 Tropfen
Lavendel	8 Tropfen
Eukalyptus	4 Tropfen
Teebaum	4 Tropfen

oder

Lavendel	10 Tropfen
Geranie	6 Tropfen
Teebaum	6 Tropfen
Rosmarin/Schwarzer Pfeffer	3 Tropfen

Eine gesunde Immunität steht auch im Zusammenhang mit einer gesunden Lebensweise; die Aromatherapie kann nur helfen, nicht das Problem für Sie lösen. Eine ausgeglichene Ernährung mit reichlich Frischkost, genügend Bewegung und von keinem zuviel, kann ein starkes und gesundes Immunsystem aufbauen, das imstande ist, die meisten Infektionen zu bewältigen.

Impetigo

Impetigo ist eine überaus ansteckende bakterielle Hautinfektion, die besonders in Kindergruppen grassiert und sich aufgrund des vielfachen körperlichen Kontakts, gemeinsam benutzter Handtücher usw. leicht ausbreitet. Bei Neugeborenen ist sie heute nicht mehr häufig, doch wenn einmal eine Infektion vorliegt, macht sie in der Entbindungsstation schnell die Runde.

Die Infektion wird meist von Staphylokokken, manchmal aber auch von Streptokokken verursacht. Sie beginnt mit roten Bläschen, die sich rasch über den Körper ausbreiten, zu Pusteln entwickeln und später gelb bis braun verkrusten. Die Behandlung muss so früh wie möglich einsetzen, um zu verhindern, dass sich die Infektion auf andere Personen, aber auch auf andere Körperteile ausbreitet. Die herkömmliche Behandlung besteht aus Antibiotika, die gewöhnlich lokal verabreicht werden.

Die aromatherapeutische Selbstbehandlung sieht folgendermassen aus: Sorgen Sie dafür, dass die betroffene Stelle sauber und möglichst frei von infektiösem Eiter ist. Geben Sie 15 Tropfen Lavendelöl auf einen Liter abgekochtes, abgekühltes Wasser. Mischen Sie die Flüssigkeit gründlich und teilen Sie sie in zwei Gefässe auf. Nun reinigen Sie mit dem einen Teil die erkrankte Partie. Lassen Sie sie etwa 10 Minuten in der Luft trocknen, und legen Sie dann einen Umschlag auf, den Sie mit der Mischung aus dem anderen Gefäss getränkt haben, der Sie zuvor 3 Tropfen Teebaumöl hinzugegeben haben. Wiederholen Sie diese Behandlung so oft wie möglich, und setzen Sie die Haut so viel wie möglich der Luft aus, bis die Pusteln verheilt sind.

Impotenz

Im Unterschied zur Frigidität beeinträchtigt die Impotenz ausser dem Gefühl von Lust und Befriedigung auch die Funktion (siehe auch: Frigidität). Lesen Sie den Abschnitt über Frigidität und verwenden Sie die Öle Patschuli, Sandelholz, Muskatellersalbei und Ylang-Ylang.

Massieren Sie besonders den Solarplexus (siehe dort), und verwenden Sie Duftlampen oder versprengen Sie einige Tropfen des bevorzugten Öls im Raum.

Infektion

Bei allen Wunden und Hautverletzungen ist es dringend notwendig, die Stelle rein zu halten, vor Infektion zu schützen und die Heilung zu unterstützen. Die ätherischen Öle Lavendel, Teebaum und Kamille sind sehr erfolgreich bei allen Verletzungen. Weitere Angaben finden Sie unter dem Stichwort Unfälle.

Insektenstiche
Bei Insektenstichen oder -bissen jeder Art tupfen Sie einen Tropfen unverdünntes Lavendel- oder Teebaumöl auf die Stelle.

Ischialgie (siehe auch: Neuralgie)
Als Ischialgie bezeichnet man Ischias-Schmerzen, also Beschwerden im Verlauf des Ischiasnervs, des längsten Nervs in unserem Körper. Wie bei jeder Form ganzheitlicher Behandlung gilt es auch hier, die Ursache zu finden und zu behandeln, nicht nur das Symptom. Der Ischias kann so qualvolle Schmerzen bereiten, dass sich ein Besuch beim Osteopathen als Mittel der Wahl empfiehlt, um die Haltung zu prüfen und jegliche Verschiebung im Skelett festzustellen, die Druck oder Reizung auf den Nerv ausüben könnte.

Der Ischiasnerv verlässt das Becken und die Wirbelsäule, geht unter dem Iliosakralgelenk zum Gesäss, hinter das Hüftgelenk, den Oberschenkel entlang nach unten, teilt sich im Bereich des Knies, geht weiter über den Unterschenkel zum Fuss. Damit ist reichlich Platz und Möglichkeit für Schmerzen aus den verschiedensten Ursachen. Wenn Sie regelmässig Beschwerden haben, lassen Sie den Ischiasnerv deshalb von einem Arzt untersuchen. Schmerzen könnten natürlich auch auf Erschöpfung, schlechte Haltung oder gar auf Schlafen, Arbeiten oder Sitzen in einer ungünstigen Position zurückgehen. Versuchen Sie also zuerst selbst, Abhilfe zu schaffen. Die Reizung des Ischiasnervs während der Schwangerschaft ist recht häufig und beruht auf dem zunehmenden Druck vom wachsenden Gewicht des Kindes. Verschiedene Schmerzen und Beschwerden sind oft dadurch bedingt, dass das Becken sich auf die Entbindung vorbereitet und dehnt – übersehen Sie also nicht den positiven Aspekt! Gewöhnlich verschwindet das Problem, sobald das Baby geboren ist; wenn die Beschwerden jedoch zu lästig sind, bitten Sie ihren Hausarzt oder die Hebamme um Vermittlung geburtshelferischer Physiotherapie. Becken-Kippübungen können – in Verbindung mit folgender Empfehlung – eine grosse Hilfe sein.

Kalte Umschläge über der schmerzenden Partie, aber auch warme, entspannende Bäder mit Lavendel oder Kamille können Linderung verschaffen.

Kaffee
siehe unter: Kräutertee

Kater
Das folgende Rezept gilt vermutlich nur für die Angehörigen, die die erfolgreiche Entbindung und den Familienzuwachs gefeiert haben... Sollte es aber bei einer anderen Gelegenheit auch für Sie gelten, können Sie selbstverständlich auch davon Gebrauch machen:

Geben Sie einen Tropfen Rosenholz- und/oder Rosmarinöl (je nachdem, wie Sie sich fühlen!) auf ein Taschentuch und inhalieren Sie tief; Sie können auch 3 Tropfen ins Bad geben. Eine alternative Bademischung ist:

Fenchel	2 Tropfen
Wacholder	2 Tropfen
Rosmarin	1 Tropfen

Essen Sie etwas, trinken Sie viel Wasser und gehen Sie mit Ihrem oder irgendeinem anderen Hund spazieren, wenn Sie den Kater sicher loswerden wollen. Falls letzterer zu mächtig ist, legen Sie sich ein mit einer kalten Lösung mit Pfefferminz-, Rosenholz- und Lavendelöl getränktes Flanelltuch über Stirn und Schläfen – und gehen Sie ins Bett, bevor Sie jemanden ansprechen!

Kehlkopfentzündung (siehe auch Halsschmerzen, Mandelentzündung)
Die Kehlkopfentzündung kann Ihnen wiederholt die Stimme nehmen. Sie wird verursacht durch eine Infektion oder Reizung und betrifft den Kehlkopf und die Stimmbänder. Das Atmen wird erschwert, und oft kommt ein schmerzhafter Husten hinzu. Eine wirksame, wenn auch etwas schmerzhafte Arznei ist, den Sternokleidomastoideus-Muskel auf beiden Seiten des Nackens zu packen und zu massieren. Dieser Muskel ermöglicht die Drehung und Neigung des Kopfes; wenn der Kopf ganz auf eine Seite gedreht ist, kann man den Muskel gut packen. Bei Kehlkopfentzündung geeignete Öle sind unter anderem:

Lavendel	5 Tropfen (2)
Kamille	4 Tropfen (2)
Teebaum	4 Tropfen (2)

Geben Sie diese Mengen in 25 ml Trägeröl und massieren Sie damit den ganzen Bereich Hals, Kehle und Brust. Inhalieren Sie darüber hinaus den Dampf dieser Öle so oft wie möglich, Mengenangaben in Klammern.

Keuchhusten

Der Keuchhusten ist sehr ansteckend und befällt fast alle Kinder. Bis zum Alter von fünf Jahren kann er sehr gefährlich sein und zu Lungenentzündung, Lungenkollaps, Konvulsionen und sogar Gehirnschäden führen.

Während des Hustenreflexes ist die Stimmritze normalerweise geschlossen. Kann das Kind vor dem Husten jedoch nicht genug Luft einziehen, entsteht ein Keuchgeräusch, und der Husten kommt sehr plötzlich und heftig. Dies ist für Eltern und Kind sehr unangenehm, da das starke und oft heftige Husten den ganzen Körper schüttelt und oft zu Erbrechen und extremer Angst führt.

Hat Ihr Kind einen Anfall, so versuchen Sie, ruhig zu bleiben, gleichgültig wie aufgeregt Sie sind. Wenn Sie nicht ruhig und auch beruhigend sind, wird das Kleine Ihre Panik aufnehmen, was seinen Zustand noch verschlimmert; bleiben Sie also ruhig und halten Sie etwas Lavendelöl zum Schnuppern bereit. Vergessen Sie nicht Rescue, die «Notfalltropfen» aus Dr. Bachs Blütenapotheke.

Vermeiden Sie trockene, überheizte Räume, da sie den Zustand erschweren und das Kind weiter austrocknen. Inhalationen und Dampf können eine gute Hilfe sein. Achten Sie darauf, dass das Kind reichlich Flüssigkeit zu sich nimmt: Fruchtsäfte und Wasser, Kräutertees und Suppen.

Bereiten Sie dreimal täglich eine Inhalation vor, und nehmen Sie hierzu

Melisse	2 Tropfen
Lavendel	1 Tropfen
Eukalyptus	1 Tropfen

Die Impfung gegen Keuchhusten ist heute schon fast die Regel, wenn Sie jedoch Vorbehalte dagegen haben, sprechen Sie darüber mit Personen, die sich auskennen und denen Sie vertrauen.

Kinesiologie, Touch for Health, Muskeltest

«Die systematische Kinesiologie ist eine Methode, die Muskelreaktion auf leichten Druck zu testen, um herauszufinden, wo im Körper Funktionsstörungen oder Energieblockaden bestehen, und sie bietet Wege, diese aufzulösen.

Sie ermöglicht die Untersuchung ohne Eingriff, verschafft Zugang zu den Zentralen des Körpers und erlaubt den Einblick in die Ursachen von Gesundheitsproblemen. Abweichungen werden sanft korrigiert durch Berührung und Akupressur-Massage, die Durchblutung und Lymphfluss anregen und nährend unterstützen.

Auf diese Weise wird das Energiegleichgewicht der ganzen Person auf mentaler, physischer und chemischer Ebene wiederhergestellt. Die Kinesiologie regt einen natürlichen Heilungsvorgang an und steigert das Wohlbefinden bei gesunden Menschen.» (Brian H. Butler, B.A.)

Muskeltests werden von Aromatherapeuten oft benutzt, um die Auswahl geeigneter Öle zu unterstützen, die bestimmte Gesundheitsprobleme ausgleichen sollen. Wenn ein bestimmter Muskel in seiner Verbindung zu einem entsprechenden Organ oder Körperbereich schwach ist, werden ätherische Öle getestet, um die Schwäche auszugleichen. Manche Öle kräftigen mehr als andere, und mit Hilfe der Angewandten Kinesiologie können spezifisch wirksame Öle eingesetzt werden. Nach Auswahl und Mischung der Öle wird die synergistische Verbindung dann erneut anhand des schwachen Muskels geprüft. Wenn dieser stärker reagiert, wird eine Massage gegeben, die den ganzen Organismus kräftigt und ausgleicht.

Kitzligkeit

Viele Menschen sind äusserst kitzlig, besonders an den Füssen; dies ist oft auf Nervosität oder die blosse Vorstellung des Kitzels zurückzuführen. Seien Sie also immer offen, aber auch fest und sicher. Lachen Sie dazu, wenn es hilft – das Lachen ist einer der besten Möglichkeiten, sich von Spannung zu befreien, und überdies ein grosser Heiler. Übrigens: Es macht ungeheuer viel Spass!

Kolik

Wenn ein Kind eine Kolik hat, kann es dafür unterschiedliche Gründe geben. Wie bei jedem länger anhaltenden Schmerz an ungefähr der gleichen Stelle sollten Sie ärztliche Hilfe in Anspruch nehmen, wenn sich der Zustand nicht binnen höchstens 24 Stunden bessert.

Nehmen Sie entweder je 1 Tropfen Bergamotte und Lavendel oder Lemongrass und Neroli für einen Umschlag über dem Magen. Massieren Sie den Bauch sanft im Uhrzeigersinn, wenn nötig auch den unteren Rücken und das Gesäss, und verwenden Sie dazu je 5 Tropfen Lavendel und Kamille oder Melisse und Geranie (jeweils auf 30 ml Trägeröl; siehe auch: Bauch).

Kontraktionen
siehe unter: Entbindung

Konvaleszenz
siehe unter: Aller Anfang...

Kopfschmerzen
Die meisten Kopfschmerzen sind stressbedingt, manche sind auf körperliche Krankheiten zurückzuführen, andere eine Reaktion auf die Umgebung, und einige beruhen auf einer Lebensmittelallergie. Auch bei Kindern sind die häufigsten Ursachen Schlafmangel, Augenermüdung oder eine allergische Reaktion. Auch die orale Kontrazeption («Pille») kann Kopfschmerzen verursachen, die dann eine Reaktion auf die Veränderung des Hormonhaushalts sind. Möglicherweise müssen Sie die Dosierung oder Marke wechseln; fragen Sie also Ihren Arzt.

Kopfschorf (siehe Milchschorf)

Kräutertee
Kaffee und Schwarztee sollten Sie während der Schwangerschaft meiden, denn beide enthalten unterschiedliche Mengen von Koffein, einer suchtbildenden, stimulierenden Droge, die eine Überaktivität des Nervensystems bewirken kann. Sie kann Blutdruck und Puls erhöhen und zu den Mahlzeiten getrunken die Eisenaufnahme senken. Entkoffeinierter Tee oder Kaffee sind kein guter Ersatz wegen der chemischen Mittel, die eingesetzt wurden, um das Koffein zu entziehen; sie können über die Plazenta auch den Organismus Ihres Babys erreichen.

Doch es gibt eine grosse Vielfalt von Kräutertees im Handel; und Sie werden gewiss eine Sorte finden, die Ihnen schmeckt. Pfefferminztee ist ein

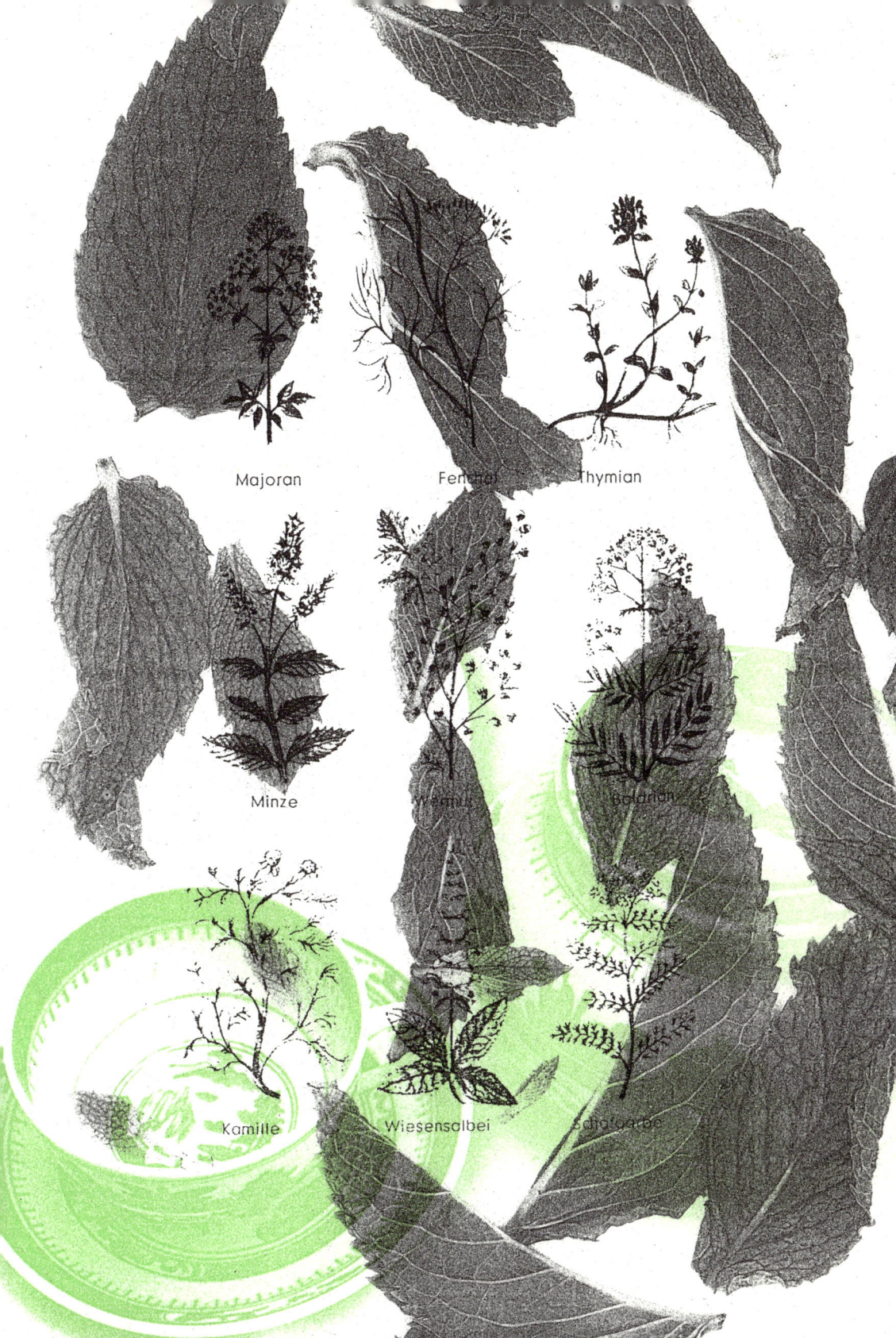

hervorragendes Mittel gegen die Übelkeit. Kamillentee ist beruhigend und lindernd; Himbeerblättertee (in den letzten zwei bis vier Wochen der Schwangerschaft getrunken) ist berühmt dafür, die Wehen zu erleichtern.

Krampf

Krämpfe in der Schwangerschaft werden oft durch die Lage des Babys verursacht oder durch einen Mangel an Vitaminen oder Spurenelementen wie Kalzium oder Natrium. Behinderungen der Durchblutung können zu Krämpfen führen, besonders im Bett oder gegen Ende der Schwangerschaft, wenn auf dem Kreislaufsystem und praktisch auch überall sonst zusätzlicher Druck lastet, da der Raum immer enger wird. Ein Fussbad und eine Bein- und Fussmassage können oft eine gute Hilfe sein. Nehmen Sie entweder:

Lavendel	6 Tropfen
Geranie	6 Tropfen
Zypresse	2 Tropfen

oder

Kamille	6 Tropfen
Majoran	6 Tropfen
Zypresse	2 Tropfen

Während der Schwangerschaft:

Kamille	6 Tropfen
Geranie	2 Tropfen
Zypresse	1 Tropfen

Geben Sie die Hälfte dieser Mengen in eine Schüssel warmes Wasser für ein Fussbad oder in 25 ml Trägeröl zur Massage von Beinen und Füssen; die Streichungen sollen dabei nach oben zum Herzen hin ausgerichtet sein.

Krampfadern

Krampfadern sind, wie Hämorrhoiden, erweiterte Venen. Massieren Sie niemals direkt über ihnen, um den Schaden nicht zu vergrössern. Wenn es möglich ist, legen Sie einen Umschlag über die Krampfadern, oder streichen Sie das Öl sanft in die Haut; achten Sie dabei auf lange, zum Herzen gerichtete Striche. Lagern Sie Füsse und Beine möglichst oft höher als das Herz, um der Durchblutung zu helfen und den Druck zu lindern. Hier sind adstringierende, diuretische Öle angezeigt und solche, die eine tonisierende Wirkung auf das Kreislaufsystem ausüben.

Verwenden Sie in der Schwangerschaft:

Zypresse	5 Tropfen (3)
Lavendel	10 Tropfen (2)
Geranie	10 Tropfen (1)
oder	
Geranie	10 Tropfen (3)
Zypresse/Wacholder	8 Tropfen (2)
Pfefferminze	4 Tropfen (1)

Geben Sie die genannten Mengen in 50 ml Trägeröl. Für einen Umschlag benötigen Sie die in Klammern genannten Mengen auf einen Liter warmes Wasser, im Wechsel mit kühlem Wasser.

Kreislauf

Ätherische Öle werden durch die Haut aufgenommen und gelangen in die Blutbahn, um dank und kraft unseres Kreislaufsystems durch den ganzen Körper und die Organe transportiert zu werden. Zusammen mit Sauerstoff und Nährstoffen werden sie zu den verschiedenen Teilen des Körpers gebracht, wo sie aufgespalten, aufgenommen, verbraucht und ausgeschieden werden. Eine Aromatherapie-Massage ist eine der effektivsten Methoden zur Anregung des Kreislaufs, der die ätherischen Öle im ganzen Organismus verteilt.

Kürettage

siehe unter: Ausschabung

Läuse

Läuse sind von bräunlichgrüner Farbe und lieben die behagliche Wärme auf der Kopfhaut, wo sie reichlich Nahrung finden. Sie legen täglich sechs bis acht Eier, aus denen nach sieben bis zehn Tagen Nachwuchs schlüpft. Die Eier sind weiss und werden nahe an der Hautoberfläche an die Haare geheftet, man nennt sie Nissen. Die Laus braucht etwa zwei Wochen zur Reifung, und wenn man sie nicht früher entdeckt und unschädlich macht, lebt sie zwanzig bis dreissig Tage lang. Nissen und Läuse sind besonders bei

Kindern weit verbreitet und stehen nicht in Zusammenhang mit dem Mass an Hygiene oder Reinlichkeit. Mit Leichtigkeit gelangen sie von Kopf zu Kopf, und so kann dasselbe Tierchen an einem Tag mehrere Häupter besuchen. Läuse können nicht springen oder fliegen, sondern werden durch engen Kontakt übertragen. Informieren Sie also Freunde und Verwandte, dann kann die Eliminierung der Tiere erfolgreich werden.

Um zu prüfen, ob Ihr Kind Kopfläuse hat, sollten Sie nach der Haarwäsche das Wasser betrachten, denn Läuse und Nissen treiben auf der Oberfläche. Sie bevorzugen die warmen Stellen hinter den Ohren, im Genick und unter dem Pony, inspizieren Sie diese Stellen deshalb regelmässig. Läuse machen sich flink aus dem Staube, wenn Sie das Haar teilen, um sie zu entdecken. Sie sind also nicht leicht zu lokalisieren, ihre Eier hingegen sind viel einfacher zu finden. Achten Sie darauf, dass das Haar regelmässig und gründlich gekämmt und gebürstet wird, da dies die Läuse stört und beseitigt; sie fallen heraus und sterben.

Rosmarin, Geranie, Lavendel, Eukalyptus, Zitrone – oder: Rose, Geranie, Lavendel, Teebaum. Geben Sie bei beiden Mischungen jeweils die gleiche Tropfenzahl der einzelnen Öle (zusammen maximal 60 Tropfen) auf 100 ml Trägeröl. Massieren Sie es gut in die Kopfhaut sein, packen Sie den behaarten Teil des Kopfes in Plastikfolie und lassen Sie das Öl zwei Stunden lang arbeiten. Danach verteilen Sie das Shampoo ins Haar und auf die Kopfhaut, bevor Sie Wasser hinzufügen; auf diese Weise lösen Sie die Ölmischung, so dass sie ausgespült werden kann. Wenden Sie dieses Verfahren drei Mal im Abstand von drei Tagen an, pausieren Sie eine Woche und wiederholen Sie es dann. Geben Sie nach der normalen Haarwäsche je zwei Tropfen Rosmarin und Lavendel sowie einen Tropfen Eukalyptus ins Spülwasser, um die «kleinen Biester» besser abzuschrecken.

Lippenbläschen (siehe auch: Herpes)
Bei Lippenbläschen (Herpes simplex) tragen Sie, möglichst schon beim ersten Kribbeln, Teebaum unverdünnt auf (nicht bei Kindern unter vierzehn Jahren) oder:

Teebaum	17 Tropfen
Geranie oder Lavendel	8 Tropfen
Trägeröl	50 ml

Lungen

Die Lungen und die Haut sind die beiden wichtigsten Wege, auf denen ätherisches Öl in die Blutbahn gelangt. Ätherische Öle sind äusserst flüchtige Substanzen, die Moleküle in der Luft werden über die Atmung durch Nase und Mund aufgenommen. Beim Gasaustausch in den Lungen werden Sauerstoff und die Wirkstoffe aus den ätherischen Ölen in den Organismus aufgenommen und «Abgas», Kohlendioxid, ausgeatmet. Die Moleküle in den Ölen dringen durch die dünnwandigen Kapillaren in den Lungen und gelangen so in die Blutbahn, die sie in die verschiedenen Teile des Körpers trägt, wo sie ihren Einfluss ausüben (siehe auch: Kreislauf).

Lymphsystem

Das Lymphsystem besteht aus einem Netz von Gefässen, die Lymphe aus der Gewebsflüssigkeit ins Blutgefässsystem befördern. Auf diese Weise wird die extrazelluläre Flüssigkeit gereinigt, die die Körperzellen umspült und ernährt.

Lymphknoten sind Gruppen kleiner Verdickungen an verschiedenen Punkten des Lymphsystems, zum Beispiel in den Achseln, hinter den Knien, in den Ellbogen, in der Leiste und hinter den Ohren. Sie erzeugen Lymphozyten, das sind weisse Blutkörperchen, die für den Aufbau unserer Immunität wichtig sind. Darüber hinaus dienen die Lymphknoten als «Klärstationen» für die Lymphe, sie filtern Abfallstoffe heraus und sorgen dafür, dass diese nicht in die Blutbahn und den Kreislauf zurückgelangen können. Sobald sie in die Lymphgefässe gelangt ist, bezeichnet man die extrazelluläre Flüssigkeit als Lymphe. Sie ist dem Plasma ähnlich, enthält aber Lymphozyten und weniger Eiweiss als dieses.

Massage und Bewegung spielen eine wichtige Rolle für die Lymphdrainage, denn sie helfen, die Lymphe durch den Körper zu pumpen und damit Abfallstoffe aus dem Körper auszuscheiden und das Immunsystem zu stärken. Im Unterschied zum Blutkreislauf wird die Lymphe nicht von der Kraft des Herzschlages durch den Organismus gepumpt. Ihre Bewegung ist vielmehr abhängig vom Kontrahieren und Entspannen der Muskulatur, deshalb sind Massage und genügend Bewegung so wichtig. Der während der Schwangerschaft erhöhte Progesteronspiegel macht nicht nur die Muskeln weich und geschmeidig, sondern bewirkt dadurch oft Sodbrennen, Verstopfung, Verdauungsstörungen und verschiedene Schmerzen und Beschwerden. Auch die Beanspruchung des Lymphsystems nimmt zu. Es gibt jedoch auch Vorteile: Das Hormon hilft dem Körper, weicher und nachgiebiger zu werden, um das Baby besser zu beherbergen und später gebären zu können.

Wenn der Körper krank, verletzt oder unter Spannung ist, arbeitet das Lymphsystem nicht gut. Dadurch kommt es oft zu einer Ansammlung von Gift- und Abfallstoffen und zu Schwellungen im Bereich der Lymphknoten. Die Anregung des Lymphflusses mit geeigneten ätherischen Ölen beschleunigt den nötigen Ausscheidungsvorgang. – Nehmen Sie:

Geranie	10 Tropfen
Rosmarin	8 Tropfen
Patschuli	5 Tropfen
Wacholder	2 Tropfen

auf 30 ml Trägeröl, auch als Badezusatz.

Besser als eine Massage ist die Lymphdrainage geeignet; sie sollte äusserst leicht, sanft, rhythmisch und langsam sein, da die Lymphbahnen sehr nahe unter der Hautoberfläche liegen. Bewegen Sie sich immer in Richtung des nächstgelegenen Lymphknotens, besonders im Bereich des Schlüsselbeins im Mündungsgebiet des Lymphsystems.

Magen
siehe unter: Bauch

Mandelentzündung
Wie die Milz, das Lymphsystem und der Thymus bilden auch die Mandeln einen Teil unseres Abwehrsystems gegen Krankheit und Invasion. Die Entfernung von Mandeln und Blinddarm war lange Zeit fast eine Selbstverständlichkeit, ist heute aber zum Glück nicht mehr so verbreitet. Diese Organe haben ihre Aufgabe, und ich kenne selbst zwei Personen, denen nach einer operativen Entfernung sogar ein neues Mandelpaar gewachsen ist!

Trinken Sie reichlich Flüssiges, um das kranke Material fortzuspülen und auch der geschwollenen Kehle etwas zu helfen. Die Mandeln können vergrössert, infiziert und als Widerstand spürbar sein; möglicherweise tragen sie kleine gelbliche Flecken. Inhalationen sind eine hervorragende Behandlung bei Mandelentzündung, da die ätherischen Öle den erkrankten Punkt effektiv und effizient erreichen. – Nehmen Sie zum Inhalieren:

Teebaum	3 Tropfen
Zitrone	2 Tropfen
Sandelholz	1 Tropfen

Stellen Sie eine 2–3prozentige Mischung mit den gleichen Mengenverhältnissen her und massieren Sie damit Hals und Nacken.

Gurgeln Sie mit 2 Tropfen Teebaum in einem halben Glas warmem Wasser. Geben Sie einen Spritzer Zitronensaft und/oder Honig dazu, wenn Ihnen der Geschmack nicht zusagt.

Masern

Unterschätzen Sie die Masern nie; auch wenn der Virus praktisch ausgerottet ist, bedeutet er noch eine tödliche Gefahr. Die Masern sind überaus ansteckend, und Kinder sind in den frühen Erkrankungsstadien besonders anfällig gegen bakterielle Infektionen. Die ersten Zeichen sind weissliche Stippchen auf der Mundschleimhaut, gefolgt von einem Ausschlag, der sich über Wangen und Brustkorb ausbreitet. Das Virus wird durch Speichel (Tröpfcheninfektion) und über etwas grössere Entfernung in sogenannter fliegender Infektion übertragen. Verwenden Sie Duftlampen oder Sprays (siehe auch: Röteln, Ausschlag).

Massage

Eine mitfühlende Berührung ist tröstend, fest und einfühlsam. Mit der Berührung beginnt jegliches Kommunizieren und Austauschen. Es gibt zahllose Formen der Kontaktbehandlung. Die Massage entspricht und entspringt einem sehr tiefverwurzelten Instinkt, und der Berührungssinn ist zusammen mit dem Geruchssinn einer der ursprünglichsten und wichtigsten Sinne, die wir erleben. Von den ersten Lebenswochen an (schon zwischen Zeugung und Geburt) ist das Erkunden und Erfahren von Beschaffenheit, Weichheit, Temperatur und Duft der Haut eine Quelle des Entzückens, Staunens und Lernens für alle.

Die Sprache des Hautkontakts ist ebenso schwer zu beschreiben und zu erklären wie die Sprache des Duftes, und das früheste Erleben von Berührung spielt eine so wichtige Rolle bei unserer Geburt bis ins Erwachsenenalter und für unsere Fähigkeit, Berührung, Lust, Erfahrung und Vertrauen wertzuschätzen. Das über die Haut vermittelte Gefühl der Zufriedenheit ist eine der wichtigsten Erfahrungen des Kleinkindes, und seine Vorzüge sollten beim Erwachsenen nicht verlorengehen; manche Menschen werden als Erwachsene überhaupt nicht berührt, weder über gesellschaftliche Kontakte noch sexuell.

Haut und Muskeln sind nicht programmiert, separat zu funktionieren, und die Massage ist ein Weg, der etwaige Blockaden oder Unsicherheiten überwindet, die diese Kommunikation vielleicht verhindern. Durch die Massage mit ätherischen Ölen ist viel Öffnung zu erzielen, um auf körperlichen, emotionellen und geistigen Ebenen zu arbeiten und einander durch Erkennen der Reaktionen und den Bau von Brücken des Vertrauens zu erreichen.

Keine zwei Menschen sind gleich in ihrem Ansprechen auf Berührung, Massage und Duft; alle haben unterschiedliche Bedürfnisse, Wünsche und Verlangen. Lassen Sie deshalb während der Massage Ihrer eigenen Intuition und der des Menschen, den Sie behandeln, freien Lauf, seien Sie empfänglich und behutsam.

Es gibt zahlreiche Bücher über die vielen Vorzüge und zahllosen Formen der Massage, aber die Massage mit ätherischen Ölen ist die wirkungsvollste Anwendung der Aromatherapie.

Verschiedene Rezepturen und spezielle Empfehlungen finden Sie unter den jeweiligen Stichwörtern.

Für die allgemeine Massage eines Kleinkindes im Alter von drei bis zwölf Monaten nehmen Sie:

Römische Kamille	1 Tropfen
Lavendel	1 Tropfen
Geranie	1 Tropfen
Trägeröl	30 ml

Mastitis (siehe auch: Abszess, Brust)
Die Mastitis ist eine Entzündung der Brust, gewöhnlich infolge bakterieller Infektion über die Brustwarzen, zu der es hauptsächlich beim Stillen kommt.

Die chronische Mastitis ist eine andere Krankheit, vermutlich durch eine Störung des Hormonhaushalts verursacht, und führt normalerweise nicht zur Entzündung. Die Brüste fühlen sich knotig an und sind schmerzhaft. Wie bei allen anderen Beschwerden in der Brust sollten Sie unbedingt Ihren Hausarzt konsultieren, wenn sie nicht rasch wieder verschwinden.

Medikamente

Besonders während des ersten Trimesters der Schwangerschaft – wenn das Baby noch am verwundbarsten ist – sollten Sie so klug sein, alle Medikamente und Drogen zu meiden. Während der Schwangerschaft und auch noch in der Stillzeit haben alle Arznei- und Suchtdrogen, die die Mutter nimmt, auch eine Wirkung auf das Baby. Medikamente, die Sie einnehmen müssen, sollten auf ein absolutes Minimum reduziert werden und die Mutter ärztlich oder von der Hebamme beobachtet werden.

Menstruation

Das prämenstruelle Syndrom (PMS) ist bedingt durch einen niederen Östrogen- und einen hohen Progesteronspiegel vor der Periode. Dieser Zustand kann auch die emotionelle Verfassung stark beeinflussen. Zu den körperlichen Symptomen zählen leichte Schwellung und Empfindlichkeit von Bauch und Brust, unreine Haut und Pickel, Niedergeschlagenheit, Reizbarkeit und Neigung zum Weinen, Wasseransammlung, Kopfschmerzen und Übelkeit. Wenn die Hormonspiegel wieder ausgeglichen sind, bessern sich Gefühlslage, Stimmung und körperlicher Zustand deutlich. Vor der Entbindung ist der Östrogenspiegel etwa tausendmal so hoch wie normal; nach der Entbindung stürzt er in die Tiefe, was gemeinhin als Ursache der Wochenbettsdepression gilt.

Wenn ein «unregelmässiger Zyklus» für Sie die Regel ist und Sie keine Schwierigkeiten damit haben, dann gibt es für Sie weiter kein Problem, als dass Sie nie wirklich wissen, woran Sie sind und «für alle Fälle vorbereitet» sein müssen. Wenn die Blutung aber plötzlich unregelmässig wird, sollten Sie sich untersuchen lassen, um sicherzustellen, dass alles in Ordnung ist, und um eventuellen Komplikationen vorbeugen zu können.

Möglicherweise wird eine Endometrium-Biopsie (Gewebsprobe von der Gebärmutterschleimhaut) vorgenommen, um den Zustand der inneren Auskleidung des Uterus festzustellen. Es könnte sich um Myome, Polypen oder auch um eine hormonelle Abweichung halten. Jede Veränderung des

Hormonspiegels – aus welchem Grunde sie auch eintritt – kann weitreichende Auswirkungen haben. Emotionelle Belastungen sind die häufigste Ursache für Schwankungen des Hormonspiegels, besonders während und nach der Schwangerschaft. Doch lassen Sie es nie darauf ankommen, wenn eine Abweichung von Ihrem gewohnten Muster ganz plötzlich eintritt, es könnte sich auch um eine Krebserkrankung halten.

Amenorrhö ist das Fehlen oder Aufhören der Menstruation. Ein Emmenagogum ist ein Mittel, das die Menstruation einleitet. Zu den emmenagogen ätherischen Ölen gehören Basilikum, Fenchel, Majoran, Muskatellersalbei, Myrrhe, Pfefferminze, Rose, Rosmarin und Wacholder. Diese Öle sind während der Schwangerschaft natürlich unbedingt zu meiden. Lavendel und Kamille gelten als leichte Emmenagoga, doch wenn kein Risiko einer Fehlgeburt besteht, können Sie diese Öle nach dem ersten Schwangerschaftstrimester in normaler Dosierung ohne Gefahr verwenden; wenn Sie jedoch im Zweifel sind, konsultieren Sie einen professionellen Aromatherapeuten.

Menorrhagie, die abnorm starke Periodenblutung, beruht oft auf hormonellen Störungen und betrifft meist Frauen mit prämenstruellem Syndrom; in solchen Fällen sollten Sie die emmenagogen Öle ebenfalls meiden.

Etwa die Hälfte aller Frauen diesseits der Wechseljahre leiden unter dem PMS. Frauen, deren Gesundheit und Immunität gut sind, leiden weniger unter dem prämenstruellen Syndrom als jene, die öfter krank sind, sich wenig bewegen und nicht gut ernähren. Der Körper nutzt alle Wege – auch die Monatsblutung –, um seinen Abfall loszuwerden; dies kann oft der Grund von massiven Blutungen und von Krämpfen im Unterleib sein. Die Erschöpfung und Wasseransammlung, die mit dem PMS im allgemeinen einhergehen, sind auf die zusätzliche Belastung der Nebennieren und der Schilddrüse, der Leber und Nieren durch diesen Entgiftungsvorgang zurückzuführen. So entsteht auch das Schweregefühl im Becken und oft jene verräterischen Pickel und Aknezeichen, da auch die Haut ein Ausscheidungsorgan des Körpers ist. Eine gute Diät ist hier wichtig, besonders während der acht bis zehn Tage vor Beginn der Periode; dazu gehören soviel frische und rohe Kost wie möglich – also Salate, Gemüse, Obst, Wasser, Frucht- und Gemüsesäfte, um den Ausscheidungsprozess zu unterstützen. Vermeiden Sie einfache Kohlenhydrate wie Weissmehlerzeugnisse und raffinierte Zucker (zuckerhaltige Getränke und Speisen), Schokolade und Süssigkeiten, und halten Sie sich an komplexe Kohlenhydrate wie Vollkornbrot, -teigwaren, Kartoffeln, Naturreis und Hülsenfrüchte. Sie werden langsamer in den Organismus aufgenommen und tragen dazu bei, einen gleichbleibenden Blutzuckerspiegel aufrechtzuerhalten. Die bekannten und oft sehr starken Hungergefühle, die typischerweise in den Tagen vor den Tagen auftreten, sind laut Meinung vieler Experten die Folge eines drastisch absinkenden Blutzuckerspiegels mit resultierender Hypoglykämie (siehe dort). Diese löst eine Ausschüttung des Hormons Adrenalin in die Blutbahn aus, das wiederum häufig zu Panikattacken, Migräne, Stimmungsschwankungen und Temperamentsausbrüchen führt. Meiden Sie auch Salz, Tee, Kaffee, Alkohol und schränken Sie den Konsum von Molkereiprodukten weitestgehend ein, da diese Schleimbildner sind. Eisenhaltige Nahrungsmittel, die dazu beitragen, den durch die Blutung erlittenen Verlust auszugleichen, sind eine gute Wahl, auch Vitamin C zur Steigerung der Nahrungsaufnahme in den Organismus, Vitamin-A- und Vitamin B-Komplex sowie das an Gamma-Linolensäure reiche Nachtkerzenöl (siehe Teil 2).

Bei allgemeinen Anzeichen des prämenstruellen Syndroms nehmen Sie:

Muskatellersalbei	10 Tropfen
Geranie	10 Tropfen
Rose	3 Tropfen

Sie brauchen 25 ml Trägeröl. Zur Selbsthilfebehandlung massieren Sie den unteren Teil des Rückens, Solarplexus, obere Teile der Oberschenkel, Gesäss und Bauch. Führen Sie diese Behandlung etwa eine Woche vor und nach der Menstruation durch. Wiederholen Sie die Behandlung noch mehrere Perioden lang (siehe auch: Ödeme).

Bei unregelmässigen oder fehlenden Perioden machen Sie einen Umschlag mit:

Basilikum	2 Tropfen
Fenchel	2 Tropfen
Melisse/Rose	2 Tropfen

Bei schmerzhaften Perioden nehmen Sie:

Muskatellersalbei	15 Tropfen
Kamille	5 Tropfen
Geranie	5 Tropfen
Rose	2 Tropfen

Milchschorf

Auch wenn er nicht gerade hübsch aussieht, ist der Kopfschorf bei Babys recht verbreitet. Man versteht darunter die Bildung von krustigen Platten auf der Kopfhaut aufgrund einer Überproduktion an Talg. Aus dem gleichen Grund können sich auf Gesichts- und Kopfhaut Pickel bilden. Versuchen Sie keinesfalls, die Verkrustungen von der Haut abzuheben, sondern weichen Sie sie mit der folgenden Ölmischung auf:

Geben Sie je 1 Tropfen Geranien- und Eukalyptusöl auf drei Esslöffel Mandelöl und massieren Sie es gut in die Kopfhaut ein. Reiben Sie behutsam mit einem Baumwolltuch oder einer ganz weichen Babybürste und vermeiden Sie jeglichen Druck auf die Fontanelle. Um den Schorf zu entfernen, bearbeiten Sie den Kopf nun mit Shampoo, bevor Sie Wasser dazunehmen. Danach spülen Sie die Kopfhaut gründlich, aber verschonen Sie die Augen. Regelmässiges, sanftes Bürsten mit einer weichen Babybürste wird das Abschuppen des Schorfs beschleunigen.

Mumps

Mumps ist eine ansteckende Virusinfektion mit Entzündung und Schwellung der Ohrspeicheldrüsen auf beiden Seiten des Gesichts unterhalb der Ohren. Manchmal sind auch andere Drüsen betroffen, gelegentlich die Hoden und die Bauchspeicheldrüse. Die Inkubationszeit bei Mumps ist zwei bis vier Wochen.

Öle für den Hausgebrauch sind Teebaum, Lavendel und Zitrone oder Grapefruit, die Sie zu gleichen Teilen ins Bad (maximal 10 Tropfen) oder in eine Duftlampe geben, vor allem aber zur Inhalation nehmen (höchstens je 2 Tropfen). Führen Sie die Behandlung dreimal täglich bis zu 10 Tage lang durch. Gönnen Sie sich viel Ruhe und trinken Sie reichlich Wasser und Fruchtsaft. Eine gezieltere Behandlung erhalten Sie von einem professionellen Aromatherapeuten.

Mundschleimhautläsionen

siehe unter: Aphthen

Muskeln (siehe auch: Massage)

Um die Durchblutung zu stimulieren und Schmerzen, Krämpfe und Muskelkater zu lindern, ist Massage das beste Mittel. Nehmen Sie auf 30 ml Trägeröl oder ins Bad:

Lavendel	12 Tropfen
Rosmarin/Lemongrass	7 Tropfen
Wacholder	6 Tropfen
oder	
Rosmarin/Lemongrass	10 Tropfen
Geranie	8 Tropfen
Schwarzer Pfeffer	2 Tropfen

Während der Schwangerschaft:

Sandelholz	8 Tropfen
Orange/Petitgrain	8 Tropfen
Weihrauch	8 Tropfen
Trägeröl	50 ml

Muskeltest
siehe unter: Kinesiologie

Nabelschnur
Wenn Ihr Baby etwa eine Woche alt ist, fällt der von der durchtrennten Nabelschnur verbliebene Stumpf ab. Die Nabelschnur enthält keine Nerven, deshalb bedurfte es auch keiner örtlichen Betäubung, als sie bei der Entbindung durchgeschnitten wurde. Falls das Gebiet um den Nabel herum etwas wund ist, geben Sie einen Tropfen Lavendelöl auf einen Dessertlöffel Öl, mischen Sie es gut und tauchen Sie ein wenig Watte hinein. Tragen Sie einige Tage lang behutsam einmal täglich von dem Öl um den Nabel auf. Wenn man die Sache der Natur überlässt, sollte es keine Komplikationen geben, sofern man die Haut rein und trocken hält und möglichst darauf achtet, dass der Plastikrand der Höschenwindel nicht darauf liegt. Wenn die wunde Partie feucht ist, decken Sie sie mit einer Stilleinlage ab, sie bietet Schutz und erleichtert die Heilung. Bei Schwellung, Rötung oder irgendwelchen Veränderungen fragen Sie unbedingt Ihren Arzt oder Ihre Hebamme.

Nachgeburt
siehe unter: Plazenta

Nachgeburtliche Phase

Als Sie Ihr Baby geboren haben, haben Sie Ihren Körper, Ihre Seele und so ungefähr alles gegeben, was es gibt, um es wohlbehalten auf die Welt zu bringen. Die Energie, die Sie dabei verbraucht haben, ist immens, und diese Energie muss ersetzt werden. Geliebt zu werden und zu lieben, ist möglicherweise gerade jetzt das Kostbarste überhaupt, und eine Massage oder ein Bad mit einer der folgenden Ölmischungen sollte Wunder für Sie wirken.

Neroli/Orange	10 Tropfen
Weihrauch	8 Tropfen
Grapefruit	4 Tropfen
oder	
Bergamotte	10 Tropfen
Muskatellersalbei	8 Tropfen
Rose	4 Tropfen
oder	
Geranie	10 Tropfen
Weihrauch	8 Tropfen
Jasmin	4 Tropfen

Es ist sehr zu empfehlen, dass Sie sich für die nächsten Tage im Zimmer ausruhen und nur von Personen besuchen lassen, die Ihnen wirklich nahestehen. Freunde, ob verwandt oder nicht, sind jene, die Essen bringen, die Einkäufe oder sogar die Wäsche erledigen – und nicht solche, die nur das Baby in den Arm nehmen wollen (gewöhnlich gerade dann, wenn es schläft), die stundenlang bleiben, Ihren Tee trinken, Ihr Obst verzehren und Ihnen den Abwasch hinterlassen! In einem solchen Falle fordern Sie sie auf, morgens um vier Uhr wiederzukommen, wenn Sie Ihre Hilfe dringend brauchen werden (siehe auch: Aller Anfang..., Entbindung, Menstruation).

Nägel

Der Zustand des Körpers zeigt sich an den Nägeln, deshalb wird für bestimmte medizinische Beobachtungen der Nagellack entfernt. Die Pflege des Nagelbetts ist besonders wichtig, da jede Beschädigung oder Infektion den ganzen Nagel beeinträchtigen kann. Ätherische Öle bewirken, dass Nägel schnell und stark wachsen. Das ist schön und gut, wenn Sie gerne lange, sehr kräftige Nägel haben; wenn Sie jedoch viel mit den Händen arbeiten, müssen die Nägel auf eine praktische Länge gekürzt werden – das heisst unter dem Einfluss ätherischer Öle fast jeden Tag.

Zur Nagelstärkung:

Zitrone	3 Tropfen
Lemongrass	3 Tropfen
Rosmarin	2 Tropfen
Lavendel	2 Tropfen

Zum Erweichen der Nagelhaut:

Eukalyptus	3 Tropfen
Pfefferminze	2 Tropfen

Bei Infektion des Nagelbetts oder seiner Umgebung:

Teebaum	3 Tropfen
Lavendel	2 Tropfen
Zitrone/Patschuli	1 Tropfen

Für alle diese Rezepturen geben Sie ein wenig Mandelöl in die Handfläche und mischen Sie die ätherischen Öle darunter oder tropfen Sie diese und einen Dessertlöffel Öl in einen Eierbecher oder ein ähnliches Gefäss. Sie brauchen nur eine sehr kleine Menge. Massieren Sie die Ölmischung täglich in die Nagelhaut und die Umgebung des Nagels ein.

Narben

Nehmen Sie Lavendel, Bergamotte, Kamille, Weihrauch oder Neroli. Mischen Sie zwei oder drei dieser Öle – am besten sollte immer Neroli beteiligt sein – zu einer Creme oder in eine Trägersubstanz wie Weizenkeimöl. Behandeln Sie die Narbe täglich mindestens acht Wochen lang – oder bis zur Besserung.

Nasenbluten

Nasenbluten gibt es häufig in der Kindheit und während der Schwangerschaft. Gewöhnlich hört es von allein wieder auf; es ist ein natürlicher Aderlass des Körpers, der auf diese Weise Druck ablässt. Wenn Sie es für notwendig halten, legen Sie einen kalten Umschlag über die Nasenwurzel und drücken Sie die Nase unmittelbar unterhalb der Nasenwurzelknochen gleichmässig, bis die Blutung zum Stillstand kommt.

Zu den blutstillenden ätherischen Ölen – sie beschleunigen die Blutgerinnung – gehören Geranie und Rose; doch bei Nasenbluten möchte ich empfehlen, der Natur ihren Lauf zu lassen.

Nasennebenhöhlen

Die Nasennebenhöhlen sind über, hinter und seitlich der Nase. Sie sind luftgefüllte, mit Schleimhaut ausgekleidete Hohlräume im Knochen, mit der Nasenhöhle verbunden durch kleine Öffnungen, die bei einer Infektion oder erhöhten Schleimabsonderung rasch blockiert sind. Hat sich eine Infektion in den Nebenhöhlen gefangen und sind die Durchgänge vom Schleim verstopft, dann kommt es zur Nasennebenhöhlenentzündung (Sinusitis). Die Schmerzen können fast unerträglich werden und oft zu Krankheitsgefühl und Temperaturanstieg führen.

Die wichtigste Behandlung besteht in der Bekämpfung der Infektion und der Befreiung der blockierten Passagen. Inhalieren Sie dreimal täglich:

Eukalyptus	2 Tropfen
Teebaum	2 Tropfen
Lavendel	2 Tropfen

Eine leichte Massage des betroffenen Gesichtsbereichs kann dazu beitragen, die Stauung zu beseitigen und den Druck zu lindern.

Verwenden Sie folgende Ölmischung zur leichten, sanften Massage von Nase, Stirn, Wangen, Ohren und Nacken. Geben Sie auf 3 Esslöffel Öl:

Rosmarin	2 Tropfen
Geranie	2 Tropfen
Kamille	2 Tropfen
Eukalyptus	1 Tropfen

Akupunktur ist ebenso eine hochwirksame Form der Sinusitisbehandlung. Konsultieren Sie einen professionellen Therapeuten, wenn die Selbsthilfebehandlung nicht rasch genug hilft. Meiden Sie alle Molkereierzeugnisse, da sie schleimbildend wirken.

Nerven/Nervensystem

Unsere neurologische Ausstattung besteht aus zwei Teilen, dem *Zentralnervensystem* und dem *autonomen Nervensystem;* ihr Zentrum ist das Gehirn. Die Wirbelsäule schützt das kostbare Rückenmark, die Verlängerung des Medulla oblongata genannten Gehirnteils und unser Nervensystem. Das Nervensystem ist das komplexeste System des Körpers; es ist lebenswichtig für alle unsere Funktionen und umfasst Millionen von Blutgefässen, Zellen und Nerven. Die Massage mit ätherischen Ölen entlang der Wirbelsäule hat die grösste Wirkung, sei sie sedierend, stimulierend oder regulierend.

Die Millionen von Nerven im Körper, die Informationen zwischen Gehirn und Peripherie sammeln und weiterleiten, verlaufen durch das Rückenmark. Man unterscheidet *rezeptorische* Nerven, die auf unterschiedliche Reize ansprechen, und *motorische* Nerven, die den Auftrag zur Reaktion an Muskeln und Drüsen weiterleiten. Ein Nervenreflex ist die unwillkürliche Reaktion auf einen Reiz, die oft von der Wirbelsäule ausgelöst und nicht vom Gehirn gesteuert wird. Dies geschieht gewöhnlich in Situationen, in denen sofortiges Handeln notwendig ist, um Schaden zu verhindern. Wenn Sie einen heissen Teller in die Hand nehmen, dann bewirkt ein Reflex, dass Sie ihn augenblicklich fallen lassen, noch bevor die Schmerzinformation im Gehirn angekommen ist. Wenn der Reflex jedoch vom Gehirn ausgelöst wird und die Schmerzinformation Zeit hat, dorthin zu gelangen – wir sprechen hier von Sekundenbruchteilen! –, wird der Teller schnell abgestellt. Auf diese Weise sind der Teller (und eventuell das Essen) gerettet und wir selbst vor Aufräumarbeiten verschont. Unser Organismus wird auch von anderen Zusammenhängen und Überlegungen beeinflusst, zum Beispiel von Faktoren wie Intelligenz und Erfahrung.

Beim autonomen Nervensystem unterscheidet man zwei Anteile, das *sympathische,* das körperliche Aktivität eher stimuliert, und das *parasympathische,* das eher bremst und regelt. Beide sind mit dem Rückenmark verbunden, von dem aus sie die jeweiligen Bereiche und Organe versorgen. Das sympathische Nervensystem verläuft auf beiden Seiten vor der Wirbelsäule und versorgt den Brustkorb, alle Bauch- und die Beckenorgane. Es wird durch starke Emotionen wie Wut und Aufregung angeregt; so schütten beispielsweise die Nebennieren bei Wut Adrenalin in die Blutbahn aus. Menschen, die vorwiegend emotionell reagieren, werden gewöhnlich von stärkeren sympathischen Nerven dominiert; jene, die vom Ausgleichorientierten Parasympathikus dominiert sind, sind im allgemeinen ruhiger und nicht so leicht aus der Balance zu bringen.

   Nehmen Sie zur Linderung und Beruhigung:

Kamille	10 Tropfen
Lavendel	8 Tropfen
Rose	8 Tropfen

   Nehmen Sie während der Schwangerschaft:

Melisse	10 Tropfen
Rosenholz	5 Tropfen
Orange/Neroli	3 Tropfen

Nervenschmerzen
siehe unter: Neuralgie

Nesselausschlag (siehe auch: Allergie)
Der Nesselausschlag (lat. Urticaria) ist eine akute oder chronische allergische Reaktion, bei der Bläschen oder Schwielen von manchmal beängstigender Grösse auf der Haut erscheinen. Häufige Ursachen sind Allergien gegen Erdbeeren oder Schalentiere, und der darauf entstehende Ausschlag kann teuflisch jucken und sehr unangenehm sein. Bei Kindern kann Nesselausschlag aussehen, als habe das Kind einen Kampf hinter sich – aber geraten Sie nicht in Panik, sondern stellen Sie fest, was sie vorher gegessen haben, bevor Sie selbst reagieren! Ein solcher Ausschlag kann nach etwa einer Stunde wieder abklingen oder auch einige Tage dauern. Wenn er nach mehreren Tagen noch nicht verschwunden ist, konsultieren Sie Ihren Hausarzt.

   Nehmen Sie 3 Tropfen Kamillen- und 3 Tropfen Melissenöl auf eine Tasse Trägeröl. Geben Sie einen Teelöffel dieser Mischung in ein warmes, nicht heisses Bad – oder pinseln Sie es mit einem weichen, breiten Pinsel behutsam auf die betroffene Hautpartie.

Neuralgie (siehe auch: Ischias)
Neuralgien sind Schmerzen, die von Nerven ausgehen. Ischiasschmerzen sind die bekannteste Form der Neuralgie; der Ischias ist der längste Nerv im Körper. Zu den schmerzlindernden ätherischen Ölen gehören Kamille, Pfefferminze (maximal 2 Tropfen), Lavendel, Muskatellersalbei, Majoran und Rosmarin. Eine Kombination von zwei oder drei dieser Öle für einen war-

men Umschlag sollte in dem betroffenen Bereich angewendet werden. Falls notwendig, legen Sie eine heisse Wärmflasche darüber und entspannen Sie, so gut es geht.

Niedergeschlagenheit
siehe unter: Depression

Nissen
siehe unter: Läuse

Ödeme (siehe auch: Zellulitis, Menstruation)
Ein Ödem ist die Schwellung, die entsteht, wenn sich im Gewebe zuviel Flüssigkeit angesammelt hat. Es ist (z. B. nach einer Verstauchung oder Verletzung) örtlich begrenzt und vorübergehend oder (z. B. bei einer ernsteren Ursache wie einer Funktionsstörung der Nieren oder des Herzens) allgemein verbreitet. Das subkutane Ödem tritt aus Gründen der Schwerkraft gewöhnlich an Fingern, Handgelenken, Beinen und Knöcheln auf, häufig während der Schwangerschaft und vor der Menstruation. Es kann auch im Gesicht erscheinen und im Bereich von Bauch und unterem Rücken. Eine gute Hilfe ist Ruhe und Hochlagern der Beine und Arme; liegen Sie soviel wie möglich. Lokal begrenzte Unterhautödeme sollten kein Grund zur Besorgnis sein, wenn sie nicht von hohem Blutdruck begleitet werden. Dieser nämlich kann rasch zu schwereren Komplikationen führen und ist während der Schwangerschaft eine grosse Gefahr für Mutter und Baby (siehe auch: Praeklampsie).

Die Flüssigkeitsstauung kann auch mit einer Allergie oder mit einer Ansammlung von Schlackenstoffen im Körper zusammenhängen (siehe: Lymphsystem). Der Körper hat eine effektive (wenn auch manchmal unansehnliche) Methode, die Gefährlichkeit von Abfallstoffen zu reduzieren, indem er sie verdünnt und die schädlichen Wirkungen damit verringert.

Zu den stark entgiftenden ätherischen Ölen gehören Rosmarin, Fenchel, Grapefruit, Wacholder und Zitrone. Öle, die die Wasseransammlungen (besonders vor der Menstruation) reduzieren helfen, sind beispielsweise Geranie, Muskatellersalbei, Rosmarin und Fenchel.

Bei «prämenstrueller Wasserpolsterung» nehmen Sie:

Geranie	12 Tropfen
Fenchel	6 Tropfen
Rosmarin	5 Tropfen
Muskatellersalbei	5 Tropfen

Geben Sie die genannten Mengen in 50 ml Trägeröl und massieren Sie den ganzen Körper oder besonders Bauch, Beine und Arme mit langen, glatten, festen Strichen in Richtung Herz. Beginnen Sie eine Woche vor dem ersten Tag der Menstruation. Von dieser Behandlung profitiert auch das Lymphsystem, da sie überschüssige Gewebsflüssigkeit abbaut.

Zur allgemeinen Entgiftung eignet sich:

Zitrone	8 Tropfen
Wacholder	8 Tropfen
Fenchel	8 Tropfen

Ohrenschmerzen

Versuchen Sie immer festzustellen, ob es sich um eine Infektion handelt, denn sie könnte, wenn sie unentdeckt bleibt und nicht behandelt wird, zu ernsten Komplikationen führen. Um die Beschwerden zu lindern, massieren Sie den Bereich um das Ohr, Nacken und Halsseite mit Lavendel und Römischer Kamille. Wenn der Arzt das Ohr untersucht hat und das Trommelfell nicht verletzt ist, können Sie, sein Einverständnis vorausgesetzt, versuchen, die Schmerzen zu lindern. Verwenden Sie dazu ein nicht zu kleines Wattebällchen, das Sie mit einer warmen Ölmischung tränken, in die Sie einen Tropfen eines der genannten Öle gegeben haben.

Osteopathie

Die Osteopathie ist ein Behandlungssystem, das auf der Manipulation von Gelenken bei Störungen im Muskel-Knochen-Apparat beruht. Ende des 19. Jahrhunderts entdeckte der Amerikaner Andrew Taylor Still die Heilmethode, mit der er bestimmte Störungen durch Manipulieren und Korrigieren fehlgestellter Strukturen beheben konnte. Gezielte Manipulation, insbesondere der Wirbelsäule, beeinflusst Gelenke, Bänder, Muskeln und die damit verbundenen Organe und Gewebe.

Die Osteopathie wirkt gut in Kombination mit der ganzheitlichen Aromatherapie, da sie die Behandlung des ganzen Patienten und nicht nur die jeweilige Störung verfolgt, also das Gleichgewicht im Körperlichen, Seelischen und Geistigen wiederherstellt.

Viele Störungen sprechen auf Osteopathie gut an, besonders Rückenschmerzen und damit verbundene Spannungen sowie Krankheiten aufgrund von strukturellen oder funktionellen Abweichungen. Die osteopathische Behandlung umfasst sehr feine bis sehr kräftige Manipulationen, je nach Bedürfnis und Konstitution des Patienten. Osteopathen besitzen ein überaus empfindliches Gespür in den Fingern und haben eine Untersuchungsmethode gelernt, die man Palpation nennt. Mit ihrer Hilfe können sie feine Veränderungen in Gewebe, Muskeln, Bändern, Sehnen, Gelenken usw. aufspüren.

Die Aromatherapie-Massage ist besonders nützlich in Kombination mit der osteopathischen Behandlung, da sie den Organismus vor, während oder nach dieser entspannt. Aus diesem Grunde haben sich zahlreiche Osteopathen zur engen Zusammenarbeit mit Aromatherapeuten entschlossen – oder üben die Aromatherapie selbst aus.

Otitis
siehe unter: Ohrenschmerzen

Perineum-Massage (siehe auch: Episiotomie)
Die Massage des Perineums (= Damm) wurde in verschiedenen Kulturen schon zu allen Zeiten praktiziert. Sie wird während der letzten Wochen vor der Entbindung von der werdenden Mutter oder ihrem Partner durchgeführt, um das Perineum weicher und elastischer zu machen, damit der Geburtsweg vorbereitet und die Entbindung leichter wird – und eine Episiotomie hoffentlich überflüssig.

Ein warmes Sitzbad kann die Entspannung der Muskeln vor der Massage unterstützen; das Gewebe wird weicher und die Durchblutung gesteigert. Nehmen Sie dazu je vier Tropfen Geranien- und Lavendelöl. Leeren Sie vor Beginn der Behandlung die Blase und achten Sie darauf, dass Sie es bequem haben und gut gestützt sind. Mischen Sie 2 Tropfen Lavendel- und einen Tropfen Geranienöl in einer 2½prozentigen Mandelöl-Lösung.

Befeuchten Sie beide Zeigefinger oder Daumen und den Damm. Stecken Sie die Finger 3–4 cm tief in die Vagina und drücken Sie den Dammboden in einer U-Bewegung zu den Seiten und zum Rektum. Wenn Sie die Klitoris als 12-Uhr-Position eines gedachten Zifferblattes als Orientierungspunkt nehmen, dann arbeiten Sie zwischen 4 Uhr und 8 Uhr. Beachten Sie dabei besonders Vernarbungen von früheren Dammschnitten oder -rissen, die sich nicht so leicht dehnen lassen. Dehnen und drücken Sie sanft etwa eine Minute lang, bis Sie ein leichtes Brennen oder Kribbeln spüren und die Gegend leicht taub wird. Nach einigen Wochen wird das Perineum deutlich weicher sein, und die mit dem Durchtritt des Babykopfes verbundenen Empfindungen werden vertrauter. Dieser Bereich des Körpers ist besonders empfindlich, und wenn er einmal an das Gedehntwerden gewöhnt wurde, dürfte die Mutter wohl weniger mit Anspannung reagieren, wenn der Kopf ihres Babys tatsächlich hindurchtritt. In dieser Phase der Entbindung kommt es darauf an, so entspannt wie möglich zu sein, damit Ihr Perineum intakt bleibt. Beckenbodenübungen («Der Lift geht hinauf bis zum Penthouse und dann wieder hinunter bis in den Keller...») nach der Entbindung werden den gedehnten Muskeln bald wieder ihren früheren Tonus zurückgeben.

Wenn es im Laufe der Schwangerschaft eine Herpes- oder irgendeine andere Infektion gegeben hat, so verzichten Sie wegen des Ausbreitungsrisikos auf die Perineum-Massage.

Periode
siehe unter: Menstruation

Pickel
siehe unter: Akne

Pilze
Das gegen Pilzinfektionen wirksamste ätherische Öl ist Teebaumöl. Auch Eukalyptus, Lavendel und Myrrhe hemmen die Ausbreitung von Schimmel- und Hefepilzen. Mittel gegen spezifische Beschwerden wie zum Beispiel Fusspilz finden Sie unter dem jeweiligen Stichwort.

Plazenta
In manchen Kulturkreisen wird die Plazenta mit ihrem hohen Gehalt an Nährstoffen und Hormonen von der Mutter roh gegessen, um Gesundheit und Vitalität wiederherzustellen, die nach der Entbindung sehr reduziert sind (siehe auch: Entbindung). Tiere essen die Nachgeburt zur Stärkung, da sie noch nicht fähig sind, gleich wieder auf die Jagd zu gehen. Gott sei Dank für Tee und Toast!

PMS (Prämenstruelles Syndrom)
siehe unter: Menstruation

Präeklampsie
Bei den regelmässigen Vorsorgeuntersuchungen im Laufe der Schwangerschaft sollten Ihr Blutdruck gemessen und Ihr Urin auf Eiweissspuren untersucht werden; alle Anzeichen plötzlicher oder reichlicher Flüssigkeitsansammlungen sind zu beachten. Jedes dieser Phänomene könnte ein Anzeichen einer Präeklampsie (der durch die Schwangerschaft bedingten Hypertonie) sein.

Die Ursache dieses Bluthochdrucks ist noch unbekannt, doch sie kommt am häufigsten in der ersten Schwangerschaft einer Verbindung vor. Weitere Schwangerschaften innerhalb derselben Partnerschaft sind gewöhnlich unbeeinträchtigt.

Regelmässige Untersuchungen während der Schwangerschaft sind notwendig als die beste Vorbeugungsmassnahme bei einem Zustand, der auf eine Eklampsie zusteuert, die augenblicklich behandelt werden muss, da sie eine ernste Bedrohung für Mutter und Baby darstellt.

Psoriasis
siehe unter: Allergie, Ekzem

Quetschungen
Kälte verhindert eine weitere Schädigung des unter der Haut liegenden Gewebes und kann den Zelluntergang bremsen. Deshalb ist es wichtig, möglichst unmittelbar nach Stoss oder Quetschung die Erwärmung auszuschalten. Meiden Sie nach einem Stoss also das heisse Bad, auch wenn Sie

den Gedanken daran durchaus entspannend und lindernd empfinden; der blaue Fleck und die Zerstörung des geschädigten Gewebes würden nur verschlimmert.

Nehmen Sie Lavendel und Kamille mit ihrer entzündungshemmenden und heilenden Wirkung. Tränken Sie ein Tuch mit eiskaltem Wasser, in das Sie je einen Tropfen dieser Öle gegeben haben, und packen Sie es auf die verletzte Stelle. Arnika-Tinktur ist in solchen Fällen ein Mittel von unschätzbarem Wert.

Rauchen

Es ist bekannt und bewiesen, dass das Rauchen zu Herzerkrankungen, Lungenkrebs und anderen Krankheiten führen kann, und dass es etwa jeder vierte Raucher mit seinem Leben bezahlen muss; viele andere leiden jahrelang unter Schmerzen und Unannehmlichkeiten. Die einzige Möglichkeit, in keine dieser Statistiken einzugehen, besteht darin, dass Sie mit dem Rauchen aufhören in Ihrem eigenen Interesse und dem Ihrer Lieben – und wenn Sie schwanger sind, ganz besonders im Interesse Ihres ungeborenen Kindes, für das Sie selbst direkt verantwortlich sind.

Es könnte zu einem der schwierigsten Dinge werden, die Sie je in Angriff genommen haben, vor allem, wenn die Umstände Ihrer Schwangerschaft besonders belastend oder unglücklich sind. Wenn Sie es nicht allein schaffen, dann nehmen Sie Hilfe von Ihrem Arzt oder anderen Personen in Anspruch und tun Sie es einen Tag nach dem anderen. Sie werden das Rauchen für den besten Zweck aufgeben, den es gibt: für das Leben. Beratung und Hilfe erhalten Sie von Ihrem Arzt, Apotheker und von Ihrer Krankenversicherung.

Reflexzonenmassage

Die Reflexzonenmassage ist ein leistungsfähiges System zur Diagnose und Behandlung des ganzen Organismus über die Fusssohlen und basiert auf der Idee, dass jeder Teil des Körpers an einer bestimmten Stelle der Sohle «abgebildet» ist. Wie die Akupunktur verfolgt auch die Reflexzonenmassage das Ziel, Stauungen in Energiebahnen aufzulösen. Diese Energiebahnen am Fuss sind eine Widerspiegelung des ganzen Organismus. Massage und Druck auf die Blockaden im Bereich der Fusssohle lösen Stauungen der

Energiebahnen im Körper auf und ermöglichen der Energie, wieder frei zu fliessen, den ganzen Organismus zu tonisieren und zu harmonisieren und damit Gesundheit und Wohlbefinden wiederherzustellen.

Die Reflexzonenmassage ist eine ganzheitliche Behandlungsweise, die in Verbindung mit Aromatherapie besonders gut wirkt. Bestimmte Störungen lassen sich durch Massage mit geeigneten ätherischen Ölen behandeln; die Reflexzonenbehandlung stimuliert dabei die Reflexe in den Füssen und trägt dazu bei, die Gesundheit in allen Teilen des Körpers zu steigern und zu erhalten.

Rescue
siehe unter: Bach-Blüten-Therapie

Rhesus-Unverträglichkeit

Etwa fünfzehn Prozent der Frauen haben eine sogenannte rhesus-negative Blutgruppe. Empfangen sie ein Kind von einem Mann mit rhesus-positivem Blut, kann es eine Unverträglichkeit des mütterlichen mit dem Blut des Babys geben. In solchen Fällen kann es geschehen, dass unter dem starken Druck der Wehen etwas Blut des Babys aus der Plazenta in die Blutbahnen der Mutter gepresst wird, deren Immunsystem es als Fremdkörper erkennt und Antikörper bildet, um die Eindringlinge zu bekämpfen.

Für ein erstgeborenes Baby ist dies kein Problem. Wenn jedoch ein zweites Kind mit rhesus-verschiedener Blutgruppe unterwegs ist, kann es zu Problemen kommen. Das Blut der Mutter, das durch die Plazenta zur Ernährung des Babys bereitgestellt wird, könnte die rhesus-fremden Blutzellen des Babys angreifen. Dies wiederum führt zu einer Anämie und Gelbsucht, da die Leber des Babys die Ausscheidung der abgetöteten Zellen bewältigen muss. Früher führte diese Komplikation meist zum Tode des Babys im Mutterleib, heute kann sie verhindert werden, wenn man die Umstände bei der ersten Entbindung sorgfältig untersucht und feststellt, ob rhesus-positive Blutzellen in die Blutbahn gelangt sind. Ist dies geschehen, erhält die Mutter nach der Geburt des ersten Kindes rhesus-positive Zellen injiziert, um die Antikörper der Mutter an diese zu binden und sie von den fremden Blutzellen des Babys abzulenken und um damit zu verhindern, dass weitere Antikörper gebildet werden.

Rheumatisches Fieber

Das rheumatische Fieber ist eine Krankheit, die besonders junge Erwachsene und Kinder befällt. Die Hauptsymptome sind Fieber, rote Flecken auf der Haut und eine von Gelenk zu Gelenk wandernde Arthritis, eine Entzündung des Herzens und Bildung von Knötchen unter der Haut, zum Beispiel am Ellbogen. Zur herkömmlichen Behandlung der Anfangssymptome gehören Antibiotika und viel Ruhe, eine akute Attacke kann jedoch eine viel längere Behandlung erforderlich machen. Konsultieren Sie auf jeden Fall einen Arzt.

Röteln

Die Röteln sind zwar nicht so ernst wie Masern, können aber Missbildungen beim Fötus erzeugen, wenn sich die werdende Mutter innerhalb der ersten vier Schwangerschaftsmonate infiziert. Frauen, die ein Kind bekommen wollen, sollten von ihrem Hausarzt prüfen lassen, ob sie gegen Röteln immun sind. Obwohl die meisten Kinder heute gegen Röteln geimpft werden, kann die Immunität nachlassen, und bei manchen bleibt die Impfung ohne den gewünschten Erfolg.

Verwenden Sie Raumsprays und Duftlampen mit antiviral wirkenden Ölen wie Lavendel, Teebaum, Eukalyptus und Rosmarin in Verbindung mit Kamille, Geranie oder Zitrone/Lemongrass (siehe auch: Ausschlag).

Rubefaciens

Jeder Bereich des Körpers, der Wärme und Anregung braucht, kann von einem als Rubefaciens (= «Rotmacher») wirkenden ätherischen Öl profitieren. Solche Öle sind Schwarzer Pfeffer, Pfefferminze, Eukalyptus, Wacholder, Majoran und Rosmarin. Sie steigern die örtliche Durchblutung und bewirken oft eine Hautrötung. Weil sie so stimulierend sind, braucht man nur kleine Mengen.

Rückenschmerzen

Rückenschmerzen sind die Ursache für einen unvorstellbar hohen Anteil an Arbeitszeit- und damit Produktionsausfällen weltweit. Sie sind die tägliche Not einer unvorstellbar grossen Zahl von geplagten und frustrierten Menschen. Rückenschmerzen sind die häufigsten Beschwerden, deretwegen «alternative» Behandler aufgesucht werden. Der grösste Teil ist durch

Überanstrengung, Verkrampfung und Anspannung und die jeweiligen Arten von Beschwerden wie Hexenschuss, Ischias und Bindegewebsentzündung bedingt; viele Menschen leiden aber auch unter organischen Ursachen wie einer «verrutschten Bandscheibe» oder einem «eingeklemmten Nerv». Die Wirbelsäule ist ein sehr wichtiges Organ, da sie das Rückenmark birgt und schützt, dessen Verletzung zu Lähmungen und schweren Schäden führen kann.

Massage und ätherische Öle können bei Rückenschmerzen und den damit verbundenen Muskelverspannungen herrliche Linderung bringen, besonders vor, während und nach der Schwangerschaft. Gerade in der Schwangerschaft sind Rückenschmerzen recht häufig, bedingt durch das zunehmende Gewicht, die veränderte Beanspruchung der Muskeln und die Dehnung der Bänder, die die Wirbelsäule halten. Mit fortschreitender Schwangerschaft entwickelt sich eine ganz natürliche Tendenz, das zunehmende Gewicht «vorn» durch Zurücklehnen des Körpers auszugleichen. Hierdurch kommt es zu zusätzlichen Spannungen, besonders in Rücken und Schultern. Wenn Ihre Schultern verspannt sind und Rückenschmerzen Sie plagen, atmen Sie nicht mehr richtig, werden deshalb noch verspannter und müde – und der Teufelskreis ist geschlossen. Ganz gleich, wie unmöglich es zuweilen erscheinen mag: Wenn Sie sich «aufrecht, leicht und entspannt» denken, wird es anders werden, und Sie werden sich glücklicher, leichter und positiver fühlen und aussehen, anstatt das Gefühl zu haben, von der Belastung niedergedrückt zu werden. Wenn Sie sich «schwer, müde und elefantenhaft» denken, wird Ihr Körper «durchhängen», sich riesig, schwer und noch müder anfühlen. Wenn Ihre Haltung verspannt, schwer und erschöpft ist, sind Sie es auch.

Rückenschmerzen – besonders im unteren Teil des Rückens – können durch schwache, zu wenig trainierte Muskeln (besonders Bauch-) bedingt sein, die bewirken, dass die ganze Belastung auf die Rückenmuskulatur verlagert wird. Eine gute Haltung und sanfte Dehnübungen können hier helfen. Besonders während der Schwangerschaft sollten Sie immer in die Knie gehen, wenn Sie etwas vom Boden heben oder aufnehmen und schwere Gegenstände nahe vor ihrem Körper halten – so nahe es umständehalber möglich ist! Tragen Sie keine Schuhe mit hohen Absätzen, da sie eine weitere Vorwärtskippung des Beckens bewirken und Ihre Wirbelsäule durch die unausgeglichene Gewichtsverteilung zusätzlich belasten. Versuchen Sie, mehrere Male im Laufe des Tages sanfte Dehnübungen zu machen, aber meiden Sie Vorwärtsbeugen und Streckübungen nach oben. Achten Sie auf Ihre Haltung, wann immer Sie können. Stellen Sie sich vor, Ihr Kopf würde – wie der einer Marionette – von einem Faden nach oben gehalten, und lassen Sie ihn nicht in den Hals sinken. Strecken Sie die Wirbelsäule. Entspannen und entlasten Sie Schultern, Hals und Rücken und beugen Sie einer unnötigen Überlastung des unteren Rückens vor, indem Sie so aufrecht stehen, dass das Becken die korrekte Neigung hat und Ihr Rücken durch Gesäss und Bauch gut gestützt wird.

Ausserhalb der Schwangerschaft ist eine der besten Methoden zur Linderung von Rückenschmerzen, sich flach auf den Rücken zu legen (auf dem Fussboden oder einer harten Unterlage), die Knie zu beugen und die Beine so weit anzuziehen, dass das Becken nach hinten gekippt wird, so dass Sie mit dem Kreuz den Boden berühren, also mit (fast) der ganzen Länge der Wirbelsäule aufliegen. Üben Sie, sich möglichst lange nicht aus dieser Stellung zu bewegen. Wenn Sie aufstehen, rollen Sie sich zuerst auf die Seite, und erheben Sie sich zunächst auf alle Viere. Dies erspart dem Rücken unnötige Belastung und macht nicht die ganze gute Arbeit zunichte, die Sie gemacht haben. Wenn Sie schwanger sind, legen Sie sich aufs Bett – auf den Rücken, solange es noch angenehm ist –, legen Sie ein Kissen unter Knie und Füsse, lagern Sie die Füsse höher als das Herz und die Hüften gleich hoch (falls Sie sich noch erinnern, wo sie einst waren...). Wenn diese Stellung unbehaglich ist, so legen Sie sich auf die Seite, ziehen Sie die Beine an und stecken Sie ein Kissen zwischen die Knie. Geben Sie ein paar Tropfen Neroli, Melisse oder Rosenholz auf das Kopfkissen und entspannen Sie sich gemeinsam mit Ihrem Baby. Geniessen Sie die gemeinsame Zeit und sprechen Sie mit dem Kleinen. Vielleicht spüren Sie, wie auch es sich dehnt, entspannt und wohl fühlt. Entspannen Sie Ihre Muskulatur und atmen Sie alle Anspannung aus dem Rücken und sonstwo von sich. Schliessen Sie die Augen und geniessen Sie Ihr friedvolles Zusammensein!

Die Übungen nach der Entbindung können schon in den ersten Tagen beginnen, und sie sind für Ihr Selbstgefühl ebensogut wie für Ihre Muskulatur. Oft sind die Beckenmuskeln nach der Entbindung nicht mehr in Form, was zu Problemen mit den Schliessmuskeln führen kann, besonders beim

Lachen oder bei plötzlichen Bewegungen. Doch die Rückbildungsübungen werden Ihnen helfen. Der Zweck jeder Übung ist nicht, einen Schmerz oder eine Schwäche zu verschlimmern, sondern die Stärke jedes schwachen Muskels aufzubauen und die Kraft und den Muskeltonus in dem ganzen Bereich zu verbessern. Wenn Ihre Rückenschmerzen häufig sind und Sie sehr behindern, sollten Sie zuerst Ihren Arzt oder Behandler um Rat fragen, um die medizinische Situation zu klären, bevor Sie mit neuen Übungen beginnen.

Nehmen Sie zur allgemeinen Anregung:

Rosmarin/Lemongrass	10 Tropfen
Lavendel/Geranie	10 Tropfen
Schwarzer Pfeffer/Pfefferminze	5 Tropfen

für Gleichgewicht, Harmonie und Wohlbefinden:

Geranie	10 Tropfen
Weihrauch	8 Tropfen
Neroli/Orange	4 Tropfen
Jasmin/Ylang-Ylang	4 Tropfen

für tiefe Entspannung:

Lavendel	10 Tropfen
Benzoe	8 Tropfen
Kamille	4 Tropfen
Melisse/Majoran	4 Tropfen
(Neroli, eventuell	2 Tropfen)

für eine Rückenmassage während der Schwangerschaft:

Neroli (oder Petitgrain)	8 Tropfen
Weihrauch	8 Tropfen
Sandelholz	8 Tropfen

Alle Mengenangaben beziehen sich auf 50 ml Trägeröl. Maximal zusammen 10 Tropfen Ihrer Lieblingsmischung können Sie ins Badewasser geben, um sich darin schmerzlindernd und entspannend wohl zu fühlen.

Wenn eine Manipulation der Wirbelsäule notwendig ist, wird oft vor und nach der Behandlung eine Massage gegeben. Dies entspannt die betreffende Partie vor der Dehnung und Manipulation und behebt eine eventuelle Empfindlichkeit danach (siehe auch: Osteopathie).

Scharlach

Die Streptokokken-Infektion Scharlach ist eine höchst ansteckende Krankheit, ihre Symptome sind Halsschmerzen, Fieber und Übelkeit. Am zweiten bis dritten Tag erscheint auf Brust und Rücken ein Ausschlag, der sich oft über den ganzen Körper ausbreitet. Der Ausschlag geht etwa nach einer Woche allmählich zurück, die Haut wird trocken und schuppt. Konsultieren Sie auf jeden Fall Ihren Hausarzt. Mögliche Komplikationen sind eine Mittelohrentzündung und eine Niereninfektion.

Behandeln Sie wie bei Mandelentzündung und Röteln und geben Sie je 3 Tropfen Lavendel- und Kamillenöl ins warme Badewasser oder bereiten Sie eine Mischung mit 6 Tropfen Lavendel- und 4 Tropfen Kamillenöl in 25 ml Trägeröl.

Scheideninfektion

Eine Infektion der Scheide ist meist an einem gelblichen und dickeren Ausfluss als gewöhnlich zu erkennen, der möglicherweise auf die Absonderung von infizierten oder abgebauten Zellen zurückzuführen ist. Eventuell ist das Wasserlassen schmerzhaft, und das ganze Gebiet kann sehr unangenehm jucken und brennen. Die Infektion mag unterschiedliche Ursachen haben, doch wenn Sie sich unsicher fühlen oder sich nicht zu helfen wissen, so konsultieren Sie einen Arzt.

Schlaf

Der Schlaf ist die natürlichste Heilmethode für alles, eine Zeit des Genesens, die Ihrem Körper die wohlverdiente Ruhe und Erholung schenkt. Geniessen Sie Ihren Schlaf!

Schlaflosigkeit

Bei Schlaflosigkeit aufgrund von Sorgen und Befürchtungen nehmen Sie Benzoe. Bei emotionellen Problemen nehmen Sie Neroli, Lavendel oder Kamille. Wenn die Schlaflosigkeit durch Unruhe und Aufregung bedingt ist, nehmen Sie Majoran (aber niemals, wenn Sie deprimiert sind) oder Lavendel.

Die Verwendung dieser Öle in Verbindung mit einer ausgeglichenen Diät, geeigneten Körperübungen und Entspannungstechniken sollten den

Teufelskreis durchbrechen, der so oft durch einen Mangel an Schlaf und die damit einhergehenden Beschwerden entsteht. Geben Sie einige Tropfen der genannten Öle um das Kinderbett, auf das Kopfkissen oder bei Erwachsenen auf die Bettdecke oder das Federbett. Bei Babys und Kleinkindern sollten Sie möglichst vermeiden, dass das Schlafzimmer auch als Spielzimmer benutzt wird; es sollte warm und angenehm sein und beim Kind gemütliche, kuschelige Assoziationen wecken.

Baden Sie vor dem Schlafengehen und geben Sie bis zu acht Tropfen Öl Ihrer Wahl ins Badewasser; gönnen Sie sich soviel Massage, wie Sie erhalten können. Die Massage hat sich bewährt als ein Mittel, das Spannungen abbaut und Entspannung, Ausgeglichenheit und Wohlbefinden fördert. Für Babys und Kinder unter fünf Jahren verdünnen Sie die Öle zuerst in einem Basisöl und mischen Sie sie gründlich:

Lavendel	2 Tropfen
Römische Kamille	1 Tropfen
Melisse	1 Tropfen

Nehmen Sie für Kinder von fünf bis vierzehn Jahren:

Kamille (Römische oder Echte)	3 Tropfen
Lavendel	2 Tropfen
Melisse	1 Tropfen

Diese Kombination können Sie in den gleichen Mengenverhältnissen ebenso wirkungsvoll zur Massage verwenden; 0,5% für Kleinkinder und 1% für Kinder von fünf bis vierzehn Jahren.

Schluckauf

Das typische Schluckaufgeräusch wird durch eine unwillkürliche, plötzliche Absenkung des Zwerchfells und die daraus folgende Schliessung des oberen Endes der Luftröhre verursacht, bei der der Atem eingezogen wird. Dies wiederholt sich gewöhnlich etwa eine Minute lang oder auch länger; sehr lange anhaltender Schluckauf kann quälend, erschöpfend und oft ein Anzeichen anderer Störungen sein. Wenn der Schluckauf mehr als 24 Stunden dauert oder besonders schlimm ist, konsultieren Sie einen Arzt. Manchmal können ein leichter Druck oder eine Ein-Finger-Massage auf die kleine Grube zwischen Brustbein und Adamsapfel den Schluckauf lindern.

Schmerz
Schmerz ist eine natürliche Warnung vor Gefahr an den Organismus. Jeder an der gleichen Stelle länger anhaltende Schmerz sollte untersucht werden, um weitere Komplikationen zu verhindern. Falls Sie unsicher oder im Zweifel sind, sollten Sie unbedingt einen Arzt konsultieren.

Schmerzlindernde Mittel sollten wo irgend möglich vermieden werden, besonders bei Babys und Kleinkindern; denn durch das Unterdrücken des Schmerzes könnte ein behandlungsbedürftiges Leiden verborgen werden. Wenn Ihr Kind Schmerzen hat, gehen Sie zum Arzt. Ätherische Öle stimulieren körpereigene Schmerzlinderungsmittel wie Endorphine (siehe dort) und Enzephaline.

Schock
Der Schockzustand ist meist mit einem Kreislaufzusammenbruch verbunden; viele lebenswichtige Körperfunktionen sind nun aufgrund der unzureichenden Durchblutung zum Teil gefährlich verlangsamt. Die Vorbeugung und Behandlung des Schocks und seiner Folgen sind von grosser Wichtigkeit.

Obwohl bei jedem Unfall und in jedem Notfall ein gewisses Mass an Schock zu erwarten und auch ganz normal ist, ist es doch wichtig zu wissen, wie man diesen Zustand bekämpft. Zu den Symptomen gehören Schwäche, Absinken der Körpertemperatur, Schweissausbruch, Übelkeit, beschleunigter, schwacher Puls und unregelmässige Atmung.

Die wirksamste Behandlung eines kleineren oder emotionellen Schocks bietet Rescue (die sogenannten Notfalltropfen der Bach-Blüten-Therapie, siehe dort), doch auch eine Nasevoll Neroli- oder Lavendelöl kann helfen.

Bei einem schweren Schock oder Kollaps unternehmen Sie folgendes:
- Halten Sie den Patienten warm und ruhig.
- Sorgen Sie dafür, dass die Atemwege frei sind.
- Lockern Sie beengende Kleidung, um die Durchblutung zu erleichtern.
- Bleiben Sie selbst so ruhig und beruhigend, wie Sie können, und holen Sie rasch ärztliche Hilfe.

Schuppen
siehe unter: Haar

Schuppenflechte
siehe unter: Allergie, Ekzem

Schwangerschaftsabbruch
Ein Schwangerschaftsabbruch kann zu einem traumatischen Erlebnis werden, egal aus welchem Grunde oder unter welchen Umständen er auch geschah. In der Regel ist er mit den verschiedensten Emotionen verbunden, die von Erleichterung über tiefe Traurigkeit bis zu starken Konflikt- und Schuldgefühlen gehen. So können neben dem körperlichen Trauma und dem massiven Eingriff in das hormonelle Gleichgewicht auch die seelischen Folgen sehr weitreichend sein. Viele Frauen haben ein tiefes Bedürfnis zu trauern. Eine Beratung mag notwendig sein, um über Verhütungsmethoden oder über die Möglichkeit von erneuten Missbildungen bei künftigen Schwangerschaften zu sprechen (falls eine solche Anlass zur Abtreibung war) oder um mit der folgenden Depression umzugehen. Es empfiehlt sich, nach einem Schwangerschaftsabbruch wie nach einer Fehlgeburt mindestens drei Monate mit einer weiteren Empfängnis zu warten.

Wie bei allen Trauerfällen sind Liebe, Trost und Verständnis manchmal das einzige, was hilft – und die Zeit, die Sache zu verarbeiten. Oft kann das durch eine Massage vermittelte liebevolle Einfühlen viel Traurigkeit oder Konfliktgefühle auflösen.

Nehmen Sie bei Depression und stiller Trauer:
Rose	10 Tropfen
Petitgrain	8 Tropfen
Muskatellersalbei	7 Tropfen

Nehmen Sie bei Verzweiflung und Schuldgefühlen:
Sandelholz	10 Tropfen
Neroli	10 Tropfen
Geranie	5 Tropfen

Diese Angaben beziehen sich auf eine 2½prozentige Lösung in 50 ml Trägeröl.

Schwangerschaftsstreifen
Die Schwangerschaftsstreifen genannten Dehnungsnarben können überall am Körper entstehen, treten aber vor allem in den Bereichen grösserer

Gewichtszunahme auf: oberer Teil der Oberschenkel, Gesäss, Brüste und natürlich am Bauch. Als erstes Versuchskaninchen für dieses Buch – noch dazu ausgestattet mit empfindlicher, nicht gerade sehr elastischer Haut – verwendete ich folgende Ölmischung überall ausser an der rechten Brust; und an dieser bekam ich die einzigen Dehnungsnarben. (Solche Opfer nimmt man für sein Werk auf sich!) Bei mir hat es jedenfalls funktioniert, und ich hoffe, Sie haben den gleichen Erfolg:

Lavendel	4 Tropfen
Kamille	4 Tropfen
Neroli	4 Tropfen
Rose	2 Tropfen

Geben Sie diese ätherischen Öle in 30 ml Trägeröl, das Sie aus 90% (= 27 ml) Mandel- und 10% (= 3 ml) Weizenkeim-, Avocado- oder Jojobaöl mischen. – Vielleicht möchten Sie auch folgende beiden Mischungen ausprobieren:

Lavendel/Kamille	4 Tropfen
Petitgrain	4 Tropfen
Bergamotte	4 Tropfen
Rose	2 Tropfen

oder

Lavendel/Kamille	4 Tropfen
Neroli/Rose	4 Tropfen
Weihrauch	4 Tropfen
Bergamotte	2 Tropfen

Um das Auftreten von Schwangerschaftsstreifen zu verhindern, ist die Massage sehr wichtig, da sie die Durchblutung steigert und die Haut stimuliert. Am Bauch sollten Sie nicht kräftig massieren, sondern das Öl nur mit sanften Strichen in die Haut verteilen, liebevoll zu sich selbst und gleichzeitig zu Ihrem Baby. Vielleicht möchten Sie noch den Inhalt von Vitamin-E- oder Nachtkerzenöl-Kapseln in die Ölmischung geben.

Schwangerschaftswehen

Die Gebärmutter macht im Laufe der Schwangerschaft Übungskontraktionen als Vorbereitung auf die Entbindung. Diese Übungswehen nennt man Braxton-Hicks-Kontraktionen. Von manchen Frauen werden sie meist gar nicht wahrgenommen, doch es kann durchaus sein, dass Sie eines Tages aufmerken und denken: «Aha, so wird es also sein!»

Schwellung
siehe unter: Ödeme

Sicherheit
siehe unter: Unfälle oder im Kapitel Kontraindikationen, Giftigkeit, Dosierung

Solarplexus
Der Solarplexus befindet sich im Oberbauch vor der Wirbelsäule, in der Höhe zwischen Taille und Brustbein. Er ist ein Knotenpunkt für wichtige Nerven und Ganglien, die hier zusammenkommen. Die Konzentration auf diesen Punkt spielt bei vielen «alternativen» Therapien eine wichtige Rolle, und dies nicht ohne guten Grund. Die Arbeit in diesem Bereich wird helfen, Ihren ganzen Organismus zu beruhigen und auszugleichen. Wenn Sie sich in bezug auf Massagetechniken unsicher sind, so legen Sie Ihre Hände mit den Handflächen nach unten übereinander auf den Solarplexus und atmen Sie tief. Entspannen Sie sich und denken Sie an beruhigende, positive Dinge; sammeln Sie sich und harmonisieren Sie behutsam Ihr ganzes Wesen.

Dieses Gebiet ist besonders geeignet zur Selbstbehandlung mit ätherischen Ölen. Legen Sie wieder beide Hände übereinander – die rechte über die linke – und lenken Sie sanft positive Gedanken an diese Stelle, während Sie mit einer geeigneten Ölmischung leicht massieren. Die Konzentration auf den Solarplexus ist besonders dann von therapeutischem Wert, wenn Sie in einem aromatischen Bad entspannen, da dessen Wärme den Bereich automatisch entspannt. Atmen Sie tief, lassen Sie Ihren Solarplexus weit werden und die ätherischen Öle ihre Wunder wirken.

Sonnenbrand
Wie jede Verbrennung der Haut sollte auch der Sonnenbrand gewissenhaft behandelt werden, besonders da er meist eine grössere Fläche betrifft. Lavendelöl, gefolgt von Kamille, steht hier an erster Stelle, um die wunde Haut zu beruhigen und um eine Entzündung möglichst in Grenzen zu

halten. Bei allen Verbrennungen ist es wichtig, die Hitze in der Haut abzukühlen. Baden Sie deshalb in kühlem Wasser, in das Sie je 5 Tropfen der genannten Öle gegeben haben. Bei schwereren Verbrennungen geben Sie 10 Tropfen Lavendel auf einen Esslöffel Basisöl und verteilen Sie es vorsichtig über der betroffenen Hautpartie; bedecken Sie diese dann mit einem lauwarmen Umschlag mit Lavendel, Kamille und Teebaum.

Eine nährende Hautbehandlung nach dem Sonnenbad wird die Haut geschmeidig machen und die Bräunung bewahren. Nehmen Sie dazu:

Lavendel	12 Tropfen
Kamille/Bergamotte	6 Tropfen
Rose	2 Tropfen
Trägeröl	25 ml

Denken Sie daran, dass Sie Bergamotte-Öl vor einem Sonnenbad nicht verwenden sollten, und nehmen Sie grundsätzlich Sonnenschutzcreme mit, besonders für Kinder. Wenn Sie nicht in die Sonne gehen, da es vielleicht gerade regnet, dürfen Sie anstelle von Kamille auch Bergamotte nehmen – was Ihnen vielleicht ein wenig hilft, die innere Sonne strahlen zu lassen.

Sonnengeflecht
siehe unter: Solarplexus

Steifheit
Steifheit ist gewöhnlich auf einen Mangel an Bewegung und infolgedessen eine unzureichende Durchblutung zurückzuführen. Die natürlichste Methode zur Linderung besteht darin, den betroffenen Bereich durch Reiben zu beleben – also massieren Sie darauf los und nehmen Sie einige anregende und verjüngende ätherische Öle dazu.

Zu empfehlen sind: Weihrauch, Geranie, Rosmarin oder Lemongrass, Neroli, Pfefferminze oder Eukalyptus, Bergamotte, Schwarzer Pfeffer. – Probieren Sie:

Rosmarin	10 Tropfen
Geranie	6 Tropfen
Bergamotte	6 Tropfen
Pfefferminze/Schwarzer Pfeffer	2 Tropfen
Trägeröl	50 ml

Rezept für die Zeit der Schwangerschaft:

Petitgrain/Orange	10 Tropfen
Rosenholz	8 Tropfen
Geranie	4 Tropfen
Schwarzer Pfeffer	2 Tropfen
Trägeröl	50 ml

Stiche
siehe unter: Insektenstiche

Stillen
Sobald das Baby geboren ist, – manchmal sogar bereits etwas früher –, schüttet die Hypophyse Prolaktin aus, das die Brustdrüsen anregt, Milch zu produzieren.

In den ersten Tagen nach der Geburt wird das sogenannte Kolostrum, die Vormilch, produziert, das alle Antikörper und Immunglobuline enthält, die dem Baby einen zusätzlichen Immunitätsschutz vermitteln, bis es seine eigene Immunität aufbauen kann (siehe: Immunität).

Es gibt keinen Zweifel darüber, dass Stillen für ein gesundes Funktionieren des Immunsystems das Beste ist, und neuere Forschungen, die im Juni 1992 von der British Medical Association veröffentlicht wurden, bestätigen dies. Gestillte Babys sind robuster und widerstandsfähiger gegen Infektionen als mit Babynahrung gefütterte. Zudem sind viele Babys allergisch gegen die Proteine in der Kuhmilch; sie bekommen davon Durchfall, Ekzeme und Koliken.

Das Saugen des an die Brust angelegten Babys stimuliert die Ausschüttung von Oxytozin, das auf Brust und Gebärmuttermuskulatur wirkt und diese anregt, ihre frühere Form und Position wieder anzunehmen. Wenn die Nachwehen recht unangenehm waren, machen Sie sich einen Umschlag mit Lavendel und Majoran.

Bitte, denken Sie daran, wenn Sie Ihr Baby stillen: Waschen Sie unbedingt alle Spuren ätherischer Öle von ihrer Haut, damit das Baby keinesfalls etwas davon in den Mund bekommt. Nehmen Sie die Behandlung gleich nach der Fütterung wieder auf, um die Zeit optimal zu nutzen – denn am Anfang werden Sie sehr regelmässig stillen, und zwischen den Baby-Mahlzeiten bleibt nicht viel Spielraum! Kamillosan ist ein sehr gutes Mittel und erspart den empfindlichen, möglicherweise wunden Brustwarzen weitere Unannehmlichkeiten durch Waschen und Trocknen, da es vor dem Stillen nicht abgewaschen werden muss. Es ist aus Kamille hergestellt, und die Babys scheinen es zu lieben. Eine gute Freundin, die es mir empfahl, bevorzugte Kamillosan auf Toast, weil sie den Duft so liebte.

Stillen Sie Ihr Baby nach Bedarf soviel wie möglich, dann wird es Sie sanfter behandeln und nicht wütend oder frustriert durch den Konflikt zwischen Ihrer Armband- und seiner Körperuhr. Vor der Fütterung leeren Sie Ihre Blase und waschen Sie die Hände, stellen Sie sich ein Getränk bereit, da Sie beim Stillen selbst recht durstig werden können –, und vor allem sorgen Sie dafür, dass Sie es bequem und warm haben werden, denn wenn Sie glücklich und entspannt sind, wird die Milch gut fliessen. Auch das Baby sollte es warm haben – obwohl ihm warm werden wird, wenn es sich an Sie kuschelt –, und legen Sie es so an, dass es Ihnen ganz (nicht nur mit dem Kopf!) zugewandt ist, denn eine ungünstige Position wird die Brust nicht richtig leeren, das Saugen an der Brustwarze wird anstrengender, und die Brust selbst kann gestaut werden. Achten Sie darauf, dass Baby den grössten Teil des Warzenhofes im Mund hat und nicht nur die Brustwarze. Dann wird es richtig klingen, wenn Baby schluckt, und sich richtig anfühlen, wenn alles stimmt. Wenn Sie sich allmählich wund fühlen, korrigieren Sie die Stellung des Babys (nicht Ihrer Brust); den Sog seiner Lippen können Sie mit dem kleinen Finger behutsam lösen. Stillen Sie nicht nach der Uhr, und denken Sie daran, dass die spätere Milch nahrhafter ist als die Milch, die zuerst kommt; lassen Sie Ihr Baby also trinken, bis die erste Brust leergesaugt scheint, und legen Sie es erst dann auf die andere Seite. Versuchen Sie darauf zu achten, mit der Seite zu beginnen, auf der Sie bei der letzten Fütterung aufgehört haben. Sie können sich leicht daran erinnern, wenn Sie eine Sicherheitsnadel an den Träger der jeweiligen BH-Seite befestigen; solange das Baby klein ist und so noch nicht zappelnd drehen kann, legen Sie es auf die Seite, auf der Sie die nächste Fütterung beginnen werden – aber Sie sollten nur zu bald am Gefühl in Ihrer Brust erkennen, auf welcher Seite Sie beim nächsten Mal beginnen.

Entspannen Sie sich und geniessen Sie, Ihr Baby zu stillen; Sie beide lernen dabei eine neue Fertigkeit, und ein glückliches Gleichgewicht wird sich bald einstellen, wenn Sie so lange durchhalten. Geniessen Sie diese kostbare Zeit, wenn Sie es können; sie wird bald vorüber sein.

Nehmen Sie zur Anregung oder Harmonisierung der Milchbildung (gleiche Mengen für einen Umschlag, der beide Brüste bedeckt):

Fenchel	1 Tropfen
Geranie	1 Tropfen
Muskatellersalbei	1 Tropfen

Für den Tonus der Brüste; Massage und Übungen:

Lemongrass	10 Tropfen
Geranie	5 Tropfen
Muskatellersalbei	5 Tropfen
Trägeröl	50 ml

Eine heilende, nährende Ölmischung für wunde Brustwarzen:

(Süss-) Mandel	90 %
Weizenkeim/Jojoba	10 %

Geben Sie in diese Basisölmischung 2–3% Lavendel und/oder Melisse mit Neroli, und rollen Sie die Brustwarze sanft zwischen Daumen und Finger, die Sie mit der Ölmischung angefeuchtet haben. Praktizieren Sie dies unmittelbar nach dem Stillen, damit die Öle möglichst viel Zeit haben, ihre Wirkung zu entfalten. Während des Stillens lassen Sie Ihr Baby aus wechselndem Winkel saugen, um anhaltenden Druck auf einen Punkt zu vermeiden. Solange Milch zu saugen ist, wird Baby nichts dagegen haben!

Bei empfindlichen Brüsten:

Römische Kamille	2
Geranie	2
Lavendel	1 (für Umschlag)

Lassen Sie möglichst viel Luft an die Haut (siehe auch: Abszess, Mastitis).

Stress

Unser Körper und seine verschiedenen Funktionssysteme können die meisten Situationen bewältigen, denen wir sie aussetzen – manchmal mit erstaunlichen und fast wunderbaren Ergebnissen –, aber wenn wir sie aus dem Gleichgewicht bringen (in der Regel durch Übertreibung), werden die natürliche Balance und die Möglichkeiten des Ausgleichs gestört. Es gibt einen feinen Unterschied zwischen natürlicher Erregung und Stress. Beide sind natürliche Erlebnisse, da wir Stimulation brauchen, doch ein Übermass gesunder Spannung führt zu Stress, den man oft als die Krankheit unserer Zeit bezeichnet.

Stress und die zahllosen ähnlichen Zustände, die mit ihm verbunden sind, rangieren weit oben in der Liste der grössten Gesundheitsprobleme unserer Zeit. Stress kann jeder Faktor sein, der unsere Gesundheit beeinträchtigt oder bedroht und eine negative Wirkung auf unsere Funktionen hat. Ständiger oder langanhaltender Stress kann zu hormonellen Störungen, verminderter geistiger und körperlicher Leistungsfähigkeit und geschwächter Immunität führen.

Die Aromatherapie-Massage ist eine der wirksamsten Behandlungen gegen Stress, die es gibt. Tiefe Entspannung und Massage zur Lösung von Verspannungen in Verbindung mit den therapeutischen Wirkungen der ätherischen Öle hat eine tiefgreifende Wirkung auf zahllose stressbedingte Leiden.

Emotionelle Erschöpfung zehrt an unseren Reserven und vermindert unsere Widerstandskraft gegen Krankheit; Menschen, die grösserem Stress ausgesetzt sind, werden krankheitsanfälliger. Gesundheitsprobleme sind eine weitverbreitete Folge unserer Unfähigkeit, mit belastenden Umständen umzugehen. Werden sie nicht behandelt, kann der Teufelskreis aus Stress, Depression, Schlafmangel und Müdigkeit bald zu einer Schwächung der Immunität, zu Erschöpfung und Krankheit führen. Es ist wichtig, zu erkennen, wann Hilfe notwendig ist.

Aromatherapie ist gleichbedeutend mit Stressminderung, und es gibt zahllose Kombinationen geeigneter Öle zum Beruhigen, Stärken, Aufbauen oder Entspannen. – Nehmen Sie: Bergamotte, Neroli, Jasmin, Lavendel, Kamille, Muskatellersalbei, Rose, Weihrauch, Sandelholz oder Majoran (letzteres jedoch nicht in depressiver Stimmung!).

Kamille/Lavendel	10 Tropfen
Muskatellersalbei/Geranie	5 Tropfen
Weihrauch/Benzoe	5 Tropfen
Neroli	3 Tropfen
Trägeröl	50 ml

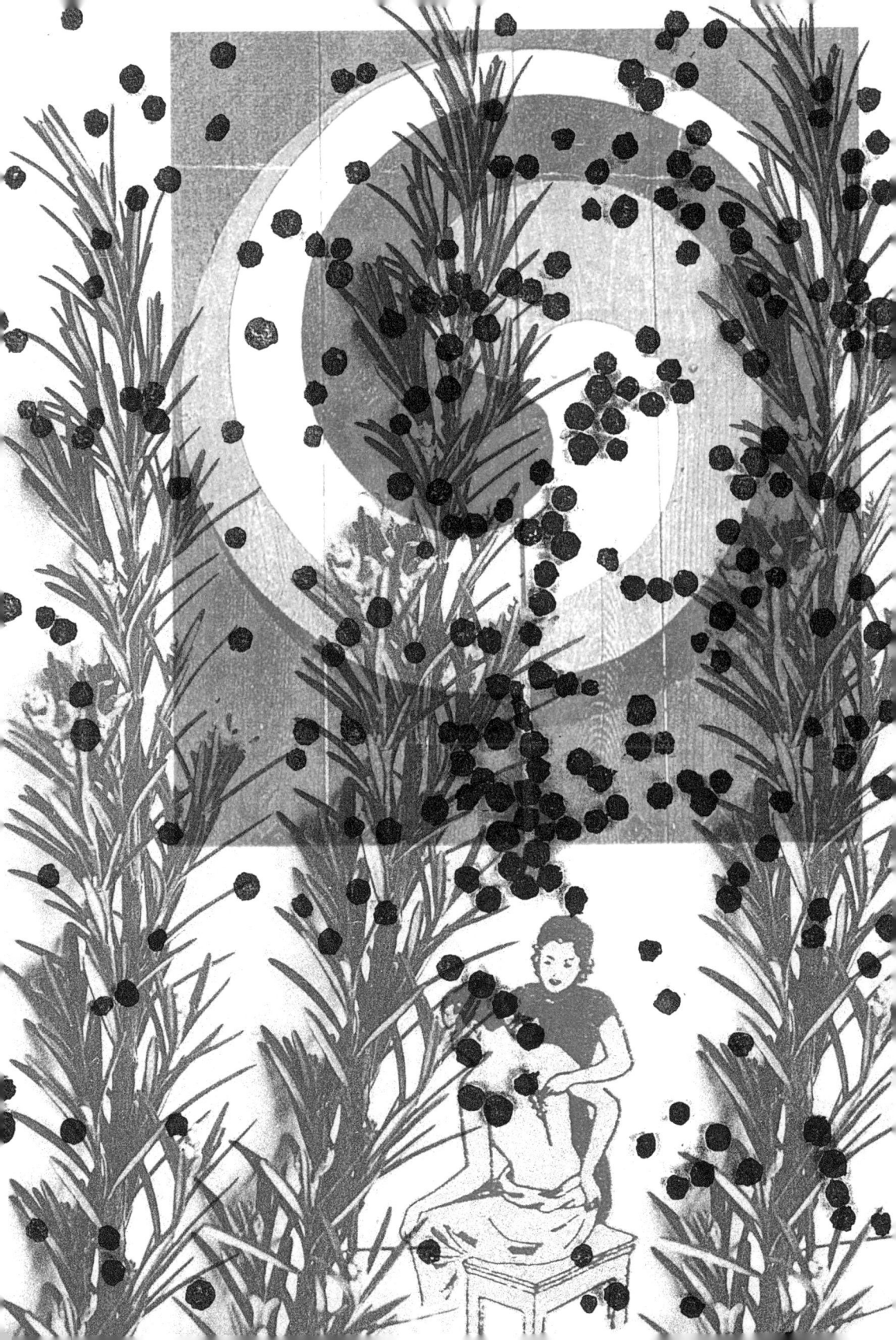

Bei Erschöpfung durch Stress:

Bergamotte	10 Tropfen
Weihrauch	8 Tropfen
Rose/Jasmin/Neroli	3 Tropfen
Trägeröl	50 ml

Während der Schwangerschaft:

Weihrauch	10 Tropfen
Bergamotte	6 Tropfen
Neroli/Melisse	3 Tropfen
Benzoe	3 Tropfen
Trägeröl	50 ml

Die Symptome von akutem Stress (rascher Beginn, aber von kurzer Dauer) wie Reizbarkeit, Müdigkeit und allgemeine Schmerzen sind oft zu «lindern» durch milde Stimulantien wie Tee oder Kaffee und Seufzen. In dieser Phase kann der Einsatz von ätherischen Ölen mit Techniken zur tiefen Entspannung, aromatischen Bädern und reichlich Schlaf, frischer Luft und Bewegung verhindern, dass der Zustand fortschreitet. Die nächste Stufe ist nämlich eine geschwächte Abwehrkraft, häufige Erkältungen und Infektionen, anhaltendere Beschwerden und Schmerzen, mögliche Allergien und Unverträglichkeiten und drohende Niedergeschlagenheit.

Es gibt mentalen, emotionellen, körperlichen und Umgebungsstress, und manche reagieren darauf durch die Einnahme von Anregungsmitteln, was zu übermässigem Ausweich- und Suchtverhalten wie Trinken, Rauchen, Drogen und Schlimmerem führen kann. Achten Sie auf die ersten Anzeichen und unternehmen Sie alles, was Sie können, um die Umstände zu ändern. Nehmen Sie die ätherischen Öle, um das Gleichgewicht im Organismus wiederherzustellen, üben Sie Ihre eigenen Entspannungsmethoden, und lassen Sie sich so oft wie möglich massieren.

Synergistisch

Ätherische Öle wirken ausserordentlich gut in einer synergistischen Mischung. Dies bedeutet, dass ein Öl mit dem anderen korrespondiert, um mehr Einfluss und Aktivität zu entfalten, als wenn die Öle einzeln eingesetzt würden. Dies gilt speziell in der Aromatherapie, wenn die Kombination von zwei oder mehr ätherischen Ölen zu einer besonderen und stärkeren Wirkung führt. Denken Sie jedoch nie, die Wirkung wachse mit der Dosis. Es sind die spezielle Kombination und die Mengenverhältnisse der verwendeten Öle, auf denen die synergistische Wirkung beruht. In 100 ml Trägeröl kann es ein einziger Tropfen eines bestimmten Öls sein, der den Charakter und die Wirkungsweise der ganzen Mischung verändert.

Tachykardie (siehe auch: Herzklopfen)
Herzklopfen ist in bestimmten Situationen die normale Reaktion des Herzens. Wenn sich jedoch der beschleunigte Puls nach Änderung der Umstände – wenn also Schock oder Krise vorüber sind – nicht wieder von allein auf ein natürliches Mass reduziert, könnte es sich um eine Tachykardie handeln, die wiederum zu ernsten Komplikationen führen kann. Wie immer, so gilt auch hier: Wenn Sie im Zweifel sind, holen Sie professionellen Rat ein, da ein rechtzeitiges ärztliches Eingreifen notwendig sein könnte.

Talg

Talg ist eine der wertvollsten Ausscheidungen unseres Körpers; er kommt aus Talgdrüsen, die sich in die Haarfollikel öffnen. Talg ist das Medium, durch das die ätherischen Öle in unseren Organismus Einlass finden. Probleme oder Komplikationen gibt es gewöhnlich nur dann, wenn die Talgabsonderung aus dem Gleichgewicht geraten ist. Talg hält die Haut geschmeidig und schützt sie vor Einflüssen von aussen und dem Eindringen von unwillkommenen Bakterien. Wird zuwenig Talg produziert, wird die Haut trocken und verwundbar durch äussere Einflüsse; gibt es zuviel Talg, verstopfen die Poren und können sich infizieren. Bei zu starker Talgabsonderung, die zu fettiger Haut führt, nehmen Sie Bergamotte, Zitrone, Wacholder und Zeder. Bei zu schwacher Talgabsonderung, die zu trockener, überempfindlicher Haut führt, nehmen Sie Neroli, Jasmin, Lavendel, Rose und Kamille.

Beide Kombinationen können Sie in einem leichten, nährenden Trägeröl Ihrer Wahl verwenden, das für Ihre Haut geeignet ist, zum Beispiel Pfirsichkern- oder Mandelöl mit 10% Weizenkeim-, Jojoba- oder Avocadoöl (siehe auch: Altern).

Tee

siehe unter: Kräutertee

Temperatur

Die durchschnittliche Körpertemperatur ist 37 °C. Solange sich das Baby noch nicht viel fortbewegt, ist sein Temperaturkontrollsystem nicht so leistungsfähig; achten Sie deshalb auf Temperaturschwankungen.

Es gibt gute, wärmende Öle, die in geringer Dosierung zu verwenden sind; sie fördern das Schwitzen und senken damit die Temperatur. Aber diese Öle sind besonders kräftig und sollten nur mit grosser Vorsicht verwendet werden; wenden Sie sich deshalb an einen professionellen Behandler (siehe auch: Fieber).

Tinea

Tinea ist der Name einer Gruppe von Pilzerkrankungen der äusseren Hautschichten. Fusspilz ist eine überaus ansteckende und infernalisch juckende Form der Tinea.

Geben Sie eine Woche lang morgens und abends je einen Tropfen Teebaumöl unverdünnt auf die befallene Stelle. Setzen Sie die Behandlung dann eine Woche aus und wiederholen Sie sie danach eine Woche lang täglich.

Geben Sie je 5 Tropfen Lavendel- und Teebaumöl ins Badewasser. Als Alternative können Sie je 15 Tropfen auf 30 ml Trägeröl geben und damit die weitere Umgebung der befallenen Stelle behandeln.

Tonsillitis

siehe unter: Mandelentzündung

Touch for Health

siehe unter: Kinesiologie

Toxoplasmose

Die Toxoplasmose ist eine Krankheit bei Säugetieren und Vögeln, die durch unzureichend gekochtes Fleisch, direkten Kontakt – besonders mit infizierten Katzen – oder durch verseuchte Erde auf den Menschen übertragen werden kann. Von angeborener Toxoplasmose spricht man in solchen Fällen, in denen eine Frau sich während der Schwangerschaft infiziert; dies kann sehr ernste Folgen haben. Die Mutter überträgt die Krankheit auf ihr Kind, bei dem dies zu geistiger Behinderung und Blindheit führen kann. Bei einer Erkrankung ausserhalb der Schwangerschaft sind die Symptome nur leicht, können sich aber zu einer Infektion der Lymphknoten ausdehnen, wenn die Abwehrkraft geschwächt ist. Seien Sie während der Schwangerschaft also besonders vorsichtig. In der Schweiz und in Frankreich ist die Untersuchung auf Toxoplasmose-Infektion Routine; von der britischen Regierung wird eine Blutuntersuchung zur Zeit der Niederschrift dieses Buches noch erwogen. Wenn Sie Haustiere haben, so lassen Sie diese entsprechend impfen und achten Sie darauf, dass die Streubehälter ausserhalb der Reichweite von Kindern und Kleinkindern sind; die Hygiene ist jetzt besonders wichtig.

Tranquillizer
siehe unter: Beruhigungsmittel

Träume
Es gibt Mutmassungen, dass Schwangere durch ihre Träume mit dem ungeborenen Baby kommunizieren und umgekehrt. Ob dies so ist oder nicht, gibt es doch keinen Zweifel, dass die meisten Schwangeren sehr lebhaft träumen. Diese Träume können abwechslungsreich und so interessant und farbig sein, dass die Frauen sich auf das Schlafengehen und die nächste Rate freuen. Andere Träume während der Schwangerschaft können jedoch auch erschreckend, düster und verstörend sein, aber das ist recht verbreitet und eine natürliche Methode, Ängste, Wünsche und Befürchtungen im Schlaf zu verarbeiten. Schreiben Sie Ihre Träume auf – es gibt viele faszinierende Bücher über Traumdeutung –, und wenn Sie beunruhigt sind, sprechen Sie mit Hebamme, Arzt oder anderen Schwangeren über Ihre Träume und Gefühle.

Wenn Ihre Träume Sie aus dem Schlaf reissen und Sie daran hindern, sich auszuruhen und zu entspannen, nehmen Sie ein entspannendes Bad vor dem Schlafengehen, in das Sie 2 Tropfen Neroli, 2 Tropfen Melisse und 1 Tropfen Weihrauch gegeben haben. Die gleichen Mengen können Sie auch in ein Öl zur Massage geben, dazu noch Lavendel, wenn es Ihnen beim Einschlafen hilft; verteilen Sie auch einige Tropfen Ihres Lieblingsöls um das Bett.

Trauer

Liebe und Verständnis können dem Trauernden oft den einfachsten und besten Trost vermitteln. Die seelischen Folgen eines Trauerfalls können sehr tief und weit reichen, und eine angemessene Zeit der Trauer und der folgenden Heilung kann und soll man sich einräumen. Verständnis und Liebe können bei diesem überaus natürlichen Prozess nur Hilfen sein – Hilfen wie die ätherischen Öle Neroli, Rose (für alte oder jüngere Trauer), Benzoe und Jasmin.

Übelkeit

Übelkeit und Erbrechen sind eine natürliche Reaktion – wehren Sie sich nicht dagegen, sondern lassen Sie es geschehen. Ständig wiederkehrendes Erbrechen ist jedoch unnatürlich und sollte untersucht werden. Hören Sie auf Ihren Körper; manchmal ist es nur ein Hartkeks oder ein Getränk, was die Übelkeit beheben kann – oder gerade das, was sie ausgelöst hat. Wenn Sie schwanger sind, trinken Sie Pfefferminz- oder Kamillentee und halten Sie einen kleinen Vorrat trockener Kekse bereit.

Manche Babys und Kinder erbrechen im Schwall, das heisst sie spucken das Erbrochene mit Macht bis zu einem Meter weit. Die Ursache ist gewöhnlich organisch und sollte untersucht werden.

Pfefferminzöl beruhigt den Magen und unterstützt die Verdauung; es hilft auch bei der leichten Desorientierung, die mit der Übelkeit oft einhergeht. Geben Sie einen Tropfen auf das Taschentuch und schnuppern Sie daran, wann immer Ihnen danach ist. Verwenden Sie auch Lavendel- oder Fenchelöl.

Ausser dem Inhalieren dieser Öle können Sie einen Umschlag mit zwei Tropfen Öl auf einen Liter Wasser machen. Bei Übelkeit sollten Sie Inhalation oder Umschlag den Vorzug geben, da eine Massage Ihren Zustand verschlimmern kann. Legen Sie den Umschlag über die Stirn, wo er seine Wirkung oft sehr rasch entfaltet.

Ultraschall

Die meisten Schwangerschaften werden heute mit Hilfe von Ultraschall überwacht, der «Innenaufnahmen» ohne den Einsatz von Röntgenstrahlen ermöglicht. Die meisten Teile des Körpers können mit dieser Technik durchleuchtet werden – wenn sie nicht durch Knochen verdeckt oder mit Luft gefüllt sind (wie die Lungen). Hochfrequente Schallwellen werden durch die Haut gesendet und von den Geweben und Organen im Innern reflektiert. Während der Schwangerschaft lassen sich auf diese Weise Gesundheit, Alter und Position des Babys und der Plazenta leicht überwachen.

Eine spezielle Vorbereitung ist vor einer Ultraschall-Untersuchung nicht notwendig – abgesehen von einer möglichst stark gefüllten Blase, die es dem Arzt erleichtert, die Organe deutlich zu sehen. Es bleibt zu hoffen, dass Ihnen dies zeitlich gut gelingt – obwohl es einigen Einsatz verlangt –, denn wenn Ihr Termin sich verschiebt, könnte es Probleme geben...

Unmittelbar vor der Untersuchung wird Ihnen ein farbloses Gel auf dem Bauch verteilt, das die Übertragung der Schallwellen fördert und die Gleitfähigkeit des Monitors über dem untersuchten Bereich steigert. Dieser Monitor ist ein kleines Sendegerät, das in der Hand gehalten und über die Haut geschoben wird, so dass auf einem Bildschirm ein Bild Ihres Babys und der Gebärmutter sichtbar wird. Vom Bildschirm wiederum kann der Arzt die Grösse Ihres Babys und damit dessen Alter ablesen, Position und Gesundheit der Plazenta feststellen und genauere Erkenntnisse über die Gesundheit des Fötus gewinnen. Oft ist es sogar möglich, dass Sie ein Sofortbild oder einen Ausdruck von einem Standbild des Bildschirms erhalten. Es lohnt sich, danach zu fragen – nach dem ersten Bild fürs Fotoalbum! Als ich zum erstenmal den Herzschlag meiner Tochter hörte, war ich sprachlos. Als ich sie aber dann in meiner Gebärmutter liegen sah mit ihrem pulsierenden kleinen Herzen, und als sie sich dann etwas drehte und ihren winzigen Arm hob – das war unbeschreiblich!

Die einzige eventuelle Unannehmlichkeit bei der Untersuchung mit Ultraschall ist der Druck des Handgeräts auf Ihre recht volle Blase. Nach einer wohlverdienten Erleichterung durch Entleeren eben dieser Blase werden die Ergebnisse der Untersuchung hoffentlich mit Ihnen besprochen – oder Ihr Hausarzt erhält einen Bericht. Wenn Sie irgendwelche Zweifel oder Fragen haben, so fragen Sie unbedingt! Möglicherweise sind weitere angebracht; wenn es aber eine Routineuntersuchung war, mit der lediglich festgestellt werden sollte, ob alles in Ordnung ist, dann gehen Sie nach Hause, seien Sie glücklich und beginnen Sie Babys Fotoalbum mit dem ersten Ultraschallbild.

Unfälle

Alle Kinder haben Unfälle; manche scheinen sie geradezu anzuziehen. Es ist wichtig, wie Sie sich generell angesichts eines Unfalls verhalten, da es einen feinen Unterschied zwischen der Verhütung von ernsten Schäden oder Verletzungen und jenem Teil der Erziehung gibt, der das Kind aus seinen Erfahrungen lernen lässt. Es ist schwer, das Kind nicht überbeschützen zu wollen und den Wunsch zu haben, es vor den normalen Stössen und Missgeschicken zu bewahren, die unausweichlich passieren. Dies gilt besonders nach dem ersten schweren Schlag, im allgemeinen um die Zeit, wenn das Kind die ersten unsicheren Schritte macht und eine grosse Beule so schnell entsteht, wie man es sonst nur in Zeichentrickfilmen sieht. Das kann alarmierend und erschreckend sein, doch bleiben Sie trotzdem ruhig und vermitteln Sie Ihrem Kind Sicherheit, damit es keine Angst oder Aufregung von Ihnen übernimmt – ganz gleich, wie Sie sich fühlen!

Jedes Jahr hat mindestens eines von fünf Kindern einen so schweren Unfall, dass es vom Arzt oder im Krankenhaus behandelt werden muss – und es ist klar, dass Sie mit Ihrem Kind zu dieser Statistik nicht beitragen wollen. Es gibt vieles, was Sie tun können, um Unfällen vorzubeugen, und vielerlei Gerät wird angeboten, um die Überwachung zu erleichtern, nicht aber, um sie zu setzen.

Spitze Äste, wackelige Hocker, Stufen und Treppen sind alle zum Klettern geeignet, bieten Herausforderung und Nervenkitzel – und jeder Gedanke an Vorsicht gerät in Vergessenheit in der Aufregung, neue Höhen der Erkenntnis und Leistung zu erreichen. Sobald die Lektion begriffen ist, dass «heiss» eine schreckliche Erfahrung sein kann, dass Fallen wehtut, und Hiebe und Stösse meist mit Schmerz verbunden sind, fangen sie an zu lernen – aber auch das Sammeln aller dieser Erfahrungen kann noch eine Herausforderung voller Spass ein. Versuchen Sie nicht, ihnen die Erfahrung zu verwehren, aber verhindern Sie das Risiko schwerer Verletzungen. Vergessen Sie nicht, dass Kinder nahezu unverwüstlich sind, und das Leben in diesem Alter wird immer interessanter und spannender – wenn auch anstrengender für Sie! Manchmal wird ein schwerer Sturz oder ein schlimmer Aufprall nicht einmal wahrgenommen (ausser von Ihnen!); die betroffene Stelle wird nur kurz gerieben und dem Objekt des Anstosses ein entschiedenes «Nein!» entgegengeschleudert.

Wie bei allen Verletzungen gilt auch hier: Unterschätzen Sie niemals mögliche Schäden, besonders am Kopf. Bei schweren Verletzungen bleiben Sie ruhig und trösten Sie Ihr Kind, da jegliche Angst in Ihnen Schmerz und Aufregung beim Kind bewirkt. Achten Sie auf wahrnehmbare Veränderungen des Charakters, da Schocks oft weitreichende Folgen haben können; und wenn Sie irgendwie im Zweifel sind, nehmen Sie Ihr Kind zur ärztlichen Untersuchung mit. Denken Sie nie, es könnte unnötig sein, den Arzt zu «belästigen». Wenn Sie selbst unsicher sind, lassen Sie einen professionellen Behandler Sicherheit schaffen; er versteht Ihre Sorge.

Achten Sie bei allen Schrammen und Schnittwunden darauf, dass der Bereich um die Verletzung sauber und frei von Verschmutzungen ist. Baden Sie den Körperteil mit warmem, vorher abgekochtem Wasser, dem Sie Lavendel-, Teebaum- oder Zitronenöl hinzugefügt haben. Geben Sie auf eine Tasse Wasser 10 Tropfen Lavendel- und 10 Tropfen Teebaumöl. Beide wirken heilend und antiseptisch. Lavendel ist bekannt wegen seiner beruhigenden, wohltuenden und heilenden Wirkung und Teebaum wegen seiner ausgeprägten Fähigkeit, Infektionen entgegenzuwirken. Decken Sie die Verletzung tagsüber, wenn das Kind draussen spielt, mit Hilfe von Pflaster ab, um weiterer Verschmutzung und Infektion vorzubeugen, aber lassen Sie soviel Luft wie möglich an die Wunde. Sobald sich die Wunde mit Schorf bedeckt, nehmen Sie mehr Lavendelöl, um eine Narbenbildung zu verhindern.

Hinweise zu Blutergüssen, Verbrennungen usw. finden Sie unter den jeweiligen Stichwörtern.

Unfruchtbarkeit

Man schätzt, dass eines von acht Paaren Schwierigkeiten hat, ein Kind zu empfangen. Die genaue Feststellung des Problems und die Notwendigkeit realistischer und geeigneter Information ist von grösser Wichtigkeit, ebenso wie Verständnis, Einfühlungsvermögen und Beistand von den Personen, die um Hilfe gebeten werden.

Es ist ein Wunder, überhaupt ein Baby hervorzubringen, da doch unzählige Faktoren dabei eine Rolle spielen. Manchmal bringt die tiefe Traurigkeit, keine eigene Familie gründen zu können, ein Paar zum Aufgeben oder zur Adoption, und oft findet gerade dann die ersehnte Empfängnis statt, nachdem der frühere Druck nun nicht mehr besteht. Abgesehen von dem Wunder des ganzen Geschehens ist doch vieles auch ein Mysterium, da aus medizinischer Sicht in manchen Fällen absolut kein Grund besteht, dass ein Paar keine Kinder bekommt. Stress, Ängste und Emotionen haben einen direkten Einfluss auf die Chancen zur Empfängnis – ganz zu schweigen von der Tatsache, dass es nur etwa achtundzwanzig «wirklich günstige» Tage im Jahr gibt, an denen eine durchschnittliche Frau empfangen kann. Die andere Hälfte möglicher Komplikationen könnte beim Mann liegen, der natürlich über gesundes Sperma verfügen muss.

Es gibt zahllose Gründe, warum ein Paar nicht empfangen kann, und man versucht, ihnen mit endlosen Tests und medizinischen Untersuchungen auf die Spur zu kommen, die wiederum die emotionelle Belastung noch vergrössern. Ätherische Öle können bei emotioneller Belastung und Spannung gewiss helfen und zudem dazu beitragen, die zur Empfängnis wichtigen Hormone zu harmonisieren.

Eine Änderung der in der Blutbahn vorhandenen Menge eines jeden Hormons – nicht nur der Sexualhormone – hat eine Auswirkung auf Stimmung und Emotionen. Psychologische Symptome dienen oft als Anzeichen hormoneller Störungen, und emotionelle Belastungen sind am deutlichsten wahrnehmbar bei Frauen mit schwankendem Hormonspiegel insbesondere vor, während und nach Menstruation, Schwangerschaft und Entbindung. Der Hypothalamus wirkt auf unsere Emotionen und beeinflusst unser Nervensystem und die Tätigkeit vieler Hormondrüsen (siehe auch: Hypothalamus). Die Aromatherapie kann helfen, das hormonelle Gleichgewicht wiederherzustellen und das Gefühl auszugleichen, mit dem wir uns heute imstande meinen, die Welt zu erobern, und morgen zu unsicher sind, um die Milch zu bestellen. Machen Sie sich Tagebuchnotizen über alle Veränderungen und Schwankungen, die Sie wahrnehmen, bis ein regelmässiges, oft überraschendes Muster erkennbar wird. Damit leisten Sie selbst einen wichtigen Beitrag zur Entscheidung über eine geeignete Therapie durch den Arzt oder Behandler, den Sie konsultieren. Dr. Jean Valnet spricht von phytohormonellen Eigenschaften ätherischer Öle insofern, als bestimmte Pflanzenhormone ähnlich unseren eigenen wirken. Decaux lenkte die Aufmerksamkeit ebenfalls auf die Tatsache, dass bestimmte pflanzliche Hormone Sexualhormone enthalten.

Es gibt viele Öle, die helfen können, doch es kommt darauf an, ein genaues Gleichgewicht der hormonellen Aktivität herzustellen und etwaige hormonelle Mängel auszugleichen. Konsultieren Sie dazu einen professionellen Behandler.

Urticaria
siehe unter: Nesselausschlag

Verbrennungen/Verbrühungen
Wie bei allen Hautverletzungen, gilt es auch hier, eine Infektion unbedingt zu vermeiden. Der Grad einer Verbrennung hängt von der Gewebsschicht ab, die zerstört wurde, und von dem Umfang, in dem Plasma aus den beschädigten Kapillaren quillt. Die Verbrennung ersten Grades bedeutet eine Schädigung der äusseren (toten) Hautschicht, eine Verbrennung zweiten Grades betrifft auch einiges lebende Gewebe, und Verbrennungen dritten Grades zerstören die Haut in ihrer ganzen Tiefe. Abgesehen von den oberflächlichsten, leichten Verletzungen sollten Sie einen professionellen Behandler aufsuchen.

Halten Sie die betroffene Stelle sofort unter kaltes Wasser oder packen Sie ein mit kaltem Wasser getränktes, sauberes Tuch darauf, damit keine Luft an die Haut gelangt und der unmittelbare Schmerz gestillt wird. Verwenden Sie keine Creme, Öl oder Butter, da dies zu Infektionen führen kann und die Hitze im Gewebe festhält. Geben Sie so bald wie möglich unverdünntes Lavendelöl auf die Stelle, jedoch – wie immer – nicht an die Augen und ihre Umgebung. Dies wird eine Blasen- oder Narbenbildung verhindern und die Heilung des beschädigten Gewebes unterstützen. Lavendel ist auch beruhigend und wird dazu beitragen, den Schock zu vermindern. Nehmen Sie eine Dosis Rescue Remedy, den Notfalltropfen der Bach-Blüten-Therapie.

Wenn es zu einer Schwellung kommt, füllen Sie eine Schüssel mit kaltem Wasser und Eiswürfeln, geben Sie 3 Tropfen Kamillenöl auf ein sauberes Flanelltuch oder Verbandmull, tränken Sie es mit kaltem Wasser und legen Sie es auf die betroffene Stelle. Falls sich eine Infektion der Wunde entwickelt, behandeln Sie sie mit Teebaumöl.

Verdauungsstörungen

Basilikum, Fenchel, Kamille, Lavendel und Pfefferminze wirken gut gegen Verdauungsstörungen oder verdorbenen Magen. Stellen Sie eine 2½prozentige Verdünnung mit einer Kombination von zwei der genannten Öle her und reiben Sie Magen- und Brustbeinbereich ein, und Sie werden eine deutliche Linderung spüren.

Leider sind gerade diese gegen Verdauungsstörungen und Sodbrennen so erfolgreichen Öle während der Schwangerschaft zu meiden; doch auch Pfefferminz- oder Kamillentee können eine gute Hilfe sein. Wenn Verdauungsstörungen zu einem grossen Problem werden, konsultieren Sie einen professionellen Aromatherapeuten, der Ihnen weiterhelfen kann.

Meiden Sie fette, stark gewürzte Speisen, da sie zu einer erhöhten Säurebildung im Magen führen können. Dieser Zustand wird durch überreichliches Essen, unregelmässige Mahlzeiten, Sorgen oder Anspannung noch weiter verschlimmert, und so kommt es oft zu einem Stress-Teufelskreis, der die Sache natürlich nur verschärft. Versuchen Sie, sich zu entspannen, achten Sie auf gute Atmung und Haltung, damit Ihre Verdauungsorgane nicht auch noch unter Druck von aussen stehen. Zusätzliche Kissen im Bett können helfen, auch ein Glas Milch vor dem Schlafengehen. Es gibt rezeptfreie Medikamente, die Sie ohne Risiko einsetzen können; Ihr Apotheker wird Sie beraten.

Verletzungen

siehe unter: Unfälle

Verstauchung

Von einer Verstauchung spricht man, wenn das Band verletzt wird, das einem Gelenk Halt gibt. Massieren Sie niemals eine Verstauchung, sondern denken Sie sofort an: Eis, Umschlag und Hochlagern.

Nehmen Sie Kamille und Lavendel, um Entzündung, Hitze und Schmerz zu lindern. Geben Sie je 3 Tropfen in etwa einen Liter möglichst eiskaltes Wasser. Legen Sie einen kalten Umschlag über das betroffene Gelenk und schichten Sie Eis darüber. Wenn es schnell gehen muss und Sie keine medizinische Kühlpackung zur Hand haben, nehmen Sie einen Beutel gefrorenes Gemüse – am besten Erbsen, da sie sich der Körperoberfläche gut anpassen –, binden Sie den Umschlag darum und lagern Sie das Gelenk nach Möglichkeit über Herzhöhe. Wechseln Sie den kühlenden Umschlag so oft wie möglich, bis Sie zum Hausarzt gelangen, denn mit der Verstauchung könnte ein Knochenriss oder eine andere Komplikation verbunden sein.

Verstopfung

Die Verstopfung kann man bekämpfen durch eine sanfte Massage des Bauches im Uhrzeigersinn, das heisst immer dem Verlauf des Dickdarms folgend. Massieren Sie auch den unteren Teil des Rückens und das Gesäss, falls notwendig.

Es ist sehr wichtig, sich korrekt zu ernähren, um Verstopfung zu vermeiden – besonders während der Schwangerschaft, wenn ausser den inneren Veränderungen noch zusätzlicher Druck auf dem Verdauungssystem lastet und die Möglichkeit, Körperübungen durchzuführen, weniger gegeben ist als sonst. Die medikamentöse Eisenzufuhr ist gewöhnlich die Ursache der Verstopfung in der Schwangerschaft, obwohl sie in manchen Fällen auch das Gegenteil (Durchfall) auslöst. Progesteron hat die Wirkung, die schlaffen Muskeln im Körper zu entspannen, und ausser dass es manchmal Verstopfung verursacht, führt der erhöhte Progesteronspiegel in der Schwangerschaft oft zu Hämorrhoiden, Sodbrennen und Krampfadern (auch der Vulva) und beeinträchtigt die Harnröhre (siehe auch: Blasenentzündung).

Aus allen diesen Gründen ist die Verstopfung in der Schwangerschaft recht verbreitet, also gerade zu der Zeit, in der Ihnen besonders viel daran gelegen ist, alle Toxine und Schlacken so rasch wie möglich auszuscheiden. Um der Verstopfung vorzubeugen – und damit möglicherweise mit ihr zusammenhängenden Beschwerden wie Hämorrhoiden –, trinken Sie reichlich Wasser und Fruchtsäfte, um trockene Stühle zu vermeiden, und vergessen Sie auch nicht die Abführmittel der Natur, Pflaumen und Feigen. Denken Sie jedoch, wenn Sie stillen, an die möglichen Auswirkungen über die Muttermilch auf das Baby und übertreiben Sie es nicht! Auf dem Fussboden – oder über der Toilette – zu hocken, ist eine grosse Hilfe; atmen Sie dabei tief durch.

Eine Verstopfung zu vermeiden, ist besonders wichtig, wenn Dammnähte oder ein Kaiserschnitt notwendig geworden sind und jegliche zusätzliche Belastung und Überanstrengung zu Beschwerden und Komplikationen führen kann. Wenn Sie eine Perineum-Naht bekamen, halten Sie diese mit zwei Fingern und Toilettenpapier bedeckt, um Stützung und «Sicherheit» während des Stuhlgangs zu gewährleisten. Es mag sich anfühlen, als ob alle Innereien herausfallen wollten, doch die Wahrscheinlichkeit ist minimal... Machen Sie sich keine Sorgen, wenn ein wenig frisches Blut zum Vorschein kommt – das ist ganz normal –, aber lassen Sie sich von Hausarzt oder Hebamme untersuchen, wenn die Blutung anhält. Chemische Abführmittel sollten Sie meiden.

Geben Sie folgende Öle zur Massage in 50 ml Trägeröl; die Angaben in Klammern beziehen sich auf die Mischung für einen Umschlag.

Majoran	10 Tropfen (2)
Rosmarin	10 Tropfen (2)
Patschuli	5 Tropfen (1)
oder	
Rosmarin	10 Tropfen (2)
Patschuli	10 Tropfen (2)
Fenchel/Wacholder	5 Tropfen (1)

Während der Schwangerschaft massieren Sie Rücken und Gesäss und (nur) Aussenseiten der Oberschenkel mit:

Rosenholz	10 Tropfen
Melisse/Neroli	8 Tropfen
Patschuli	8 Tropfen

Warzen, Fusssohlenwarzen

Die Sohlenwarzen werden von einem Virus verursacht und verschwinden gewöhnlich, sobald sich die Widerstandskraft des Körpers entwickelt hat. Sohlenwarzen sind sehr ansteckend, deshalb gilt es besonders in öffentlichen Bädern aufzupassen, deren warme, feuchte Atmosphäre für den Virus das ideale Klima ist, um sich zu vermehren und die Infektion zu verbreiten.

Wie beim Fusspilz ist es wichtig, das befallene Gebiet so sauber und trocken wie möglich zu halten. Benutzen Sie immer ein separates Handtuch (vorzugsweise Papiertücher, um nicht soviel waschen zu müssen!), und vertauschen Sie niemals die Socken, damit aus einer Warze nicht viele werden.

Tupfen Sie täglich einen Tropfen unverdünntes Teebaumöl in die Mitte der Warze, bis diese verschwindet; dies dauert gewöhnlich nur wenige Tage.

Wassersucht
siehe unter: Ödeme

Wehen
siehe unter: Entbindung

Weiblichkeit
Wenn Sie sich wie ein unförmiger Kloss fühlen, fällt es Ihnen nicht leicht, sich feminin zu fühlen, auch wenn die Schwangerschaft das deutlichste Zeichen Ihrer Weiblichkeit ist! Wenn das Baby entbunden ist, bleibt Ihnen nur noch wenig Zeit, sich zu pflegen, doch versuchen Sie auf jeden Fall, Zeit für sich einzurichten. Wie sehr Sie Ihr Baby auch lieben und vermutlich auch mit ihm und Ihrem Partner die meiste Zeit verbringen möchten (oft aus Notwendigkeit!), versuchen Sie doch, sich jeden Tag einen kleinen Freiraum zu reservieren – und sei es auch nur Ihre ganz eigene Zeit im Bad. Geniessen Sie die Schönheit und Köstlichkeit eines luxuriös duftenden Bades mit exotischen ätherischen Ölen – gerade jenen, die Sie während der Schwangerschaft meiden mussten. Verwöhnen Sie sich mit Jasmin, Rose und Neroli aus reinem Vergnügen. Lernen Sie sich selbst wieder kennen und das Neue, dass Sie nun Mutter sind. Pflegen und verwöhnen Sie sich wenigstens im Bade. Wenn Sie sich innerlich wohl fühlen und glücklich sind, wird Ihr inneres Lächeln nach aussen strahlen, und Sie werden bald zu Ihrer früheren, schlanken Form zurückfinden. Sie sind, wie Sie sich fühlen; tun Sie deshalb alles, um sich wohl zu fühlen.

Weinen
Weinen ist der naturgegebene Weg, anderen mitzuteilen, dass etwas nicht in Ordnung ist, und es dient der Äusserung von Emotionen. Das Weinen des Babys wird genau auf das Ohr der Mutter eingestellt sein, und bei voller Lautstärke kann es der nervenaufreibendste Ton sein, der genau das erreicht, was sein Urheber will.

Aus welchem Grund es auch geschieht – versuchen Sie, es nicht so ausser Kontrolle geraten zu lassen, dass es sich in völlige Wut oder Verzweiflung steigert – bei Ihnen selbst oder beim Baby.

Kinder kann man mit Liebe und Fürsorge nicht eigentlich verwöhnen, obwohl Babys überraschend gerissen sind, wenn es darum geht, das zu bekommen, was sie wollen. Wenn das Kleine zuverlässig weiss, dass es, sowie etwas nicht in Ordnung ist, nur nach Ihnen rufen muss auf jene einzige, ihm bekannte Weise, damit Sie kommen, dann ist das Problem gelöst. Es besteht ein himmelweiter Unterschied zwischen einem Ruf nach Aufmerksamkeit und dem Schreien aus Verzweiflung oder Schmerz. Ein zufriedenes, geborgenes Baby wird ohnehin weniger weinen, wenn ihm nichts fehlt. Es schadet nichts, ihm schon bald die Bedeutung des Wörtchens «nein» zu zeigen, denn wenn es älter wird und lernt, dass es und Mutter separate Wesen sind, wird es Sie bis an Ihre Grenzen auf die Probe stellen – und Sie werden anfangen zu weinen!

Für Frustration und Verzweiflung der Erwachsenen eignet sich:

Bergamotte	6 Tropfen
Weihrauch	6 Tropfen
Neroli/Jasmin	3 Tropfen
Trägeröl	30 ml

Sie können auch ein paar Tropfen Ihres Lieblingsöls auf ein Taschentuch geben und daran schnuppern; atmen Sie dabei tief und denken Sie an freudige, glücklich stimmende Dinge.

Windelausschlag

Ein Windelausschlag entsteht meist, wenn die zarte Babyhaut warm, nass und unbelüftet ist; da an die durchnässte Haut keine Luft gelangt, wird sie wund. Sobald unter solchen Umständen Harn oder Stuhl mit der Haut in Berührung kommen, entwickelt sich der Windelausschlag noch rascher. Im Laufe der Zeit wird die Haut zwar unempfindlicher, aber Feuchtigkeit kann auch weiterhin noch Probleme verursachen.

Häufiges Windelwechseln ist ein Muss, besonders da ein Neugeborenes etwa alle zwanzig bis dreissig Minuten uriniert! Manche handelsüblichen Einmalwindeln oder Windeleinlagen sind parfümiert oder mit anderen chemischen Zusätzen versehen und können dadurch Ausschläge hervorrufen.

Mullwindeln – mit Wasser zu waschen und gründlich zu trocknen – sind die billigste und bei weitem die beste Methode. Lassen Sie Ihr Baby – solange es noch viel schläft und nicht so aktiv ist und solange es warm genug ist – besser auf einer Windel als in einer Windel schlafen, dann kann die Luft seine feuchte Haut trocknen. Baby wird diese Freiheit lieben.

Schutzcremes lassen zwar keine Feuchtigkeit, aber auch keine Luft an die Haut; verwenden Sie sie also nicht, wenn Baby an der Luft ist, und beschränken Sie ihren Gebrauch auf die Nacht zum Schutz vor einem wunden Popo. Cremen Sie auch die inneren Falten in der Leistengegend nicht zu reichlich; obwohl Vaseline zu verhindern hilft, dass Mekonium (der erste Stuhl des Neugeborenen) an der Haut klebt, sollten Sie, sobald Baby normalen Stuhl produziert, die zusätzliche Schmierung unterlassen.

Wenn sich ein Windelausschlag entwickelt – und das wird möglicherweise auch dann geschehen, wenn Sie noch so vorsichtig sind –, so hindern Sie ihn daran, sich weiter auszubreiten, indem Sie rasch handeln. Der Ausschlag kann mit einer kleinen Rötung beginnen und sich rasch zu einer Entzündung mit wunden, offenen Stellen und schliesslich gelben Pusteln auswachsen, die Ihnen und dem Baby viel Pein bereiten. Die Säure im Harn brennt und schmerzt am meisten, die Haut wird wund, und Bakterien aus dem Stuhl oder aus unsterilen Windeln bringen dann die Infektion mit sich. Der ganze Bereich sollte so rein und trocken wie möglich gehalten werden. Lassen Sie soviel Luft wie möglich daran, indem Sie dem etwas älteren Kind erlauben, falls praktikabel, nackt im Sonnenschein (mit dem geeigneten Sonnenschutz) zu spielen.

Geben Sie in etwa einen Liter abgekochtes und wieder abgekühltes Wasser je einen Tropfen Kamille und Lavendel. Spülen Sie die vom Ausschlag betroffene Hautpartie und trocknen Sie sie gut. Rühren Sie dann einen Tropfen von jedem Öl, etwa die Menge eines Dessertlöffels Schutzcreme (z. B. eine Zinkoxid/Rizinusöl-Salbe; kein Lanolin), und bedecken Sie damit die Haut. Wiederholen Sie die Behandlung bei jedem Windelwechsel, bis die Haut wieder heil ist.

Windpocken
Die Windpocken sind eine überaus ansteckende Virusinfektion durch einen Verwandten des Erregers, der auch für die Gürtelrose verantwortlich ist.

Die Inkubationszeit ist im allgemeinen zwei Wochen, nach denen ein Ausschlag erscheint, der sich zu Bläschen entwickelt und verschorft. Das kann für ein Kind sehr lästig sein, weil die Bläschen stark jucken und zum Kratzen verleiten. Der Patient sollte isoliert werden, bis sich der letzte Schorf gelöst hat.

Wie bei jeder Infektion sind Schlaf und Ruhe das beste Heilmittel, da es dem Körper ermöglicht, alle seine Reserven zu mobilisieren, um die Invasion zu bekämpfen.

Nehmen Sie für fünf- bis vierzehnjährige Kinder:

Teebaum	5 Tropfen
Kamille	5 Tropfen
Lavendel	5 Tropfen
Bergamotte	5 Tropfen

Geben Sie diese Öle in 50 ml Rosenwasser oder Kamillentee und schütteln Sie die Mischung vor jeder Anwendung gründlich, da die ätherischen Öle sich nicht leicht mit Wasser verbinden. Tragen Sie die duftende Arznei mit einem breiten, weichen Pinsel behutsam auf, um den Juckreiz zu lindern.

Nehmen Sie für ein Bad (für Kinder unter fünf Jahren eher zu empfehlen):

Lavendel	2 Tropfen
Bergamotte	2 Tropfen
Römische Kamille	2 Tropfen

Achten Sie besonders gut darauf, dass das Wasser nicht an die Augen gelangt.

Wunden

siehe unter: Unfälle

Würmer

Der Körper ist Wirt für viele Millionen Parasiten und Bakterien – freundlich gesonnenen und anderen –, und wenn Sie einmal einen Dokumentarfilm über dieses Thema gesehen haben, wissen Sie, dass viele von ihnen zwar faszinierend, manche aber grässlich anzusehen sind. Das ist die Natur, die jedoch zum Problem werden kann, wenn ein Parasit eindringt und die feine

Balance und das Beziehungsgeflecht in unserem Organismus aus dem Gleichgewicht bringt.

Der bei Kindern häufigste Wurm ist der Fadenwurm. Fadenwürmer legt man sich rasch zu, sie sind sehr leicht übertragbar, sollten aber auf jeden Fall ärztlich behandelt werden. Eine Aromatherapie neben der ärztlichen oder medikamentösen Behandlung wird allerdings nicht schaden.

Mischen Sie folgendes Öl zur Bauchmassage:

Lavendel	3 Tropfen
Römische Kamille	3 Tropfen
Eukalyptus	3 Tropfen
Teebaum/Zitrone	3 Tropfen
Trägeröl	50 ml

Die Mischung für einen Umschlag fertigen Sie mit je einem Tropfen der genannten Öle an. – Als Inhalat eignet sich:

Fenchel	1 Tropfen
Lavendel	1 Tropfen
Teebaum	1 Tropfen

Wut

Wenn Sie voller Wut sind, steht Ihnen gewöhnlich ein Überfluss an Energie zur Verfügung, der sich entweder austobt oder im Innern lauert, bereit, auszubrechen und jemanden niederzumachen. Letzteres ist aus verständlichen Gründen unbedingt zu vermeiden; wenn Sie selbst wuterfüllt sind, dann verlangen Sie eine Massage. Wenn das nicht funktioniert, bitten Sie höflich um eine Massage, und wenn auch dies keinen Erfolg hat, dann nehmen Sie ein Bad – ganz allein!

Nehmen Sie für sich selbst oder eine andere Person: Kamille, Rose oder Jasmin oder Ylang-Ylang. Wenn die Stimmung weiterhin zwischen Mordgelüsten und Tränen schwankt, nehmen Sie Rose und Geranie mit Rosenholz oder Bergamotte. (Während der Schwangerschaft nehmen Sie 3 Tropfen Geranie und 4 Tropfen Rosenholz.)

Zähne

Die ersten Zähne Ihres Babys erscheinen etwa im Alter von sechs Monaten bis einem Jahr. Wenn Ihr Kind drei Jahre alt ist, sollten alle Milchzähne vorhanden sein. Mit sechs Jahren kommen die ersten bleibenden Zähne zum Vorschein, und die neuen Schneidezähne sind deutlich zu erkennen – aber auch die Lücken, bis es soweit ist! Hinter den seitlichen Milchzähnchen stossen die grösseren Backenzähne hervor. Sie alle werden hoffentlich ein Leben lang bleiben.

Vermeiden Sie es, Ihr Kind dabei zu unterstützen, Süssigkeiten zu essen und eine Vorliebe für Zucker zu entwickeln. Bieten Sie ihm eine rohe Karotte, Obst oder Käse als Zwischenmahlzeit an. Machen Sie ein Spiel daraus, gemeinsam die Zähne zu putzen, und lassen Sie es nicht zur lästig empfundenen Pflichtübung werden. Beginnen Sie damit schon, wenn Ihr Kind noch klein ist und Sie gerne nachahmen wird. Wenn Sie ihm diese Gewohnheit anerziehen, wird es Ihnen eines Tages dafür dankbar sein. Vergessen Sie auch nicht, den Besuch beim Zahnarzt als eine entspannte Selbstverständlichkeit einzuführen. Regelmässige Untersuchungen können späteren Schäden und Schmerzen vorbeugen, und Ihr Kind wird vermutlich Wert darauf legen, dass der Zahnarzt sein Instrumentarium nicht einzusetzen braucht. Gewöhnen Sie es daran, die Praxis regelmässig aufzusuchen. Erklären Sie ihm, warum dies kein unangenehmes Erlebnis zu sein braucht. – Ätherische Öle sind in den meisten Zahnpasten enthalten.

Zahnen, Zahnschmerzen

Wenn ein oder mehrere Zähne unterwegs sind, ist die allgemeine Abwehrkraft Ihres Kindes wohl reduziert, und abgesehen von dem Krankheitsgefühl – denn das Zahnen kann schmerzhaft sein –, ist Ihr Kleines anfällig gegenüber Krankheitserregern und Infektionen; geben Sie also acht. Lassen Sie es nach Möglichkeit nicht zu einem Teufelskreis aus Schlaflosigkeit und Ängstlichkeit kommen, und schieben Sie nicht alles Übel und Leid auf das Zahnen. Vielleicht hat es überhaupt keine Beschwerden mit seinen neuen Zähnen, sondern eine Infektion bekommen.

Möglicherweise ist es völlig unbeeinträchtigt, eben noch zahnlos, und in der nächsten Minute blitzt bereits ein neues weisses Zähnchen hervor, das sein Lächeln nicht trübt. Doch es kann auch recht geplagt und sehr unruhig sein und unter Einschlafstörungen leiden. Vielleicht läuft die Nase oder der Speichel nur zu reichlich. Bei soviel Flüssigkeitsausscheidung «oben» kann der Urin «unten» saurer werden und zur Reizung und Entzündung der windelverpackten zarten Haut führen. Verführen Sie es mit bewährten Hartkeksen oder mit einem gelgefüllten Beissring für zahnende Kleinkinder, den Sie im Gefrierfach kühlen können.

Nehmen Sie Kamille und Lavendel zu gleichen Teilen in einer 1prozentigen Lösung (je 3 Tropfen auf 30 ml Trägeröl), und bestreichen Sie damit sanft Wangen, Kiefer und oberen Nacken. Behandeln Sie beide Seiten, da die Zähne im allgemeinen in kurzem Abstand auf beiden Seiten durchstossen. Kamille-Präparate aus der Homöopathie sind ebenfalls bestens geeignet, Zahnungsprobleme zu lindern. Fragen Sie Ihren Homöopathen oder Apotheker. Bei akuten Schmerzen eines nicht-schwangeren Erwachsenen hilft Gewürznelkenöl aus der Apotheke oder ein Tropfen Myrrhe, in einem Wattebällchen auf den Zahn gelegt, bis der Zahnarzt eingreifen kann.

Zahnfleischentzündung

Durch Erkrankungen des Zahnfleischs gehen mehr Zähne verloren als durch Karies. Wird die Zahnfleischentzündung nicht rechtzeitig festgestellt und behandelt, führt sie oft zur Infektion; gerade während der Schwangerschaft ist sie recht häufig. Die Mundpflege ist von entscheidender Bedeutung, um Infektionen vorzubeugen, doch vermeiden Sie den unnötigen und überreichlichen Gebrauch von antiseptischen Mundspülungen, da diese neben Krankheitskeimen meist auch die natürliche Bakterienbesiedlung der Schleimhäute töten. Halten Sie während der Schwangerschaft Zähne und Zahnfleisch durch regelmässiges und korrektes Putzen rein, und massieren Sie das Zahnfleisch mit den Fingern, um die Durchblutung und damit die Gesundheit zu stärken. Lassen Sie Ihre Zähne selbstverständlich regelmässig überprüfen. Ausserhalb der Schwangerschaft können Sie Mundspülungen mit Fenchel und Myrrhe durchführen; sie kräftigen, heilen und tonisieren das Zahnfleisch. Während der Schwangerschaft verwenden Sie Teebaumöl.

Zange

siehe unter: Dammschnitt

Zellulitis

Die Zellulitis ist eine Stauung von toxischen Schlackenstoffen, Fett und Flüssigkeiten im Gewebe, gewöhnlich an Oberschenkeln und Gesäss und meistens bei Frauen. Die Haut wird stumpf und bildet Erhebungen und Senken, so dass sie der Oberfläche einer Matratze oder Orangenschale ähnlich sieht; eine Untersuchung des Gewebes zeigt die Entwicklung harter Fasern im Bindegewebe. Eine tiefe Massage der betroffenen Bereiche würde in diesem Stadium dumpfe Schmerzen hervorrufen. Zellulitis ist verbreitet bei Personen, die sich zuwenig bewegen, die übergewichtig sind oder sich nicht ausgeglichen ernähren – aber was auch die Ursache ist, handelt es sich um einen unansehnlichen Zustand, der nur durch eine ganz konsequente Entschlackungsdiät, Behandlung und Bewegung in Angriff genommen werden kann – und dies mit voller Entschlossenheit.

Lymphdrainage mit Hilfe ätherischer Öle (siehe Lymphsystem) in Verbindung mit einer geeigneten Diät und einem körperlichen Bewegungsprogramm, kann dazu beitragen, die Durchblutung anzuregen, was nötig ist, um die Zellulitis loszuwerden. Rosmarin und Basilikum sind Kopfmittel (klärend und anregend), Zypresse und Wacholder sind Diuretika und helfen, die Gewebswasseransammlungen und Schlackenstoffe auszuscheiden. Massieren Sie mit diesen Ölen die betroffenen Bereiche und nehmen Sie warme Bäder (zusammen höchstens 10 Tropfen der genannten Öle).

Zystitis
siehe unter: Blasenentzündung

Zytophylaktisch
Ein zytophylaktisch wirkendes ätherisches Öl regt die Zellerneuerung und das Zellwachstum an. Zu diesen Ölen gehören Lavendel, Neroli und besonders Teebaum.

Öle und ihre Eigenschaften

adaptogene Öle
  Fenchel

adstringierende Öle
  Geranie
  Zitrone
  Zypresse

analgetische Öle
  Eukalyptus
  Geranie
  Kamille
  Lavendel
  Majoran
  Muskatellersalbei
  Pfefferminze
  Rosmarin

anaphrodisische Öle
  Majoran

antibakterielle Öle
  Lemongrass
  Patschuli
  Teebaum
  Zitrone

antidepressive Öle
  Jasmin
  Muskatellersalbei
  Neroli
  Orange
  Ylang-Ylang

antiseptische Öle
  Bergamotte
  Eukalyptus
  Geranie
  Knoblauch
  Lemongrass
  Myrrhe
  Patschuli
  Sandelholz
  Teebaum
  Wacholder
  Zitrone

aphrodisische Öle
  Jasmin
  Muskatellersalbei
  Neroli
  Patschuli
  Rose
  Sandelholz
  Ylang-Ylang

aufbauende Öle
  Basilikum
  Bergamotte
  Grapefruit

ausgleichende Öle
  Geranie

auswurffördernde Öle
  Benzoe
  Bergamotte
  Eukalyptus
  Majoran
  Myrrhe
  Sandelholz
  Zitrone

beruhigende Öle
  Kamille
  Lavendel
  Neroli
  Rose
  Weihrauch
  Ylang-Ylang

blähungswidrige Öle
  Lavendel
  Petersilie

blutdrucksenkende Öle
  Zitrone

blutstillende Öle
  Geranie
  Rose

desinfizierende Öle
  Bergamotte
  Eukalyptus
  Grapefruit
  Lavendel
  Lemongrass
  Teebaum
  Wacholder
  Zitrone

desodorierende Öle
- Bergamotte
- Eukalyptus
- Lavendel
- Lemongrass
- Muskatellersalbei
- Petitgrain
- Rosenholz
- Zypresse

diuretische Öle
- Benzoe
- Fenchel
- Kamille
- Muskatellersalbei
- Petersilie
- Rosmarin
- Sandelholz
- Wacholder
- Weihrauch
- Zypresse

durchblutungsfördernde Öle
- Eukalyptus
- Geranie
- Majoran
- Rosmarin
- Schwarzer Pfeffer
- Wacholder
- Zypresse

emmenagoge Öle
- Basilikum
- Fenchel
- Geranie
- Kamille
- Lavendel
- Majoran
- Muskatellersalbei
- Myrrhe
- Pfefferminze
- Rose
- Rosmarin
- Wacholder

entgiftende Öle
- Fenchel
- Grapefruit
- Rosmarin
- Wacholder
- Zitrone

entspannende Öle
- Bergamotte
- Melisse

entstauende Öle
- Eukalyptus
- Fenchel
- Pfefferminze

erfrischende Öle
- Basilikum
- Bergamotte
- Grapefruit
- Petitgrain
- Pfefferminze
- Rosmarin

euphorisierende Öle
- Jasmin
- Muskatellersalbei

fiebersenkende Öle
- Bergamotte
- Eukalyptus
- Kamille
- Lavendel
- Melisse

fungizide Öle
- Teebaum

gefässverengende Öle
- Kamille
- Petersilie
- Rose
- Zypresse

harmonisierende Öle
- Geranie

keimtötende Öle
- Knoblauch

Kopf-Öle
- Basilikum
- Pfefferminze
- Rosmarin

kräftigende Öle
- Rosmarin
- Weihrauch

krampflösende Öle
- siehe spasmolytische Öle

lindernde Öle
- Kamille
- Sandelholz

Weihrauch
Ylang-Ylang

östrogenartig wirkende Öle
   Fenchel

phototoxische Öle
   Bergamotte

reinigende Öle
   Grapefruit
   Pfefferminze

schmerzlindernde Öle
   siehe analgetische Öle

sedierende Öle
   Kamille
   Lavendel
   Majoran
   Muskatellersalbei
   Neroli
   Orange
   Patschuli
   Sandelholz

spasmodische Öle
   Fenchel

spasmolytische Öle
   Basilikum
   Fenchel
   Melisse
   Orange

Pfefferminze
Zypresse

stärkende Öle
   Lemongrass
   Patschuli
   Rosmarin
   Sandelholz

stimulierende Öle
   Basilikum
   Patschuli
   Petersilie
   Pfefferminze
   Rosmarin
   Schwarzer Pfeffer

tonisierende Öle
   Basilikum
   Lemongrass
   Melisse
   Petersilie
   Rose
   Rosenholz
   Rosmarin
   Sandelholz
   Zitrone

toxische Öle
   Arnica
   Basilikum
   Fenchel
   Myrrhe
   Salbei
   Thuja
   Thymian
   Zedernholz

tröstende Öle
   Neroli

verjüngende Öle
   Weihrauch

wärmende Öle
   Benzoe
   Majoran
   Patschuli
   Pfefferminze
   Schwarzer Pfeffer

wassertreibende Öle
   siehe diuretische Öle

wiederherstellende Öle
   Basilikum
   Lavendel

zytophylaktische Öle
   Lavendel
   Neroli
   Teebaum

Bibliographie
und Literaturempfehlungen

Andres, Inge: Gesundheit und Wohlbefinden durch Aromen und Düfte. Niedernhausen: Falken 1994.

Arnold-Taylor, W.E.: Aromatherapy for the Whole Person. Cheltenham: Stanley Thornes 1991.

Aromatherapie-Decoder. Hg. von Dynamo-House. Freiburg: Verlag für Angewandte Kinesiologie 1994.

Asjes, Ellen: Heilende Öle und Essenzen. Aromatherapie leicht gemacht. Braunschweig: Aurum 1991.

Balaskas, Arthur u. Janet: New Life. London: Sidgwick & Jackson 1979.

Balaskas, Janet u. Yehudi Gordon: The Encyclopedia of Pregnancy & Birth. London/Sidney: Macdonald 1989.

Ball, John: Understanding Disease. Essex: C.W. Daniel 1987.

Balz, Rodolphe: Ätherische Öle – Heilkräftige Essenzen. Aitrang: Windpferd 1994.

Belledame (Hg.): Die persönliche Magie der Pflanzen. Traditionelle Grundlagen der Aromatherapie natürliche Heilung und Kosmetik. Bad Münstereifel: Tramontane 1990.

Buchman/Dian Dincin: Herbal Medicine. London: Rider 1991.

Chaitow, Leon: Neuromuscular Technique. London: Thorsons 1985.

Chia, Mantak: Tao Yoga. Erweckung der heilenden Urkraft Chi. Interlaken: Ansata 1985.

Chopra, Deepak: Quantum Healing. USA/Canada: Bantam 1989.

Cottingham, John T.: Healing Through Touch. Colorado: The Rolf Institute 1987.

Culpeper, Nicholas: Culpeper's Complete Herbal. Reprint. London: Foulsham o.J.

Davies, Stephen u. Alan Stewart: Nutritional Medicine. London: Pan 1987.

Davis, Patricia: Aromatherapie A-Z. München: Droemer/Knaur 1990.

Davis, Patricia: Aromatherapie und Chakren. München: Droemer/Knaur 1993.

Devereux, Charla: Aromatherapie. Die heilenden Düfte. München: Goldmann 1994.

Downing, George: The Massage Book. Middlesex: Penguin 1972.

Drury, Nevill und Susan: Handbuch der heilenden Öle, Aromen und Essenzen. Rezepturen, Anwendungen, Wirkungen. Aitrang: Windpferd 1989.

Drury, Susan: Die Geheimnisse des Teebaums. Der sanfte Heiler aus Australien. Aromatherapie mit den Heilkräften der Teebaum-Essenz. Aitrang: Windpferd 1991.

Eisenberg, Arlene; Heidi Murkoff; Sandee Hathaway: What to eat when you are expecting. London: Thorsons 1986.

Firth, Grace: Secrets of the Still. Virginia: E.P.M. 1983.

Fischer-Rizzi, Susanne: Dufterlebnisse. Sulzberg: Joy-Verlag 1987.

Fischer-Rizzi, Susanne: Himmlische Düfte. München: Hugendubel 1989.

Fischer-Rizzi, Susanne: Poesie der Düfte. Ein Naturparfüm selbst herstellen. München: Hugendubel 1989.

Fischer-Rizzi, Susanne: Aroma-Massage. Gesundheit und Wohlgefühl für Körper und Seele. München: Hugendubel 1993.

Gaskin, Ina May: Spirituelle Hebammen. München: Hugendubel ²1989.

Gattefossé, René M.: Gattefossés Aromatherapie. Aarau: AT Verlag 1994.

Graham, Judy: Evening Primrose Oil. London: Thorsons 1984.

Grunfield, Nina: Pregnancy Week by Week. London: Conran Octopus 1988.

Guest/Hatcher/Stewart/Stewart: My Body My Health. New York: John Wiley 1979.

Habersbrunner, Ferdinand: Aroma-Drinks. Köstliche aromatisierte Mix-Getränke mit ätherischen Ölen. Sulzberg: Joy-Verlag 1994.

Hayman, Ryan: Das grosse Hausbuch der Aromatherapie. München: Heyne 1993.

Henglein, Martin: Die heilende Kraft der Wohlgerüche und Essenzen. Zürich: Oesch 1985.

Hopkins, Cathy: The Joy of Aromatherapy. Australien: Angus & Robertson 1991.

Inch, Sally: Birthrights. London: Hutchinson 1982.

Jackson, Judith: Aromatherapie. München: Droemer/Knaur 1993.

Jermann, Iris: Aromatherapie für Schulkinder. Sulzberg: Joy-Verlag 1994.

Jünemann, Monika: Verzaubernde Düfte. Die Geheimnisse der Aromatherapie. Duftessenzen zum Aktivieren, Stimulieren und Inspirieren von Körper, Seele und Geist. Aitrang: Windpferd 1988.

Jünemann, Monika und Walburga Obermayr: Aroma-Kosmetik. Schönheit durch Düfte. Die Anwendung ätherischer Öle für Schönheit, Wohlbefinden und Sinnlichkeit. Mit Rezepten für Bäder, Massagen, Cremes, Duftöle und Parfums. Aitrang: Windpferd 1990.

Keller, Erich: Das Handbuch der ätherischen Öle. Helfen, Heilen, Pflegen. München: Goldmann 1989.

Keller, Erich: Essenzen der Schönheit. Kosmetik mit ätherischen Ölen. München: Goldmann 1990.

Keller, Erich: Duft und Gemüt. Erlebnis Aromatherapie. Wie Düfte auf unsere Gefühle wirken. Münsingen (Bern): Fischer 1991.

Keller, Erich: Aromatherapie Karten. Neuhausen: AG Müller 1994.

Kenton, Leslie: Ageless Ageing. London: Arrow 1986.

Kenyon, Julian: Akupressur. Basel: Sphinx 1989.

Kettenring, Maria: Die Aromaküche. Sulzberg: Joy-Verlag 1994.

Kettenring, Maria: Raum-Düfte. Aktivierende und entspannungsfördernde Düfte für Wohn- und Arbeitsräume. Sulzberg: Joy-Verlag 1994.

Kitzinger, Sheila: Natürliche Geburt. München: Kösel 1980.

Kitzinger, Sheila: Ich stille mein Baby. München: Kösel 1989.

Kraus, Michael: Einführung in die Aromatherapie. Pfalzpaint: Simon & Wahl 1989.

Kraus, Michael: Die neue Vollwertküche mit ätherischen Ölen. Pfalzpaint: Simon & Wahl 1989.

Kraus, Michael: Aromatherapie für jeden Tag. Pfalzpaint: Simon & Wahl 1991.

Kraus, Michael: Ätherische Öle für Körper, Geist und Seele. Von Angelika bis Zypresse. Pfalzpaint: Simon & Wahl 1991.

Kremer, Bruno P.: Duft- und Aromapflanzen. Stuttgart: Franckh-Kosmos 1988.

Kühni-Ramisch, Werner: Sanftes Heilen mit edlen Düften. Ein praktisches Handbuch der Aromatherapie. Heidelberg: Haug 1993.

Kunz, Kevin u. Barbara: Durch die Füsse heilen. Anleitung zur Reflexzonentherapie. München: Ehrenwirth 1984.

Lake, Max: Scents and Sensuality. London: John Murray 1989.

Lautié, Raymond u. André Pasebecq: Aromatherapy: The Use of Plant Essences in Healing. Suffolk: Chaucer 1984.

Lavabre, Marcel: Mit Düften heilen. Das praktische Handbuch der Aromatherapie. Freiburg: Bauer ^{2}1994.

Law, Donald: Herb Growing for Health. London: Gifford 1975.

Law, Donald: The Concise Herbal Encyclopedia. Edinburgh: Bartholomew 1982.

Leach, Penelope: Baby & Child. London: Penguin 1984.

Loewenfeld, Claire u. Philippa Back: The Complete Book of Herbs and Spices. London: David & Charles 1979.

McGilverny, Carole; Jimi Reed; Mira Mehta: DuMonts Handbuch Aromatherapie - Massage - Yoga. Köln: DuMont 1994.

McIntyre, Michael: Herbal Medicine for Everyone. London: Arkana 1990.

Marquardt, Hanne: Reflexzonenarbeit am Fuss. Heidelberg: Haug 1975.

Martin, Gill: Alternative Health Aromatherapy. London: Macdonald 1989.

Maury, Marguerite: Die Geheimnisse der Aromatherapie. Aitrang: Windpferd 1990.

Maxwell-Hudson, Clare: The Complete Book of Massage. London: Dorling Kindersley 1988.

Meier, Peter: Aromatherapie – das Arbeitsbuch. Basel: Dr. Glai 1990.

Meier, Peter: Das goldene Buch der Aromatherapie. Basel: Dr. Glai 1991.

Metcalfe, Joannah: Culpepper Guide to Herbs and Aromatherapy, Exeter: Webb & Bower/Penguin 1989.

Mindell, Earl: The Vitamin Bible. London: Arlington 1985.

Montagu, Ashley: Touching. The Human Significance of the Skin. New York: Harper & Row 1986.

Nachtigal, Lila: Östrogen. Genf/München: Ariston 1987.

Ohashi, Wataru: Shiatsu. Die japanische Fingerdrucktherapie. Freiburg: Bauer 1977.

Olkein, Sylvia Klein: Positive Pregnancy Fitness. New York: Avery 1987.

Olson, Cynthia: Die Teebaumöl-Hausapotheke. Der ganzheitliche Heiler aus Australien. Ein Handbuch über die praktischen Anwendungsmöglichkeiten der Teebaumöl-Essenz, das in keiner Hausapotheke fehlen sollte. Aitrang: Windpferd 1994.

Palaiseul, Jean: Grandmother's Secrets. London: Penguin 1979.

Price, Shirley: Aroma-Therapie. Bei Beschwerden heilen und pflegen mit ätherischen Ölen. München: Mosaik 1992.

Price, Shirley: Praktische Aromatherapie. Vitalität und Lebensfreude durch ätherische Öle. Neuhausen: Urania ^{4}1992.

Roidl, Christine: Die Heilkraft der Aromen. In der Schwangerschaft, Geburt, Wochenbett und die Pflege des Neugeborenen. Pfalzpaint: Simon & Wahl 1993.

Ross & Wilson: Foundations of Anatomy and Physiology. New York: Churchill Livingstone 1987.

Rossi, Earnest Lawrence: The Psychobiology of Mind-Body Healing. New York: Norton 1986.

Ryman, Danièle: Handbuch der Aromatherapie. München: Heyne 1990.

Ryman, Danièle: Heilen mit Aroma-Ölen. München: Droemer/Knaur 1993.

Schutt, Karin: Aromatherapie. Niedernhausen: Falken 1990.

Sellar, Wanda: The Directory of Essential Oils. Essex: C.W. Daniel 1992.

Shreeve, Caroline M.: The Alternative Dictionary of Symptoms and Cures. London: Century Hutchinson 1989.

Stead, Christine: Aromatherapie. Heilen mit ätherischen Ölen. Düsseldorf: Econ 1987.

The Essential Oil Safety Data Manual. Brighton: The Association of Tisserand Aromatherapists.

Thie, John F.: Gesund durch Berühren. Basel: Sphinx 1983.

Thomson, William A.R.: Healing Plants. London: MacMillan 1980.

Tisserand, Maggie: Aromatherapy for Women. London: Thorsons 1985.

Tisserand, Maggie: Die Geheimnisse wohlriechender Essenzen. Bezaubernde Düfte für Schönheit, Sinnlichkeit und Wohlbefinden. Aromatherapie für Frauen. Haldenwang: Edition Schangrila 1985.

Tisserand, Maggie und Monika Jünemann: Zauber und Kraft aus Lavendel. Die Geheimnisse des Lavendelblütenduftes und seine praktische Anwendung für Gesundheit, Schönheit, Sinnlichkeit, Inspiration und Wohlbefinden. Aitrang: Windpferd 1989.

Tisserand, Maggie: Aromatherapie für Love. München: Heyne 1994.

Tisserand, Robert: Aroma-Therapie. Heilung durch Duftstoffe. Freiburg: Bauer 1980.

Tisserand, Robert: Das Aromatherapie-Heilbuch. Wie Düfte heilen. Die Grundlagen der Aromatherapie mit praktischen Anwendungsbeispielen und Rezepten. Aitrang: Windpferd 1990.

Tisserand, Robert: Das ist Aromatherapie. Freiburg: Bauer 1993.

Trattler, Ross: Better Health Through Natural Healing. London: Thorsons 1987.

Valnet, Jean: Aroma-Therapie. München: Heyne 1986.

Van Toller, Steve u. George Dodd: Perfumery: The Psychology and Biology of Fragrance. London: Chapman & Hall 1988.

Waniorek, Axel und Linda: Aromatherapie. Kraft und Wohlbefinden aus ätherischen Ölen. Landsberg: mvg 1994.

Werner, Monika: Ätherische Öle. München: Gräfe und Unzer 1993.

Westcott, Patsy: Alternative Healthcare for Women. London: Thorsons 1987.

Wildwood, Christine: Aromatherapy Massage with Essential Oils. Dorset: Element 1991.

Winston, Robert: Infertility. A Sympathetic Approach. London: Optima 1987.

Winter, Marion u. Michael Kraus: Praktische Aromakosmetik. Pfalzpaint: Simon & Wahl 1993.

Winter, Marion u. Michael Kraus: Kinderaromatherapie. Heilen und pflegen mit ätherischen Ölen. Für Säuglinge, Kleinkinder und Schulkinder. Pfalzpaint: Simon & Wahl 1994.

Worwood, Valerie Ann: Aromantics. London: Pan 1987.

Worwood, Valerie Ann: The Fragrant Pharmacy. London: MacMillan 1990.

Natürlich und gesund leben
mit Büchern aus dem AT Verlag

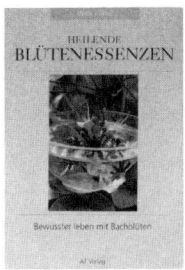

Willy Küttel
Heilende Blütenessenzen
Bewusster leben mit Bachblüten
160 Seiten, illustriert

Ein Wegweiser für alle, die Blütenessenzen anwenden und ganzheitlich mit ihnen arbeiten wollen. Mit 38 grossformatigen stimmungsvollen Farbfotos und prägnanten begleitenden Beschreibungen.

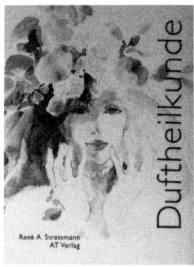

René A. Strassmann
Duftheilkunde
192 Seiten, farbig illustriert

Eine fundierte Einführung in die ganzheitliche Duftheilkunde, die weit über die bekannte Aromatherapie hinausgeht. Mit zahlreichen Rezepten und praktischen Anleitungen. Für Laien und Fachleute eine reiche Quelle der Inspiration.

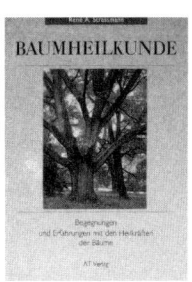

René Strassmann
Baumheilkunde
320 Seiten, illustriert

Das Buch erschliesst altes heilkundliches Wissen über die Heilkraft von 40 einheimischen Bäumen und Sträuchern und ihre Anwendung in Medizin, Volksheilkunde und Esoterik.

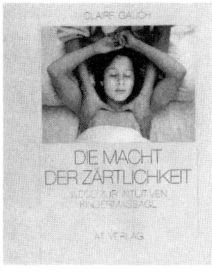

Claire Gauch
Die Macht der Zärtlichkeit
Wege zur intuitiven Kindermassage
88 Seiten, über 100 Abbildungen

Eine praktische Anleitung, die einen umfassenden Überblick über die Grundregeln der Massage, die verschiedenen Massagearten und die richtige Massage bei den verschiedensten Krankheitszuständen an Kindern aller Altersstufen vermittelt.

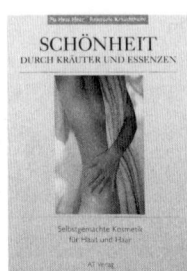

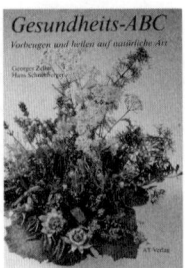

P. Hess Heer/R. Krauchthaler
Schönheit durch Kräuter und Essenzen
160 Seiten, 30 Farbfotos,
zahlreiche Schwarzweissfotos

Eine Fülle von Rezepten, basierend auf natürlichen Rohstoffen, Kräutern und Essenzen, laden ein zum Herstellen der eigenen Frischkosmetik: Cremes, Lotionen, Bäder und Shampoos, natürliche Haarfärbeprodukte, Parfums und vieles mehr.

Zeller/Schneeberger
Gesundheits-ABC
320 Seiten, über 320 Farbfotos

Ein informatives Nachschlagewerk über Naturheilmittel und ein ausgezeichneter Wegweiser für eine natürliche Lebensweise: Gesunde Ernährung, Wassertherapien, Klima-Kuren, Kräuterheilkunde, Homöopathie, Biochemie, Aromatherapie, Fussreflexzonen usw.

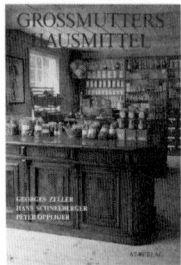

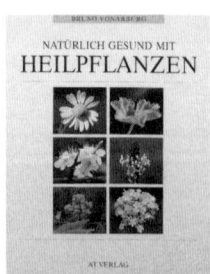

Hans Schneeberger
Grossmutters Hausmittel
192 Seiten, s/w-illustriert

Vermehrt besinnt man sich heute wieder auf altes Wissen über natürliche Heilwirkungen und Mittel zur Erleichterung des täglichen Lebens. Grossmutters Hausmittel sind aktueller denn je.

Bruno Vonarburg
Natürlich gesund mit Heilpflanzen
280 Seiten, über 300 Farbbilder, 80 Illustrationen schwarz-weiss

Ein reich illustriertes Nachschlagewerk und ein wertvoller Ratgeber. 80 Heilpflanzen und ihre Verwendung bei 80 Krankheiten werden ausführlich beschrieben.